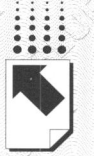

权威·前沿·原创

皮书系列为
"十二五""十三五""十四五"时期国家重点出版物出版专项规划项目

U0259642

B

BLUE BOOK

智 库 成 果 出 版 与 传 播 平 台

医疗保障蓝皮书

BLUE BOOK OF HEALTH CARE

中国医疗保障发展报告
（2024）

ANNUAL REPORT ON CHINA'S HEALTH CARE DEVELOPMENT
(2024)

以数字化促医疗保障治理现代化

Promoting the Modernization of Health Care Governance through Digital Transformation

组织编写／中国社会保障学会
主　　编／郑功成
副 主 编／申曙光

社会科学文献出版社
SOCIAL SCIENCES ACADEMIC PRESS（CHINA）

图书在版编目（CIP）数据

中国医疗保障发展报告 . 2024：以数字化促医疗保
障治理现代化 / 郑功成主编；申曙光副主编 . --北京：
社会科学文献出版社，2024. 12. --（医疗保障蓝皮书）.
ISBN 978-7-5228-4639-2

Ⅰ. R197. 1

中国国家版本馆 CIP 数据核字第 2024QQ7259 号

医疗保障蓝皮书

中国医疗保障发展报告（2024）
——以数字化促医疗保障治理现代化

主　　编／郑功成
副 主 编／申曙光

出 版 人／冀祥德
组稿编辑／恽　薇
责任编辑／陈凤玲　武广汉
责任印制／王京美

出　　版／社会科学文献出版社·经济与管理分社（010）59367226
　　　　　地址：北京市北三环中路甲 29 号院华龙大厦　邮编：100029
　　　　　网址：www. ssap. com. cn
发　　行／社会科学文献出版社（010）59367028
印　　装／天津千鹤文化传播有限公司

规　　格／开 本：787mm×1092mm　1/16
　　　　　印 张：21　字 数：315 千字
版　　次／2024 年 12 月第 1 版　2024 年 12 月第 1 次印刷
书　　号／ISBN 978-7-5228-4639-2
定　　价／198.00 元

读者服务电话：4008918866

主要编撰者简介

郑功成　中国社会保障学会会长，中国人民大学教授、校学术委员会副主任，全国人大常委会委员、全国人大社会建设委员会委员，《社会保障评论》主编。兼国家"十四五""十五五"规划专家委员会委员和多个部委咨询委员。长期从事社会保障及与民生相关领域的研究，是中央马克思主义理论研究和建设工程重大项目和多项国家社科基金重大项目的首席专家。出版有《中国社会保障论》《论中国特色的社会保障道路》《社会保障学：理念、制度、实践与思辨》《中国社会保障制度变迁与评估》《中国社会保障改革与发展战略：理念、目标与行动方案》《中国社会保障30年》《全球社会保障与经济发展关系：回顾与展望》《从饥寒交迫走向美好生活：中国民生70年（1949~2019）》《以人民为中心：新时代中国民生保障》等多部重要著作，发表理论学术文章500多篇。

申曙光　中国社会保障学会副会长兼医疗保障专业委员会主任，中山大学岭南学院、政治与公共事务管理学院双聘教授，中山大学社会保障研究中心主任、国家治理研究院副院长。长期从事社会保障、金融保险、医药卫生体制与健康产业等研究。是国家社科基金重大项目"新时期民生保障体系建设研究""构建以预防为主的大健康格局与健康中国建设研究"的首席专家，主持国家社会科学基金重点项目"中国医疗保障体系的制度整合与可持续发展研究"等多个国家级项目。出版有《社会保险学》《社会保险精算》《保险学导论》《灾害学》等多部著作，发表理论学术文章100余篇。

华　颖　中国社会保障学会青年委员会副主任委员、"医疗保障蓝皮书"编辑部主任，中国社会科学院人口与劳动经济研究所副研究员，兼《中国人口科学》《社会保障评论》编辑。长期从事医疗保障、社会保障制度国际比较问题的研究。主持过多个部委项目，出版《德国社会保障制度》《医疗保障立法研究》等著作和《世界社会保障报告（2017~2019）：全民社会保护以实现可持续发展目标》《世界社会保障报告（2020~2022）：处于十字路口的社会保障——追求更加美好的未来》《全球社会保障与经济发展关系：回顾与展望》等译著，发表理论学术文章 30 多篇。

前　言

数字化浪潮势不可挡，正全面而深刻地影响着人类经济社会的各个领域。作为关系人民群众切身利益并覆盖全民的基本社会保障制度，医疗保障也需要积极拥抱这一时代潮流，以数字化促治理现代化，不断满足人民群众在疾病医疗与健康素质提升方面日益增长的需求。

医疗保障治理数字化转型是当前及未来发展的一项关键任务。数字化不仅是技术手段的创新，更是治理理念的全面革新。通过数据整合与技术赋能，可以大幅提升医疗保障管理的效率和精准度，为政策优化与资源配置提供坚实的技术支撑；通过信息互联与平台建设，可以更好地服务参保人群，实现从经办流程到服务体验的全方位改善；通过大数据应用与医保智能监管，可以有效降低医保制度运行风险，确保医保基金的安全稳健。同时，数字化转型为推动医疗、医保、医药"三医"协同提供了重要抓手，为医疗保障治理现代化开辟了广阔前景。

在这一转型过程中，特别需要始终坚守以人为本的价值取向。数字化的最终目标，不是让人们沦为技术的奴隶，而是让技术成为改善人类体验、增进人类福祉的工具。在医疗保障治理领域，数字化应用不仅要追求效率提升，更应注入人文关怀。特别是在服务对象多样化、需求复杂化的现实条件下，必须确保数字技术的使用能够兼顾效率与温度，让人人都能够公平、便捷地享受医疗保障服务。同时，数据安全作为数字化转型的底线，也必须得到高度重视。医保数据的高价值和高敏感性决定了必须以严密的防护机制保障其安全性，确保数据在合法、合规的前提下为治理服务。

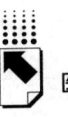

《中国医疗保障发展报告（2024）：以数字化促医疗保障治理现代化》正是在这一背景下进行的系统探讨。报告聚焦医疗保障数字化转型的理论分析与实践探索，通过总报告、专题篇、区域篇及案例篇四个部分，系统梳理了我国医疗保障治理数字化转型的现状、成效及未来路径。从医疗保障标准化建设、公共服务平台建设、信息共享、数字安全、医保基金监管数字化到医保大数据的开发利用，从地方实践的创新探索到相关机构的典型案例，本书全面展示了我国医疗保障治理数字化转型的成就与经验，同时也明确了未来需要关注和重点解决的问题。

在本书撰写过程中，课题组进行了多方调研与多次研讨，江苏省、河北正定县等地的区域实践，以及中南大学湘雅三医院、老百姓大药房、国新健康等机构的案例，为本书增添了丰富的实践价值。课题组成员根据分工完成了各篇报告的撰写与修订工作，最终形成了这一系统的研究成果。

本书由郑功成同志提出总体思路与框架，华颖同志承担了全过程协调组织工作，并对各章初稿进行了校正，协助主编完成了统稿定稿工作。

值此书稿交付出版之际，要特别感谢各地医保部门及相关机构在调研过程中提供的大力支持与帮助，也感谢社会科学文献出版社的编辑团队为本书出版付出的辛勤努力。期望本书的出版能够为我国医疗保障数字化转型与治理现代化提供理论支持与实践参考。

让我们共同努力，在新时代的数字化浪潮中，推动医疗保障治理迈向现代化的新阶段，为全体人民带来更加公平、高效和人性化的医疗与健康保障！

郑功成

2024 年 10 月 10 日

摘　要

　　《中国医疗保障发展报告（2024）》以"数字化促医疗保障治理现代化"为主题，全面且系统地探讨了医保治理数字化转型的重要性、发展脉络与进展、实践成果，以及未来的发展策略。报告不仅对数字化在医疗保障治理现代化中的作用进行了总体评价，还深入分析和评估了医疗保障的标准化建设、公共服务平台建设、信息共享、数据安全、基金监管数字化，以及医保大数据的开发利用。此外，报告还客观地反映了江苏省和河北正定县在医保数字化方面的进展，展示了中南大学湘雅三医院、老百姓大药房、国新健康等机构在医保数字化建设方面的典型案例。

　　报告强调，我们已置身于一个不可逆转的数字化时代。医疗保障作为涉及人民群众切身利益且唯一覆盖全民的社会保障制度，迫切需要通过数字化转型来实现治理的现代化。数字化转型能够显著提高医保管理的效率，降低运行风险，并通过数据分析来优化政策和资源的配置。这一转型对于应对时代发展、提升治理效率、确保基金安全，以及促进医疗、医保、医药"三医"协同具有重要意义。

　　报告指出，经过前期探索和 2018 年国家医保局成立以来的有效行动，我国医保治理数字化转型取得了显著进展，开始全方位服务于医保事业的健康发展。全国统一的医保标准体系和信息平台的建立，为医保治理现代化打下了坚实的基础，实现了从国家到省、市、县四级医保信息的互联互通，覆盖了超过 90 万家定点医药机构，为全国 13.4 亿参保人提供服务。大数据的应用为医保基金监管提供了强有力的技术支撑，使得监管工作更加精准和高

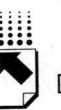

效。同时，地方医保治理数字化转型的创新实践，如广东、浙江、山东等地的探索，已成为趋势，推动了医保服务向便捷化和智能化发展。这些进展不仅实质性提升了医保治理水平，也形成了广泛共识，即以医保标准化、信息化建设为抓手，将数字化转型融入医保改革及提升经办服务能力中。

报告指出，虽然医保治理数字化转型的任务尚未完全实现，医保治理现代化的进程还须更全面地推进，但目前所取得的重大进展已经彰显了以往工作的实质性成效，并凸显了医保治理数字化转型不可替代的优势。在此过程中积累的以下基本经验值得高度重视，并应在未来的发展规划中继续得到巩固和应用。在思想认识层面，强化国家意识和全局观念，确保了医保制度在国家层面的重要性和标准的统一性；在组织措施方面，国家层级的直接领导和自上而下的纵向推进策略，保障了相关制度建设沿着公平正义的轨道稳健运行；在行动方式上，科学的顶层设计和统一标准的实施，确保了医保标准化和信息化建设的顺利进行；在技术层面，充分利用第三方力量，不仅弥补了医保部门的能力不足，还显著提升了医保管理的效率和精准度。这些经验为未来医保治理数字化转型的深入发展提供了重要的参考，预示着以数字化为显著特征的医保治理现代化进程将显著加快。

报告建议，面对中国式现代化进程的全面加速以及医保制度理性建制和定型发展的客观需求，应当进一步提升对数字化转型以及利用数字智能技术为医保治理现代化赋能的重要性的认识，加快健全完善医保标准化、信息化体系，切实维护医保数据安全，进一步增进部门之间的协同，继续发挥第三方力量助力医保治理现代化的作用，有序开发利用医保数据。通过这些措施，可以更好地赋能医保政策决策、提升治理效率、优化服务体验，并持续推动"三医"高效协同发展，带给全体人民更加公平普惠、更加有力有效的医疗与健康保障。

关键词： 医疗保障 医保治理 数字化转型 现代化

目 录 ⟫

Ⅰ 总报告

Ⅱ 专题篇

Ⅲ 区域篇

Ⅳ 案例篇

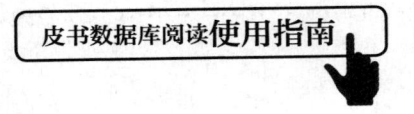

总 报 告 ▷

B.1

数字化与医疗保障治理现代化

郑功成　华颖*

摘　要： 我们已经迈入了不可逆的数字化时代。医疗保障作为关乎人民群众切身利益且唯一覆盖全民的社会保障制度，更是需要通过数字化转型来推动其治理现代化。从 21 世纪初启动"金保工程"，到国家医保局成立后大力推进医保标准化和信息化建设，再到近年来的智能监管与大数据反医保欺诈，我国医保领域的数字化转型取得了全方位进展并积累了宝贵经验。然而，这些进展尚不足以支撑医保治理的全面现代化。基于中国式现代化全面提速的新要求和医保制度定型发展的客观需要，应当进一步提高对数字化转型及以数智赋能医保治理现代化的认识，加快健全完善医保标准化和信息化体系，切实维护医保数据安全，加强部门协同，充分发挥第三方力量助力医保治理现代化的作用，有序开发利用医保数据。一个高质量的法定医疗保障制度与智能化的医保治理体系相结合，不仅能为全体人民提供更加公平普惠、强有力的医疗与健康保障，还将持续推动"三医"

---

* 郑功成，中国人民大学中国社会保障研究中心教授，中国社会保障学会会长，主要研究领域为社会保障理论与政策；华颖，博士，中国社会科学院人口与劳动经济研究所副研究员，中国社会保障学会青年委员会副主任委员，主要研究领域为医疗保障。

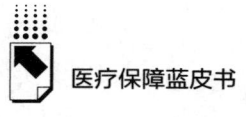

高效协同发展。

关键词： 医疗保障　医保治理　数字化转型　现代化

伴随着互联网的广泛应用和数字技术的飞速发展，我们已经不可逆转地进入了数字化时代，这个时代最显著的特征就是人们越来越依赖数字技术及其转化工具，生产方式、生活方式与治理方式都需要进行数字化转型，才能更好地融入现实社会，并取得与时代相适应的发展进步，医疗保障事业的发展也不例外。同时，党的二十届三中全会吹响了进一步全面深化改革的号角，其确定的总目标即是继续完善和发展中国特色社会主义制度，推进国家治理体系和治理能力现代化。医疗保障作为关乎全民切身利益的重大民生保障制度和唯一覆盖全民的社会保障制度，更加迫切需要加快推进治理体系与治理能力现代化。正是基于这一基本认识，我们将"以数字化促医疗保障治理现代化"确定为2024年医疗保障蓝皮书的主题，力求为以数字化促使医疗保障治理现代化提供来自学界视角的思考。

本文旨在从国家层级、宏观层面系统论述医保治理数字化转型的独特价值、发展线索与进展、实践效果以及面向未来的建设方略，寻求更加成熟的数字化转型路径，以促使医疗保障治理插上数字化的翅膀行稳致远。

一　医保治理数字化转型的意义

（一）顺应时代发展新要求的必然性

一方面，数字化对生产方式、生活方式及治理方式的全面深刻影响已被广泛认可，数字化转型成为不可逆的时代潮流。数字化创新有效提升了资源要素的配置效率，极大拓展了财富创造的空间，激活了生产和管理要素的重组，带来了全新的生活体验，并为公共治理现代化提供了强大支撑。我们正享受着数字化带来的诸多益处。统计数据显示，截至 2024 年 6 月，我国网民规模已达 10.9967 亿人，互联网普及率为 78.0%。[①] 数字应用正在持续释放创新活力，更多人群接入互联网，共享数字时代的便利和红利。与此同时，数字经济规模稳步扩张。2023 年全国数字经济规模达到 53.9 万亿元，数字产业化与产业数字化之比由 2012 年的约 3∶7 发展到 2023 年的约 2∶8，数字经济对第一、第二、第三产业的渗透率分别为 10.78%、25.03% 和 45.63%。[②] 可见，互联网的广泛应用为数字技术及其工具的大众化使用创造了良好条件，中国社会经济各领域的数字化发展已成事实。这一现实决定了包括医疗保障在内的各项工作都必须适应数字时代的新要求。

另一方面，党和政府积极推动数字化转型与数字政府建设，加速公共数据资源的开发和利用，这为医疗保障治理现代化提供了直接推动力。近年来，党和政府显著加快了政务服务的优化和创新，政府公共投入持续增加，市场主体和社会力量的参与积极性不断提升，数字工程建设蓬勃发展，各级政府部门的信息服务平台建设取得了显著进展。例如，医疗保障部门的异地就医结算系统极大地方便了人民群众的跨区域医疗需求。然而，总体来看，信息服务标准不统一、线上线下服务缺乏协同、数据共享不充分，以及区域和城乡政务服务发展不均衡等问题依然存在。对此，党的二十届三中全会明确提出，要促进政务服务标准化、规范化、便利化，完善覆盖全国的一体化在线政务服务平台。政务服务创新的核心体现在数字化转型上，通过应用新兴数字技术，加速政务服务流程的再造与模式的转型，提升政务服务的包容性、实用性、便利性、个性化和安全性，从而推动政府治理现代化，切实提高人民群众、企业及相关主体的服务体验。2024 年 9 月，中共中央办公厅和国务院办公厅联合发布了《关于加快公共数据资源开发利用的意见》，这份重要的政策文件特别强调要"以促进公共数据合规高效流通使用为主线，以提高资

---

① 央视新闻客户端：《我国网民规模近 11 亿人 互联网普及率达 78.0%》，国家互联网信息办公室，https：//www.cac.gov.cn/2024-08/30/c_1726702676681749.htm，2024 年 8 月 30 日。

② 中国信通院：《中国数字经济发展研究报告（2024 年）》，2024 年 8 月 27 日，http：//www.caict.ac.cn/kxyj/qwfb/bps/202408/P020240830315324580655.pdf。

源开发利用水平为目标，破除公共数据流通使用的体制性障碍、机制性梗阻，激发共享开放动力，优化公共数据资源配置，释放市场创新活力，充分发挥数据要素放大、叠加、倍增效应，为不断做强做优做大数字经济、构筑国家竞争新优势提供坚实支撑"。①文件还提出了公共数据资源开发利用的目标、路线图、时间表以及具体政策措施。医保数据作为公共数据的一部分，理应在这一政策指导下，以更加积极的举措推动数字化转型，并合理开发和利用。

实现数字化转型是新时代我国医疗保障治理的内在要求。首先，这是应对医疗保障制度超大覆盖人群的需要。我国医保制度的目标是实现全民医保，覆盖人群超过 14 亿人，目前参保人数已达 13 亿多人。面对如此庞大的参保人群，如果不借助数字化工具，管理和服务成本将居高不下。其次，这是应对超大国家地域治理需求的必要措施。我国地域辽阔，地区发展不平衡，医疗保障制度尚未实现全国统一和统筹。加之人口的高流动性和人户分离现象的大规模和常态化，医保治理的复杂性与难度不断增加。不借助数字化转型，将难以实现精准服务，医保政策在实践中容易出现扭曲。最后，这是解决医疗保障制度自身复杂问题的需要。在整个社会保障体系中，医疗保障涉及的关系最为复杂，服务链条最长。它不仅直接涉及政府、用人单位与参保者个人，还受到医保、医疗、医药三大系统的深刻影响。在这种情况下，如果不进行数字化转型，难以确保制度的规范、有序和高效运行。

从全域数字社会的形成到大规模数字政府的建设，再到医疗保障覆盖人群规模超大且具有复杂性，新时代的新要求表明，医疗保障治理现代化必须依托数字化工具和载体，切实提升制度运行效率和服务质量，从而确保医疗保障制度的健康有序和可持续发展。

（二）医保治理与医保数据治理

一般而言，医保治理是指通过一系列规范、监督、考核和评估措施来确

---

① 《中共中央办公厅、国务院办公厅关于加快公共数据资源开发利用的意见》，中国政府网，https：//www.gov.cn/zhengce/202410/content_ 6978910. htm? slb＝true，2024 年 10 月 9 日。

保医疗保障制度的有序运行和持续健康发展。医保治理现代化则赋予了这一过程新的内涵，涉及多方协同共治的理念、数字化和智能化的工具与手段，以及依法运行的法治化模式。在医保治理中，医保基金作为制度的物质基础，不仅直接体现人民医保权益的保障，也集中反映了各方利益的调整。因此，规范医保基金的使用、监督资金流动、制定费用控制政策、调整支付标准、优化支付流程、利用大数据分析医保数据并提升管理水平，成为医保治理的核心内容。能否保障医保基金安全并实现高质量运行，进而从根本上解除人民群众疾病医疗后顾之忧，既反映医保制度的优劣，也反映医保治理水平的高低。

在数字化时代，医保治理的现代化不可避免地带有鲜明的数字化特征，医保数据治理因此成为最具时代意义的内容和关键环节。

医保数据治理是指对医保系统中数据进行整合、分析、使用和管理的全过程，涵盖了数据的采集、存储、处理、传输和使用等环节，旨在提升医保系统的数据质量、安全性和有效性。通过有效的数据治理，医保部门可以更全面、准确地了解公众的健康状况和医疗需求，从而优化政策制定和资源分配。与此同时，数据治理还可以助力更加科学地评估医疗服务的质量，预防并发现医疗欺诈、滥用及浪费行为，从而确保医保基金的安全与可持续发展。然而，医保数据的多样性与复杂性，以及不同部门、地区和医疗机构间数据格式和标准的不一致，使数据整合与标准化面临巨大挑战。尤其是医保数据涉及大量个人隐私，如何保护数据安全与隐私已成为医保治理，尤其是医保数据治理中重要且紧迫的任务。因此，国家应当建立健全统一的医保数据标准和规范，有针对性地强化数据安全和隐私保护。同时，借助人工智能和大数据分析等技术手段，提升医保数据的质量管理水平，以实现更加高效、科学的医保治理。

（三）数字化转型对医保治理的独特价值

所谓数字化转型，是在互联网得到广泛应用的条件下，通过开发数字化技术及支持能力，实现数字化转换和数字化升级的数字化治理模式。对于医保治理而言，数字化转型具有独特价值。

首先，数字化转型能够实现医保管理的高效、无差错和可追溯。基于互联网的广泛应用，借助大数据、人工智能和区块链等创新技术，结合医保信息服务平台，可以提供快捷的医保经办服务和异地就医结算等，大幅提升管理效率。同时，结合医保行业大数据的高效对比，可以及时预警异常数据，降低医保制度运行风险。通过区块链技术存储的动态医保数据则形成真实、不可篡改且可追踪的证据链，为反医保欺诈和打击违法行为提供有力支持。

其次，医保数据是宝贵的资源，应当且可以得到有效开发利用。全民医保的参保人数多达 10 多亿人，而患者诊治每年高达数以十亿次，由此产生的医疗行为、医药使用的海量数据不仅能够真实反映人民群众的疾病诊疗与健康状况，而且可以为发展医疗服务、创新医药开发、优化社会治理等提供重要依据。可见，医保治理的数字化转型，将分散和碎片化的海量医保数据有序整合成资源宝库，进而可以创造造福社会的新价值。

最后，医保治理的数字化转型能够推动"三医"协同发展。医保制度的运行不仅依赖参保单位、参保个人和医保管理机构，还与医疗服务系统和医药供应系统密切相关。因此，医保治理现代化和数字化转型离不开医保、医疗、医药"三医"之间的高效协同。这种协同反过来也对医疗和医药治理现代化起到重要支撑作用。近年来，通过大数据监测发现了大量医疗违规行为，促进了医疗改革；通过平台集采推动了医药价格透明化，规范了市场行为；通过智能化监管，将医疗服务、医保支付与药品及耗材使用联结在一起，亦使"三医"之间的关联得到完整呈现，进而为改进各自工作提供有效的对照。可见，数字化转型直接增强了医保、医疗、医药联动改革的整体性、系统性、协同性，对于保障群众获得高质量、有效率、能负担的医疗医药服务具有独特意义。

2020 年 3 月发布的《中共中央 国务院关于深化医疗保障制度改革的意见》已经给医保治理现代化建设提出了时间表。在这份顶层设计中，不仅明确提出要提高医保治理社会化、法治化、标准化、智能化水平，而且明确提出到 2030 年时要全面建成医疗保障制度体系，待遇保障公平适度，基金运行稳健持续，管理服务优化便捷，医保治理现代化水平显著提升，实现更好保障病有所医的目标，并对优化医疗保障公共管理服务做出了完整部署。① 党的二十届三中全会通过的《中共中央关于进一步全面深化改革 推进中国式现代化的决定》进一步指出了未来五年的至关重要性，并指出要在中华人民共和国成立 80 周年时完成提出的全部改革任务。据此可以预见，医保治理现代化进程将加速，数字化转型也将迈入快车道。

二　医保治理数字化转型的发展线索

（一）金保工程开启医保信息化建设的序幕

医保治理数字化转型是伴随着互联网、大数据等新技术的兴起与发展，利用数字化技术改造传统治理模式，进而提升公共服务水平而采取的行动。

20 世纪 90 年代，伴随企业职工养老保险、医疗保险等改革的不断推进，原有以单位为依托的劳动保障制度逐步被独立于企事业单位之外的社会保险所替代。手工记账的管理方式已无法适应社会化的社会保险制度变革需求，因此我国社会保险的信息化建设开始起步。然而，当时计算机尚未广泛应用，互联网也处于起步阶段，加之医保改革仅限于城镇企业职工，因此这一时期的医保信息化建设并不具备数字化特征。1998 年，国务院机构改革组建劳动和社会保障部，社会保险改革进入全面推进的重要阶段。劳动保障部全面规划了包括劳动力市场信息网建设实施纲要、养老保险系统实施纲要和医疗保险系统指导意见等在内的全国信息系统建设方案，还成立了以部长为组长的信息化工作领导小组，提出将劳动保障信息系统建设列为该部一号工程，由此拉开了医保等劳动保障信息化建设的序幕。

2003 年 12 月，劳动和社会保障部印发《关于全面实施金保工程，统一建设劳动保障信息系统的意见》，正式启动以信息化为核心内容的"金保工

---

① 《中共中央 国务院关于深化医疗保障制度改革的意见》，国家医疗保障局网站，https：//www.nhsa.gov.cn/art/2020/3/5/art_104_6480.html，2020 年 3 月 25 日。

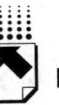

程"。金保工程一期建设的基本任务是：建立中央、省、市三级劳动保障数据中心，集中管理业务和决策信息；搭建中央、省、市三级安全高效的网络系统；建立标准统一的应用系统，包括业务管理子系统、公共服务子系统、基金监管子系统和宏观决策子系统；重构和优化业务处理模式，实现对经办业务全过程的信息化管理，为宏观决策、基金监管和社会化服务提供全方位技术支持。[①] 2005 年，为了加快劳动保障信息化建设步伐，全国范围内确定了 102 个金保工程建设示范城市。此后，金保工程建设走向全国。为推进社会保险标准化工作，2009 年 7 月 30 日，全国社会保险标准化技术委员会正式成立，旨在建立包括基本医疗保险在内的社会保险标准体系，推进社会保险标准化管理。2010 年 4 月，人社部印发《关于开展社会保险标准化工作的指导意见》，试图以标准化建设全面推进社会保险的信息化建设。

然而，由于社会保险改革长期处于地方分割探索试点状态，加之城镇医保与农村医保（当时称新型农村合作医疗）由不同部门管理，金保工程作为一种技术工具，既无法超越部门分割的制约，也无法突破社会保险属地管理的束缚。虽然金保工程在技术上做出了有益的探索，但未能解决医疗保险实践中的关键问题。因此，我国医保领域的信息化建设也长期滞后，并埋下了各地自成体系、自行其是的隐患。

（二）从信息化、标准化走向数字化

党的十八大以来，伴随互联网与数字技术的广泛应用，国家将信息化置于更加重要的位置，"以信息化驱动现代化""加快数字化发展，建设数字中国"成为国家现代化建设的重要目标指向。

2015 年 7 月，国务院发布《关于积极推进"互联网+"行动的指导意见》，其中"互联网+政务服务"作为关键环节，旨在通过信息技术手段优化政务服务流程，提升服务效率与质量，优化民众办事体验，实现政务服务

---

① 《关于印发〈关于全面实施金保工程，统一建设劳动保障信息系统的意见〉的通知》（劳社部函〔2003〕174 号），人力资源和社会保障部，https://www.mohrss.gov.cn/SYrlzyhshbzb/zhuanti/jinbaogongcheng/jbgczhengcewenjian/201111/t20111130_46194.html，2011 年 11 月 30 日。

的智能化、便捷化、高效化。随后，国务院或国务院办公厅陆续发布了《关于加快推进"互联网+政务服务"工作的指导意见》《"互联网+政务服务"技术体系建设指南》《进一步深化"互联网+政务服务"推进政务服务"一网、一门、一次"改革实施方案》等，明确提出了以互联网思维和技术手段，打造全流程一体化的网上服务平台，打造智慧政府的目标，推动政务服务线上线下深度融合。医疗保障作为政务服务中的重要民生工程，必须紧跟这一发展步伐。

当时，主要由人力资源和社会保障部对包括基本医疗保险和生育保险在内的社会保险体系的标准化、信息化进行探索。2015 年 7 月，人社部印发《关于推进社会保险标准贯彻实施工作的意见》。在制定发布的社会保险国家标准中，基本医疗保险方面的标准包括《社会保险术语第 4 部分：医疗保险 GB/T 31596.4—2015》《社会保险关系转移接续第 2 部分：职工基本医疗保险 GB/T 34282.2—2017》《基本医疗保险待遇稽核业务规范 GB/T 34411—2017》。① 与此同时，国家级标准化试点也不断推进，40 余家经办机构参与了服务业标准化试点等项目，积累了有益的实践经验。上海市等地亦以推行国家级服务业标准化试点为契机，开始建立全面覆盖医疗保险服务的标准体系，包括基础标准、服务保障标准和服务提供标准，试点期间共制定和采用各类标准 270 项。浙江省义乌市医保局抓住"国家级社会管理和公共服务综合标准化试点——智慧医保标准化项目"的机遇，梳理形成了包括服务通用基础标准 39 条、服务保障标准 43 条、服务提供标准 41 条共计123 条的智慧医保服务标准体系，并发布了《智慧医保服务规范》《医保智能监管平台建设规范》2 项地方标准，推动市医保经办服务从线下窗口办理升级为线上办理，打造标准化、信息化建设"医保样板"。黑龙江、浙江、江苏、山东、安徽等地也纷纷开展建立省级医保标准化试点。除了标准化建设，许多地区还积极探索医保智能监管，一大批相关市场主体参与开发数字

---

① 《社会保险国家标准》，人力资源和社会保障部，https://www.mohrss.gov.cn/xxgk2020/fdzdgknr/ghtj/bzhjs/201802/t20180207_288130.html，2018 年 2 月 7 日。

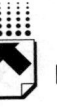

化监测系统，为医保基金支付和医疗行为监管等提供技术支持。上述探索为国家医保局成立后有效推进医保标准化、信息化建设奠定了一定的基础。

2020年党的十九届五中全会通过的《中共中央关于制定国民经济和社会发展第十四个五年规划和2035年远景目标的建议》明确提出要"加快数字化发展"。2021年3月，第十三届全国人大第四次会议审议通过的《中华人民共和国国民经济和社会发展第十四个五年规划和2035年远景目标纲要》（以下简称《纲要》），更以浓墨重彩的篇幅规划了数字化发展蓝图，它在第五篇开宗明义地要求"迎接数字时代，激活数据要素潜能，推进网络强国建设，加快建设数字经济、数字社会、数字政府，以数字化转型整体驱动生产方式、生活方式和治理方式变革"。对"打造数字经济新优势"及加强关键数字技术创新应用、加快推动数字产业化、推进产业数字化转型，"加快数字社会建设步伐"及提供智慧便捷的公共服务、建设智慧城市和数字乡村、构筑美好数字生活新图景，"提高数字政府建设水平"及加强公共数据开放共享、推动政务信息化共建共用、提高数字化政务服务效能，以及"营造良好数字生态"及建立健全数据要素市场规则、营造规范有序的政策环境、加强网络安全保护、推动构建网络空间命运共同体等做出了完整的部署。① 因此，《纲要》的制定与实施，标志着我国全面进入数字化时代，数字化转型成为各行各业实现现代化的必由之路。2024年9月，中共中央办公厅、国务院办公厅联合发布的《关于加快公共数据资源开发利用的意见》，对公共数据资源的开发利用做出了顶层规划与行动部署，标志着包括医保在内的数字化转型将进一步向数据开发利用方向迈进。

从上述脉络可以看出，数字化转型是信息化建设的延续与提升，已经不仅仅是信息系统的管理优化，而是通过数字化思维、创新理念、建立规则和工具，推动有效的数据开发与利用，进而推动国家治理和社会治理现代化。目前，我国正在全方位建设数字中国，发展数字经济，建设数字社会和数字

---

① 《中华人民共和国国民经济和社会发展第十四个五年规划和2035年远景目标纲要》，《人民日报》2021年3月13日，第1版。

政府，医保领域也需要做好数字化转型的顶层设计，通过加快推进医保数据标准化建设、加快建设全国统一的医保信息化平台、加快推广电子社保卡应用以及加快建设一支能够适应数字化转型与开发利用的专业化人才队伍，加快实现医保治理数字化转型，以确保医保制度高效运行并充分发挥医保数据资源的效用。

（三）国家医保局成立后的有效行动

2018年国务院机构改革的一个十分重要的成果是成立了直属国务院的国家医疗保障局并由其全面负责全国医疗保障事务的管理，打破了长期以来多部门分割管理的格局。

在医保局成立前，职工医保、居民医保、新农合、医疗救助、医疗与药品价格管理和药品招采等分别由不同部门管理，相关信息系统也由各地、各部门自行建设，业务编码不统一、数据不互认、信息系统碎片化严重的现实格局，使国家层面难以统一进行有效的数据共享和应用协同，既不利于医保政策规范统一，也无法形成贯通上下左右的医保信息平台，遑论进行医保治理数字化转型。因此，当时的医保治理水平总体不高。

国家医保局成立后，根据"三定"方案，由其承担着管理全国医疗保障运行，完善国家异地就医管理和费用结算平台，组织制定和调整药品、医疗服务价格及收费标准，制定药品和医用耗材的招标采购政策并监督实施，监督管理纳入医保范围内的医疗机构相关服务行为和医疗费用等一系列重要职能和任务，实现了城镇职工基本医疗保险、城镇居民医疗保险、新型农村合作医疗（新农合）以及医疗救助、居民大病保险等的政出一门。此举不仅为深化医疗保障改革提供了组织保障，还为信息化建设和数字化转型创造了条件。以此为分界线，在国家医疗保障局集中统一推进下，我国医保数字化建设不断取得新进展。

自2018年以来的发展路径显示，国家医保局以推进标准化建设为切入点，以医保系统信息平台建设为重点，进而逐步实现数字化转型。事实证明，这一路径是合理的。因为信息化和标准化不仅关乎医疗保障制度的规范

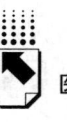

化运作和高效管理，还直接影响参保人权益的实现以及医疗服务质量的提升。如果没有标准化作为基础，信息化建设也无从谈起。因此，针对以往部门分割管理、城乡医疗保障业务分割经办以及一直未能形成统一的信息化、标准化体系的局面，国家医保局自成立之初就将医保信息化、标准化建设列为最优先的重大工作任务并着力全面推进。2018年7月，国家医保局组建网信领导小组，明确提出医保信息化建设"一二三四"的目标，即建设全国统一的医保信息系统，搭建国家和省（区市）两级医保信息平台，提高全国医保的标准化、智能化、信息化水平，推进公共服务、经办管理、智能监控、宏观决策四大类14个子系统建设。① 同年8月，国家医保局按照"统一规划、统一分类、统一编码、统一发布、统一管理"的总体要求，委托中国社会保障学会组织大型专家团队具体实施15项医保信息业务编码标准制定工作。

2019年3月，国家医保局发出《关于开展医疗保障信息化建设试点工作的通知》，将天津、河北、吉林、上海等16个省（市）确定为试点地区，这些地区迅速进入试点方案实质性实施阶段。同年6月，国家医保局印发《医疗保障标准化工作指导意见》，全面阐述了医保标准化建设的重要意义、总体要求和基本原则，设定了分阶段实施的目标任务和具体可行的实施路径。同年9月，国家医保局公布医疗保障基金结算清单、定点医疗机构、医保医师、医保护士、定点零售药店、医保药师、医保系统单位、医保系统工作人员、医保门诊慢特病病种、医保按病种结算病种、医保日间手术病种等11项医保信息编码规则和方法，并在国家医保局网站上开通了"医保信息业务编码标准数据库动态维护"窗口，这标志着全国统一的医保信息业务编码平台基本建立，为医保业务之间、统筹地区之间、国家和各省级医保信息平台之间实现数据贯通奠定了相应的技术基础。

自2020年以来，在《中共中央 国务院关于深化医疗保障制度改革的意

---

① 郑功成主编《中国医疗保障发展报告（2020）：新机构、新成就、新挑战与新前景》，社会科学文献出版社，2020，第14~15页。

见》指引下，特别是在异地就医结算便利化的呼声日益高涨的背景下，国家医保局加大了医保规范化、标准化、信息化建设的力度。

一方面，国家医保局持续推动医疗保障公共服务规范化，为标准化和信息化建设奠定基础。2020 年，国家医保局发布了《全国医疗保障经办政务服务事项清单》，涵盖了医保经办的 10 个主项和 28 个子项，统一了事项名称、编码、办理材料、时限及流程。2021 年，出台《医疗保障经办大厅设置与服务规范（试行）》《医疗保障经办政务服务事项操作规范》，优化办理流程，切实提升基层医保经办服务效能。2022 年，印发《医疗保障经办管理服务规范建设专项行动工作方案》，坚持政策优化集成、管理规范统一、业务协同联动。另一方面，2020 年国家医疗保障局颁布了《基本医疗保险用药管理暂行办法》等行政规章，先后发出了《关于印发〈医疗保障信息平台云计算平台规范〉等三部标准的通知》《关于印发医疗保障基金结算清单填写规范的通知》《关于印发全国医疗保障经办政务服务事项清单的通知》《关于印发〈医疗保障行政执法事项指导目录〉的通知》《关于建立医药价格和招采信用评价制度的指导意见》《关于印发紧密型县域医疗卫生共同体建设评判标准和监测指标体系（试行）的通知》《关于积极推进"互联网+"医疗服务医保支付工作的指导意见》《关于深入推进"互联网+医疗健康""五个一"服务行动的通知》《关于推介全国医疗保障经办精细化管理服务典型案例的通知》《关于坚持传统服务方式与智能化服务创新并行优化医疗保障服务工作的实施意见》等一系列政策性文件，还与财政部等联合发布了《关于加强和改进基本医疗保险参保工作的指导意见》《关于推进门诊费用跨省直接结算试点工作的通知》等。2021 年后，国家医疗保障局又先后颁布《医疗机构医疗保障定点管理暂行办法》《零售药店医疗保障定点管理暂行办法》《医疗保障行政处罚程序暂行规定》三部行政规章，发布了《关于印发加强网络安全和数据保护工作指导意见的通知》《关于建立完善国家医保谈判药品"双通道"管理机制的指导意见》《关于优化医保领域便民服务的意见》等政策性文件。这些行政规章与政策性文件为医疗保障经办管理服务的规范化提供了操作依据，也为医保信息化建设及数字化转

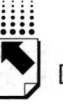

型创造了条件。

另一方面，医保标准化建设也在稳步推进，为全面推进医保信息化建设提供技术依据。针对长期以来地区分割、部门分割条件下形成的医保经办服务标准不统一、信息不共享、系统分割、区域封闭格局，国家医疗保障局将医保标准化、信息化建设作为重要工作任务摆在优先推进的地位。2018年国家医疗保障局成立后即明确提出医保标准化建设"统一规划、统一分类、统一编码、统一发布、统一管理"的总体要求，并委托中国社会保障学会课题组在深入调研的基础上，制定了疾病诊断和手术操作、药品、医疗服务项目、医用耗材、医疗保障基金结算清单、定点医疗机构、医保医师、医保护士、定点零售药店、医保药师、医保系统单位、医保系统工作人员、医保门诊慢特病病种、医保按病种结算病种、医保日间手术病种等15项医保信息业务编码标准。2019年试运行这些编码标准。2020年，国家医保局发布《国家医疗保障局标准化工作管理暂行办法》，同年建立了编码标准数据库和动态维护平台。2021年各种编码标准在广东、青海、河北等18个省份的多个地市落地应用，2021年底基本建成全国统一的医保信息平台。与此同时，国家医疗保障局还出台了《医疗保障信息平台建设指南》及配套技术规范，并于2020年1月与重庆市人民政府签署合作备忘录，共建国家智慧医保实验室作为全国医保信息化建设的技术支撑单位。2022年发布《关于印发医保定点医疗机构药学、技术人员统一编码规则和方法的通知》，2022年发布《关于开展全国统一医保信息平台支付方式管理子系统监测点建设工作的通知》，2023年发布《关于印发医保体外诊断试剂编码规则和方法的通知》《关于进一步深入推进医疗保障基金智能审核和监控工作的通知》。这些政策性文件的发布，对全国范围内医保标准化、信息化建设工程的推进起到了推动作用，不仅为全国医保经办服务标准与流程的统一提供了具体依据，也为医保治理走向智能化、精细化、高效化夯实了技术基础。2024年7月，为进一步强化医保标准化建设，国家医保局按照《"十四五"全民医疗保障规划》提出的"健全标准化体系"总体要求，正式成立了全国医疗保障标准化工作组，其工作目标是建立国家医疗保障局主导、相关部门认同、各地协同推进的标准化工作机制，形成与医疗保障改革发展相适应的标准化体系。

需要指出的是，在医保标准化、信息化建设进程中，人口高流动性和人户分离现象的常态化，以及医疗卫生资源布局失衡等带来的异地就医现象起到了直接的推动作用。2014年3月25日，国务院常务会议首次提出建立医疗信息化系统，推动异地就医即时结算，这也是对当年"两会"期间一些代表、委员反映情况和建议的积极回应。2015年《政府工作报告》中明确提出"基本实现居民医疗费用省内直接结算，稳步推行退休人员医疗费用跨省直接结算"。2016年《政府工作报告》承诺加快推进基本医保全国联网和异地就医结算，用两年时间建立异地就医全国联网工程。2017年《政府工作报告》提出符合规定的省内异地就医住院费用可直接结算，同年10月的国务院常务会议对进一步做好基本医保全国联网和异地就医直接结算工作进行了部署。一是继续扩大联网定点医疗机构范围，逐步将更多基层医疗机构纳入异地就医直接结算。要求有关部门加快研究解决1亿多外出农民工和广大"双创"人员跨省异地住院费用结算问题。二是要求加快相关医疗保险信息系统对接共享和整合，大力推行医保智能审核和实时监控。严格异地就医费用监管。积极引入商业健康保险，提高异地就医集中地区医保经办服务能力。三是要求运用互联网、移动终端等，加大力度解读异地结算政策规定和办理流程，让群众听明白、会使用，切实把好事办好。2018年8月的国务院常务会议明确要求将外来农民工和外来就业创业人员全部纳入直接结算，跨省异地就医直接结算定点医疗机构重点放在基层，2018年底前确保每个县级行政区至少有1家，加快将所有定点医疗机构接入国家统一结算平台，推动网上直接结算。2020年《政府工作报告》明确承诺当年开展门诊费用跨省直接结算试点工作，同年9月国务院常务会议确定就医备案结算等事项异地办理在2021年底前实现。2024年，国家医保局、财政部联合发出《关于进一步加强异地就医直接结算管理服务的通知》，对进一步完善异地就医直接结算流程、加强异地就医直接结算备案管理、合理确定异地就医直接结算报销政策等做出了更加明确的规范。

正是在国务院的高度重视下，异地就医直接结算系统不断升级和扩展，不仅极大地方便了患者异地就医结算，顺应了人口的高流动性与人户分离的趋势，也在一定程度上解决了医疗卫生资源布局失衡带来的就医权益不公的问题。这也为医保标准化、信息化建设与数字化转型注入了巨大动力。据统计，2020年全国职工医保参保人员异地就医4831万人次，居民医保参保人员异地就医3407万人次，到2023年时分别增长到1.61亿人次、8214.36万人次。①

从着力推进医疗保障公共服务规范化，到持续推进医保标准化建设和异地就医直接结算信息系统建设，我国的医保治理正在稳健地走向现代化。

三　医保治理数字化转型的实践效果

经过前期探索和2018年国家医保局成立以来的有效行动，我国医保治理数字化转型取得了多个方面的重要进展，并开始全方位地服务于医保事业的健康发展。

（一）以数字化促医疗保障治理现代化正在成为共识

在国家医保局成立前，一些地区，特别是发达地区，基于医疗保障业务的发展和提升管理效率的需要，已经开始重视医保信息化建设。它们通过吸引市场主体参与信息平台和智能监测系统的建设，积累了不少有益的经验。但这种做法终究是地方自行其是，是在医保政策不统一、医保管理部门分散、统筹层次处于市县级低层次下的有限尝试。这导致各地区的医保信息系统五花八门、参差不齐。因此，当国家医保局成立后开始大力推进全国统一的医保标准化、信息化建设时，遭到了大多数地区的反对。它们不认为这项工作具有重要意义，甚至抱怨这扰乱了地方的医保信息化建设步伐。

随着这项工作的持续推进，特别是异地就医直接结算系统深受群众欢

① 《2020年全国医疗保障事业发展统计公报》，国家医疗保障局网站，https://www.nhsa.gov.cn/art/2021/6/8/art_7_5232.html，2021年6月8日；《2023年全国医疗保障事业发展统计公报》，国家医疗保障局网站，https://www.nhsa.gov.cn/art/2024/7/25/art_7_13340.html，2024年7月25日。

迎，以及大数据助力反医保欺诈显露奇效时，人们明显感受到了全国统一的标准化、信息化平台建设确实带来了医保治理水平的实质性提升。各地也从一开始的抱怨到日益接受，进而开始自觉融入统一行动。目前，从国家层级、国家医保局到地方各级政府及其主管部门，已经形成了广泛共识，即以医保标准化、信息化建设为抓手，将数字化转型融入医保改革与经办服务能力提升中并作为主攻方向，通过加大中央与地方的公共投入和在全国范围内采取集中统一行动，促使医保治理数字化转型步伐明显加快。这种共识为进一步推动全国医保治理数字化转型和智能化升级奠定了相应的认识基础，所带来的是医保治理从地方分割治理到国家统一治理升华的实质性成效。

（二）医保治理数字化转型发展成效

经过 10 多年来的探索特别是 2018 年国家医保局成立以来的积极有序推进，我国医保治理数字化转型的成效显著。

1. 基本建成了全国统一的医保标准体系，为医保治理数字化转型奠定了日益坚实的基础

2022～2024 年，在原有标准的基础上，形成了涵盖全国医保工作领域各个方面的包括 65 项标准在内的标准体系，其中包括基础共性标准 24 项、管理工作规范 14 项、公共服务标准 11 项、监督评价标准 16 项。自 2019 年 6 月起，陆续发布了医保疾病诊断和手术操作、医保药品、医保医用耗材、医疗服务项目等 18 项信息业务编码标准，还同步建成了医保信息业务编码标准数据库，并实现了数据库信息的动态维护和实时更新，由此彻底结束了过去数据不互认、信息不共享的医保治理历史。此外，还制定了疾病诊断相关分组（DRG）付费技术规范。从 2019 年国家医保局印发《国家医疗保障 DRG 分组与付费技术规范》《国家医疗保障 DRG（CHS-DRG）分组方案》《医疗保障疾病诊断相关分组（CHS-DRG）细分组方案（1.0 版）》，到 2024 年发布按病组（DRG）和病种分值（DIP）付费 2.0 版分组方案，目前的付费技术规范包括了核心病种 9520 种，能够覆盖 95% 以上的出院病例。至此，全国统一的医保标准体系基本建成，这为医保治理数字化转型和现代

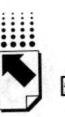

化奠定了坚实基础。

2. 全面建成全国统一的医保信息平台，服务功能日益增强

无论是异地就医结算还是全国医保治理一体化，都需要建立健全的全国统一的医保信息平台，它直接决定着人民群众享受医保公共服务的体验。2022年3月，全国统一医保信息平台的全面建成，在全国31个省区市和新疆生产建设兵团上线，基本实现了国家和省市县四级医保信息互联互通、数据有序共享，实现了医保与人社、民政、税务等部门和医疗机构、药店等单位的信息共享。目前，落地应用的包括医保支付方式、跨省异地就医、医保公共服务、药品和医用耗材招采等14个业务子系统，有效覆盖了90余万家定点医药机构。目前，国家医保服务平台覆盖了全国13.4亿参保人，实名用户达4.5亿人，涵盖100余项服务功能，日均结算约1800万人次。① 不仅如此，为方便老年人等特殊群体获取并使用掌上医保服务医保App，平台还先后上线亲情账户、大字版、语音助手等功能，不断提升适老化服务水平。以异地就医结算为例，目前住院、普通门诊费用跨省直接结算已实现全统筹区全覆盖，实现门诊慢特病费用跨省直接结算定点医疗机构6.60万家，定点零售药店39.61万家。② 在线上服务方面，医保电子凭证、医保服务网厅、App、跨省异地就医备案服务、开通医保亲情账户等为群众提供了便捷的医保服务，医保码日均展码量达近1亿次。③

以异地就医结算为例，2023年全国普通门急诊、门诊慢特病及住院异地就医达2.43亿人次，其中，职工医保异地就医1.61亿人次（包括省内异地就医1.01亿人次，省外异地就医0.6亿人次），居民医保异地就医8214.36万人次（包括省内异地就医5196.78万人次，省外异地就医

① 《2024全国智慧医保大赛正式启动 热心参保群众将有机会成为决赛阶段"社会评委"》，国家医疗保障局网站，https://www.nhsa.gov.cn/art/2024/4/23/art_14_12489.html，2024年4月23日。

② 《全国医疗保障跨省异地就医直接结算公共服务信息发布（第六十一期）》，国家医疗保障局网站，https://www.nhsa.gov.cn/art/2024/8/1/art_114_13419.html，2024年8月1日。

③ 《全国统一医保信息平台建成以来，"互联网+医保服务"不断取得新突破 医保电子码让就医更方便》，中国政府网，https://www.gov.cn/xinwen/2022-11/01/content_5722899.htm，2022年11月1日。

3017.58万人次）。全国普通门急诊、门诊慢特病及住院异地就医费用7111亿元（见图1），其中，职工医保异地就医费用2806.51亿元，居民医保异地就医费用4304.54亿元。① 2024年上半年，全国跨省异地就医直接结算为参保群众减少资金垫付918.53亿元，较2023年同期增长32.88%。② 异地就医直接结算这一覆盖范围广泛、直接惠及大量参保人群的举措，充分展示了全国统一医保信息服务平台的强大服务功能。

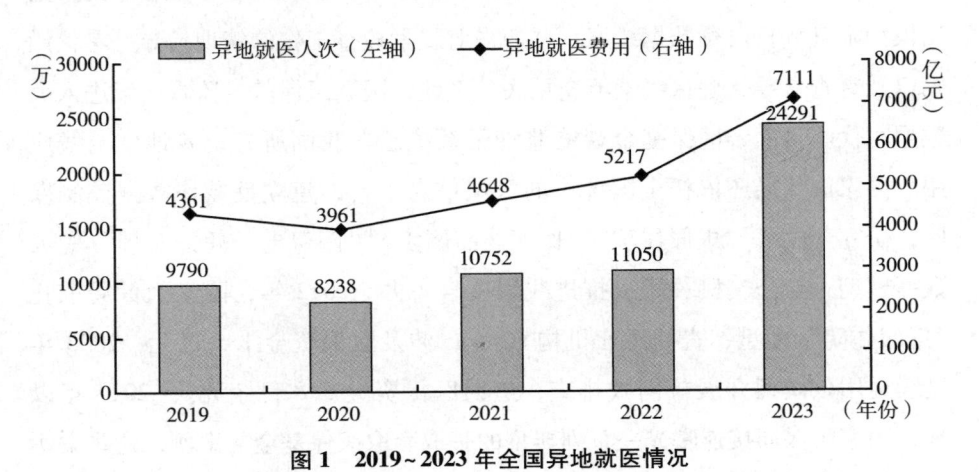

图1 2019~2023年全国异地就医情况

资料来源：《2023年全国医疗保障事业发展统计公报》，国家医疗保障局网站，https://www.nhsa.gov.cn/art/2024/7/25/art_7_13340.html，2024年7月25日。

3. 大数据为医保治理提供有力的技术支撑，医保基金监管进入大数据时代

以上下贯通、全国统一的医保信息平台为依托，平台每天归集各地的参保、缴费、招采、结算、支付等数据超过5400亿条，③ 这为分析全国医保

---

① 《2023年全国医疗保障事业发展统计公报》，国家医疗保障局网站，https://www.nhsa.gov.cn/art/2024/7/25/art_7_13340.html，2024年7月25日。
② 《全国医疗保障跨省异地就医直接结算公共服务信息发布（第六十一期）》，国家医疗保障局网站，https://www.nhsa.gov.cn/art/2024/8/1/art_114_13419.html，2024年8月1日。
③ 《全国统一医保信息平台建成以来，"互联网+医保服务"不断取得新突破 医保电子码让就医更方便》，中国政府网，https://www.gov.cn/xinwen/2022-11/01/content_5722899.htm，2022年11月1日。

运行形势、推动医保改革与提升经办服务质量提供了大数据支撑。不仅如此，大数据还事实上扩大了医保基金监管实际覆盖面，为反医保欺诈提供了有力依据。自2019年起，国家医保局开展医保基金智能监控"示范点"建设。2022年，开始探索开展大数据监管，构建大数据分析模型，筛查分析可疑线索并部署各地医保部门开展线索核查。2023年，对"虚假住院"大数据模型筛查出的可疑线索开展核查。2024年，国家医保局运用各类大数据模型筛查分析可疑数据线索，并加强对线索核查工作的培训指导、考核激励以及督查督导，确保线索清仓见底。至此，国家医保基金监管已经进入大数据时代。目前，医保基金智能监管子系统已在我国所有统筹地区上线应用。国家医保局还依托全国统一的医保信息平台，建立反欺诈数据监测专区，研究开发了"虚假住院""医保药品倒卖""医保电子凭证套现"等大数据模型，与公安机关积极推进线索联合查办。2022年，国家医保局依托"虚假住院"模型，查处医疗机构62家，涉及医保资金1.5亿元；2023年继续运用该模型开展拉网式排查，追回医保资金3.8亿余元。① 2024年以来，国家医保局接连曝光一系列典型的骗取套取医保基金的案例，这些案例的揭露最开始均来自国家医保局开展的大数据分析。如国家医保局大数据分析显示，部分地区群众住院率显著高于其他地区，个别医院患者住院率畸高，极其反常。国家医保局在大数据筛查中还发现，存在女性患者做男科类诊疗，男性患者做妇科类诊疗的现象。在2024年9月27日国家医保局召开的新闻发布会上，国家医保局副局长颜清辉指出，今年以来，国家飞检已覆盖全国所有省份，检查定点医药机构500家，查出涉嫌违规金额22.1亿元。其中，根据大数据模型线索，以"四不两直"开展专项飞检的定点医药机构就达到185家，查出涉嫌违规金额8.1亿元，查实欺诈骗保机构111家，②

① 《医保基金智能监管实现全覆盖 将加快推进医保反欺诈大数据监管试点》，《北京日报》2024年9月10日，第4版。
② 《国家医保局"建立定点医药机构相关人员医保支付资格管理制度"新闻发布会实录》，国家医疗保障局网站，http://www.nhsa.gov.cn/art/2024/9/27/art_14_13998.html，2024年9月27日。

实现了现场检查和大数据结合下的"精准打击"。根据 2023 年国家医保局印发的《关于进一步深入推进医疗保障基金智能审核和监控工作的通知》，明确提出到 2025 年底，规范化、科学化、常态化的智能审核和监控体系基本建立，"两库"建设应用、智能审核、反欺诈大数据智能监测分析更加成熟完善，信息化、数字化、智能化全面赋能医保审核和基金监管，形成经办日常审核与现场核查、大数据分析、全场景智能监控等多种方式的常态化监管体系。再根据 2024 年 4 月 8 日国家医保局、最高人民法院、最高人民检察院、公安部、财政部、国家卫生健康委联合召开的医保基金违法违规问题专项整治工作会议部署，专项整治将进一步强化医院端事前提醒、经办端事中审核、行政端事后监管，构筑全流程、全领域、全链条的大数据监管防线，监管方式将从人工抽单式现场审查到智能审核、智能监控、大数据监管等现代信息技术手段综合应用，监管精准性、实效性实现整体跃升。可见，在数字技术、平台赋能下，医保基金监管已经走过了依赖人力的时期，大数据使医保监管的广度、深度、密度实现了指数级提升。依托医保信息平台，让一切医保基金使用行为和数据都"有迹可循、有据可查"，在业务全流程上建立健全涵盖事前、事中、事后责任回溯监管机制，正在变成现实，这正是医保治理数字化转型带来的质的飞跃。

4. 地方医保治理数字化转型已经成为潮流

目前，我国的医疗保障还处于以市级统筹为主的地方分割统筹状态，要实现全国法定医保制度全面整合并统一化还有相当距离，因此，在推进全国医保信息平台建设的同时，一些地方的行动具有先行效应。以广东为例，其"数字"医保建设就一直走在全国前列。2021 年在广州开始试点医保参保人门诊待遇就医信用无感支付，2022 年又将应用场景拓展到住院，截至 2024 年 9 月，广东省已有 70 家就医量大的医保定点医疗机构上线就医信用无感支付，医保"秒报销"成为现实。广东还自 2024 年 8 月起在广东省人民医院等多家定点医疗机构推行医保药品"数字身份证"，其追溯码如同一把钥匙，开启了药品全生命周期数据的大门，让药品的每一个环节都变得透明，为患者提供了用药安全的坚实保障。随着各家医疗机构的数据接入，依托大

数据技术，医保部门能将医保报销、国家集采、医药机构药品出库及最终使用等多维度信息进行深度关联，可以敏锐捕捉并预警医保基金欺诈行为，有效遏制医保药品"返流""虚售""重复销售""串换"等违规行为。广东的医保数字化赋能机制也在逐步完善，以信息化支撑的智慧医保体系正在构建之中，如积极探索医保领域 AI 赋能，拓展"一键咨询"的 AI 咨询服务新途径，打造一体化人工智能医保 AI 创新服务新场景，为群众提供优质高效的医保便民服务等。① 浙江于 2022 年 3 月将"智慧医保"系统全域接入国家医疗保障信息平台，成功整合全省 54 套系统，做到了全省医保结算在同一套系统，实现了数据的互联互通和医保业务跨系统、跨层级、跨部门的"一网通办"。② 截至 2023 年末，浙江省智慧医保系统日均结算量达 250 万人次，医保码结算率达 46.25%，全省定点医药机构医保码使用覆盖率达 100%，智慧医保系统有效接入省内 2.51 万家定点医疗机构和零售药店，与省外 28.9 万家医疗机构联通，③ 充分发挥了数字化转型的优势。山东作为人口众多的又一大省，2024 年 7 月 26 日上线发布了"医保智脑"平台，该平台是山东医保局按照山东省数字政府"领域大脑"工作部署要求，构建的集"数字底座—数字高铁—数字中心—数字集成"于一体的医保数字化转型体系。依托数字底座和数字高铁能力，构建智能化业务协同体系，面向全省医保业务部门提供"智显、智查、智析、智联、智享"等数字集成应用。同时，还发布了多个医保数字化转型优秀成果，其中"数智赋能基层医保服务零距离""一人一档"助力医保参保精准扩面、"基于数据地方专区建设医药价格监测体系"等 3 项成果入选全省数字政府建设优秀案例，"基于区块链实现的基本医疗保险和定制型商业保险的一站式结算"建设案

① 陈辉：《医保数字化赋能：就医更便捷，用药更安全｜锚定现代化 改革再深化》，羊城派网，https：//6nis.ycwb.com/app/template/displayTemplate/news/newsDetail/120643/52921423.html？isShare=true，2024 年 9 月 11 日。

② 《浙江省"智慧医保"系统全省域上线运行》，中国政府网，https：//www.gov.cn/xinwen/2022-03/08/content_5677875.htm，2022 年 3 月 8 日。

③ 《看病买药，"码"上搞定》，绍兴市医疗保障局，https：//ybj.sx.gov.cn/art/2024/2/15/art_1229486021_58881184.html，2024 年 2 月 15 日。

例入选"数据要素×"典型应用案例。[①]

正如国家医保局局长章轲指出的，国家医保局坚持数智赋能，增强运行管理能力。建成全国统一的医保信息平台，实现医保数据规范化管理。开展挂网药品价格治理，强化医药价格风险监测与处置，推进定点药店药品价格监测比价，药品价格更加透明，群众选择更加方便。加强医保基金监管，持续开展飞行检查和专项整治，深化智能监控和大数据应用，推进药品追溯码应用，建立完善举报奖励机制，公开曝光违法典型案例，规范医保基金使用，守好群众的"救命钱"。同时，坚持服务导向，优化医保公共服务。健全经办管理服务体系，将符合条件的村卫生室纳入医保结算范围，让人民群众享受到家门口的医保服务。搭建医保服务网厅和手机 App，推行医保码、移动支付，便利群众"网上办""掌上办"。加强异地就医直接结算，实现普通门诊费用和高血压、糖尿病等 5 种门诊慢特病治疗费用跨省直接结算县域可及，有序扩大跨省直接结算病种范围。推进医保领域"高效办成一件事"，优化参保缴费、转移接续、待遇享受、费用结算等环节流程，方便群众就医购药。[②]所有这些举措均表明，我国医保治理的数字化转型正在加速推进，以数字化为核心特征的医保治理现代化进程已明显加快。

（三）基本经验

尽管医保治理的数字化转型任务尚未全面完成，医保治理现代化仍需更加深入推进，但现有的重大进展已展示了过去工作的显著成效，并表现出医保治理数字化转型的独特优势。这些宝贵经验值得高度重视，并在未来的发展中进一步巩固和推广。

1. 在思想观念上，牢固树立法定医保制度的国家意识与全局观念

以基本医疗保险制度为主体的法定医疗保障制度，是国家层级的制度安

---

① 《强化数字赋能 推进医保数字化转型》，闪电新闻网，https：//sdxw.iqilu.com/w/article/YS0yMS0xNTc5MzA0MQ.html，2024 年 8 月 2 日。

② 《国家医保局出席国新办"推动高质量发展"系列主题新闻发布会》，国家医疗保障局网站，https：//www.nhsa.gov.cn/art/2024/9/10/art_14_13819.html，2024 年 9 月 10 日。

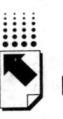

排，旨在从根本上解决全体人民的疾病医疗负担，而政策的统一性是保障制度公平公正的前提条件。然而，在改革开放后，由于"摸着石头过河"的探索方式，医保改革更多地采取局部试点、自下而上的渐进策略，不可避免地带有属地管理的特征。尽管国家层面的医保改革政策框架相对统一，但不同地区的医保政策仍存在差异，加之医疗与医药系统的地区分割状态，导致这一制度更像是地方性的安排。特别是在医保改革初期设置的职工医保个人账户，违背了社会医疗保险制度的客观规律，增加了各地医保制度运行的复杂性，使制度长期处于县区级统筹的低层次上，阻碍了医保政策的标准化、信息化、数字化进程。

2018 年国家医保局的成立，打破了多部门分割管理的旧格局，全国医保制度有了集中统一的行政管理部门，由此强化了医保制度安排的国家意义。在深化医保制度改革中，国家医保局自觉树立国家意识和全局观念，强力推进全国统一的医保标准化建设、医保经办服务规范化建设，搭建全国统一的医保信息平台，出台了相对统一的医保待遇清单等政策性文件。这些举措重新赋予了法定医保制度以更强的国家意识。正是因为医保制度的国家意识和全局观念得到了强化，地方自成一体、各行其是的意识不断弱化，我国才能在推进医保标准化、信息化、数字化转型中采取全国统一行动，并在短短几年内取得多个方面的显著进展。这一宝贵经验应当成为新时代进一步全面深化医保制度改革、实现以数字化转型为重要特征的医保治理现代化的牢固思想基础，并向其他法定社会保障制度改革扩散。

2. 在组织措施上，国家层级直接出面领导，自上而下地纵向推进

医保制度作为国家层级的制度安排，必须由国家主导推进。这也正是为什么社会保险制度自德国创立以来，便形成了立法先行、以法定制、依法实施的基本特征，因为只有通过国家层级的立法才能赋权明责，只有中央政府自上而下地推进才能确保制度沿着公平正义的轨道运行。其经验值得我国借鉴。在计划经济时期，我国的医保政策虽然分为城镇劳保医疗、公费医疗和农村合作医疗三大制度并覆盖不同人群，但这三大制度安排在全国范围内是

统一的，国家能够确保其得到贯彻落实。改革开放后，采取自下而上的渐进改革策略，在城乡有别、地区发展又不平衡的条件下，各地根据本地需求和条件制定政策，而难以从国家层面谋划医保政策及其运行。所谓试点，更是要走出与别的地方不同的路，试点愈多改革方案愈多，结果必然是叠床架屋、五花八门，这种局面不仅使医保制度无法统一，也阻碍了对标准化、规范化要求极高的数字化转型，医保治理难以实现现代化。我国医保制度自1994年"两江医改"试点以来已经持续30年仍然不能成熟，当初试点误入个人账户等歧途而留下的制度性缺陷迄今仍然得不到全面矫正，以致出现系统性风险持续积累的现象，均与过去长期实行自下而上的改革试验有关。2018年后，我国开始自上而下地纵向推进，中央政府组建集中统一的全国医保行政管理部门，国家医保局直接出面将医保标准化、信息化建设列为一号工程，专门成立了网络安全和信息化领导小组，统筹全国医保标准化、信息化建设，同时在国家医保局规财法规司设业务信息标准组，具体负责全国医保领域标准研究制定工作。通过采取强有力的组织措施逐级向下压实责任，在提供统一的标准和搭建统一平台的同时，加强检查落实与督查等，再加上国家财政投入帮助地方推进，这一系列举措使地方有了统一行动的目标、方向与行动依据，进而提高认识与站位，融入全国统一的行动中，实践证明纵向推动是成功的。2024年7月，按照《"十四五"全民医疗保障规划》提出的"健全标准化体系"总体要求，国家医保局正式成立全国医疗保障标准化工作组，统一归口负责医保专业技术领域的标准化技术工作，其主要职责是提出医保领域标准化政策和措施建议，编制标准体系并开展标准制修订工作，负责标准的解释和宣贯，评估标准实施情况，跟踪国际标准化动态并参与国际标准化工作，同时承担政府部门或其他组织委托的标准化任务。全国医疗保障标准化工作组的目标是建立国家医疗保障局主导、相关部门认同、各地协同推进的标准化工作机制，形成与医疗保障改革发展相适应的标准化体系。实践证明，由国家层次担当起建制责任，自上而下地纵向推进制度建设及其高效运行，是近几年医保系统开展标准化、信息化建设积累的又一宝贵经验。

3. 在行动方式上，先制定科学的顶层设计，再按照统一标准行事

以前的医保标准化建设缺乏国家层级的统筹规划，2018 年国家医保局成立后，即担负起了拟定推进医保标准化、信息化建设以及智能化监管的顶层设计责任。2019 年 6 月，国家医保局印发《医疗保障标准化工作指导意见》，这份政策性文件对标准化统什么，规范化规范哪些，信息化如何建构，都在国家层级做出了具体而明确的设计。2020 年，国家医保局又制定了《国家医疗保障局标准化工作管理暂行办法》，明确了以规财法规司为医疗保障标准化工作的归口管理部门，对推进全国医保标准化工作做了更加周密的部署。① 在推进标准化进程中，国家医保局还充分利用学界力量，汇聚了中国社会保障学会及其医疗保障专业委员会的一大批专家学者进行编码设计，这些设计经过试运行再修订完善，成为国家层级的标准，使各地有了统一的编码与运行规则，从此不再是地方各行其是。在更高层级，则以《中共中央 国务院关于深化医疗保障制度改革的意见》为顶层设计，同步推进制度变革。如提高医保统筹层次就是这份纲领性文件提出的目标任务，在国家医保局成立后，坚定推进做实市级统筹，很快实现了这一目标。如果不做实市级统筹，我国医保还停留在县区级统筹层次，面对数以千计的医保统筹单位，要推进全国统一的标准化、信息化建设几乎是不可能完成的任务。因此，提高统筹层次客观上对推进医保标准化、信息化建设起到了直接促进作用，而全国统一的医保信息平台通过实现全国范围内国家、省（区市）、市、县四级医保信息的互联互通，使得中央与地方之间、各省份之间的信息不对称情况大大降低，为医保资金的合理流动与高效配置提供了坚实的技术支撑，标准化的平台功能则倒逼医保制度和医保业务统一和规范，进而为顺利做实市级统筹并向省级统筹迈进创造了条件、提供了有力的保障。近年来，依托全省统一的医保信息平台，河北、江西等多个省份已经推动实现"省内无异地"，在经办执行上实现了实践层面的"省级统筹"。再如 2024

---

① 《全国医疗保障标准化工作组成立，医保事业高质量发展迈入新阶段》，龙南市人民政府，http://jxln.gov.cn/lnzf/ldxx/202409/b1705f540907432c970a937a48e93d07.shtml。

年9月中共中央办公厅、国务院办公厅联合发布的《关于加快公共数据资源开发利用的意见》，实质上是国家层级对公共数据资源开发利用的顶层设计，它同样会为医保数据资源的开发利用提供指引，当然，医保数据的开发利用还需要更具针对性的政策设计与行动方案。

4. 在技术措施上，充分借助第三方力量

20世纪90年代末开始，一些地方为提升医保经办效率而开始医保信息化建设，但因自身技术力量不足，通常以购买服务的方式引入市场主体参与并由其提供技术支持，包括助建医保信息平台或智能监测平台，提供相应的技术服务方案甚至提供相关人力支援。如广东、浙江、江苏、上海、北京、福建、四川等地的一些统筹地区都创造过相应的经验，东软集团、国新健康、久远银海等一批企业投身医保领域亦取得了相应的业绩。近几年来，国家医保局充分利用第三方力量，加快了标准化与数字化转型进程。一方面，中国社会保障学会作为全国性学术团体，接受国家医保局的委托组织开展多项医保标准化研究任务，并为维护全国医保信息平台、培训地方医保信息专业人才等做出了直接的贡献。在医疗服务项目编码数据库建设中，国家医保局多次请业内专家进行集中"会诊"，先后组织召开专家咨询会、论证会达140多次，邀请专家1500多人次，重点对课题把脉定向，使研究成果更能贴近医保业务实际，实现多部门、多行业的共商、共建、共享。针对现行医用耗材注册批件中规格型号种类繁多、数量庞大，甚至同一个批件下有几万个品规、难以有效管理的难题，中国社会保障学会的专题课题组对收集的近500万条耗材数据进行科学分析，按其特征规律，拟定了耗材材质、规格（特征、参数）分类标准，并召开了10余次专家咨询会，邀请了100多位临床权威专家进行逐条咨询，听取意见建议，最终形成了17个一级分类（学科、品类）、176个二级分类（用途、品目）、1073个三级分类（部位、功能、品种），近9000个分类标准，实现了医用耗材的"一品一码"。另一方面，继续有序引入市场主体参与建设。2023年6月，国家医保局发布《医保数据"两结合三赋能"工作方案》，标志着医保信息系统从大规模建设正式进入深化应用阶段，各省市医保信息平台的建设重点逐步落在医保数

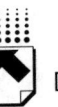
据与基金监管、公共服务、支付方式改革等方面，这使得省市级医保信息系统出现了大量的创新性应用和场景化应用，进而成为医保信息系统市场增长的主要动力，也给市场主体创造了新的介入机会。以在中国医保信息系统市场份额蝉联第一、持续保持行业领先优势的东软集团为例，其在医保业务经办、公共服务、基金监管、支付方式改革、大数据治理与分析决策、药品耗材招采及定点医药机构医保信息化等方面提供持续的信息化创新与服务支持，为全国统一的医疗保障信息平台建设及 25 个省（区市）200 多个城市医保平台提供了有力支撑。不仅如此，随着医保信息化领域从大规模建设正式进入深化应用的发展进程，东软集团还加大 AI 技术的研发投入，持续探索医保大数据应用和场景创新与实践。包括依托东软 LLM-SE 平台，推出医保 AI 智能经办助手和智能客服系统，服务于业务经办、公共服务与监管审核等多个关键场景；通过基于人工智能的动态特征选择和数据模型选择，快速提升数据分析质量和效率；借助多模态交互及行业大模型能力实现问题分析理解、数据智能分析、图文报告自动生成的全过程数据智能分析服务；基于自然语言处理技术对电子病历、手术记录等非结构化信息进行关键信息精准提取，支撑医保结算清单的智能辅助编码、医保费用智能风控、数字医生助手等多个智能创新场景。2024 年，东软集团又推出了支持医保总额付费的紧密型县域医共体解决方案，提供基于全面数据分析的精确诊断服务，在医疗保险保障、家医服务、学科建设、运营管理、医药流通等多个方面为县域医共体建设赋能。类似东软集团这样的市场主体的介入，全方位助力医疗保障领域数智化发展，不仅有效提升了医保管理的效率和精准度，也为广大参保群众带来了更加便捷、高效的医保服务体验。① 国家医保局表示，下一步，将研究出台《关于全面推进医疗保障基金智能审核和监控的通知》，推动智能监管子系统覆盖所有统筹地区对全量医保结算数据开展全面智能审核，实现全国智能监控"一张网"，构建事前提醒、事中审核、事后监管的

---

① 《东软蝉联中国医保信息化市场份额第一》，中国日报中文网，http：//cai jing. china daily. com. cn/a/202407/10/WS668e1ce7a3107cd55d26ab1b. html，2024 年 7 月 10 日。

全流程监督管理的医保基金安全防线。同时，加强包括人工智能技术在内的新技术应用，引入第三方力量参与医保基金监管，鼓励科技企业深度参与，有效规范医疗服务行为，让人民群众享受到更加规范合理的医疗服务。[①] 可以肯定，市场主体的积极参与，能够弥补医保部门及其经办机构能力的不足，进而促使医保治理数字化转型走得更加稳健。

四 以数字化高效支撑医保治理现代化

尽管我国在医保领域的标准化、信息化建设和数字化转型上取得了显著进展，但由于地区分割和以线下服务为主的传统医保经办模式仍有路径依赖，再加上各地医保政策尚未完全统一，各地自行建设的医保信息系统要与全国系统全面对接仍需时间，各相关部门的协同工作也面临诸多挑战。因此，必须进一步提高对数字化转型的认识，基于目标导向，充分利用数字化工具，以数智赋能实现医保治理现代化。

（一）进一步提高对数字化转型及其在医保治理现代化中赋能作用的认识

党的二十大报告明确提出加快建设网络强国和数字中国。经济领域正在加快促进数字经济和实体经济深度融合，政务服务领域则实现了从"跑传统线下"转变为"高效网上办理"的历史性跨越。在医保领域，数字化转型的成效已在许多方面得到体现，如网上参保缴费、医保信息查询、定点医疗机构和药品零售机构的智能监控，以及通过大数据反欺诈等手段提高管理效能。

然而，医保经办服务清单尚未完全统一，根据国家医保政策变化和技术进步及群众需求的动态调整机制亦未明确，参保人员在不同地区享受医保服务时还存在着由地区差异导致的服务不平衡和不公正现象；医疗服务的标准

---

① 《国家医疗保障局对十四届全国人大一次会议第 6291 号建议的答复》，国家医疗保障局网站，https://www.nhsa.gov.cn/art/2023/9/1/art_110_11204.html，2023 年 9 月 1 日。

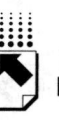

化还需要进一步统一规范，在增强科学性、合理性的同时还需要提升其透明度与可监督性，增强能够满足个性化、多样性需求的功能；医保大数据模型开始在反医保欺诈方面发挥作用，但在助力政策完善、科学决策、引领医疗服务与医药行业发展等方面的巨大价值尚未被有效开发。一些地方医保部门和经办机构对数字化转型仍存在畏难情绪，对原有的地区标准和信息平台有所依赖。而如何更有效地调动市场力量支持数字化转型，也亟须更加明确的政策指引，以为第三方力量提供清晰、稳定的发展预期。

在推进数字化转型的过程中，也必须警惕其可能带来的负面影响。一方面，数字技术的进步及应用并不能够公平惠及所有群体。老年人、儿童和残障人士在享受医保服务、医疗服务时可能面临诸多不便。如果这些特殊群体的个性化需求得不到充分解决，数字化的进程可能导致社会割裂，成为新的弱势群体制造者。另一方面，在医保治理中，若数字化被滥用，管理者可能处于绝对优越的地位。如果缺乏相应的规制与平衡，结果可能与医保制度追求的社会正义相悖。因此，在肯定数字化转型进步的同时，也应从正反两方面辩证地看待数字技术及其使用。我们需要在数字化转型中注入人文关怀和公平意识，确保医保制度真正朝着解除全体人民疾病医疗顾虑、促进社会公平正义的方向健康发展。

立足现实，我国医保领域还需要进一步提高对数字化转型的认识。除了适应数字化时代的要求和满足现实需要外，还应当清醒地看到数字化、智能化能够赋能决策、促使医保政策决策更加科学，赋能治理、促进医保治理更加高效，赋能服务、促使医保经办服务与医疗服务等更加便捷，赋能创新、助力医疗技术进步和医药工业发展。正因为数字化、智能化对于包括医保在内的各行各业发展的重要性，2023年2月，中共中央、国务院印发《数字中国建设整体布局规划》，接着在机构改革中组建国家数据局，同年12月该局发布《"数据要素×"三年行动计划（2024~2026）》，这些行动表明我国正在深入推进数字化转型和智能化升级。因此，国家应当充分发挥医保连接医疗、医药领域供需双方的优势，重视医保数据的巨大潜在价值，以医保数字化转型为驱动，通过深度融合海量医保数据与人工智能技术，实现从

"数字化"到"数智化"的升级，真正赋能医保政策决策、制度运行精准监控、全方位基金安全保障、全过程医保经办服务以及多元主体协同共建，持续推动医保治理向智能化方向迈进。

（二）进一步健全完善医保标准化、信息化体系

标准化建设为信息化建设创造条件，信息化建设又为数字化搭建了基础平台，三者相互依存、不可分割。标准需要在保持稳定的同时不断调整以适应时代的发展，信息化和公共服务平台同样需要不断完善并进行动态维护。在推动医保治理的数字化与智能化过程中，必须立足现有基础，以更高的起点推进标准化和信息化建设。

首先，要进一步提高对标准化、信息化建设的认识，并以共识推进各地自觉行动。调研发现，由于对标准化的认识参差不齐，各地在医保政策执行、操作流程设计、数据编码使用等方面存在较大差异和不规范性，一些地区或医疗机构在执行医保政策时亦存在偏差，导致不同群体在享受医保待遇时存在不公平现象。同时，一些创新医疗技术和模式由于缺乏统一标准，难以被纳入医保体系，或在纳入后难以推广应用，这不仅限制了医疗技术和模式的发展，也影响了医保体系的创新与优化。对此，国家层级应更加积极主动地承担起医保标准制定和信息共享平台建设的责任，而各地则需提升对标准化和信息化的重视程度及执行力，既要切实落实国家医保局发布的标准化与信息化建设要求，也要积极探索形成具有示范意义的实践经验供国家参考。

其次，应全面加快高质量的标准化和信息化建设。展望未来，国家医保局应更加明确医保标准化和信息化建设的定位，加速构建全国统一的医保业务标准、技术标准、编码规范和运行规范，推动现行医保标准从原则性、框架性和粗放型的规制，向更加精细化、具体化的方向发展，并逐步将政策性文件转化为国家标准或行业标准，以确保其强制执行。同时，应加快建立全国统一、高效、兼容、便捷且安全的医保信息系统，在规范数据管理和应用权限的前提下，实现全国医保信息的互联互通。通过严格的数据访问与使用

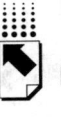
权限管理机制，借助数据清洗、验证和监控等手段，提升数据的准确性和完整性。在依法保护参保人员基本信息和数据安全的前提下，加强大数据的开发，促进医保数据的共享和互通。

最后，应将医保大数据标准化建设作为优先任务。利用人工智能和大数据分析技术，对医保数据进行深度挖掘与分析，是发现医保实践规律、提升医保政策决策水平、优化制度运行质量、保障医保基金安全，以及开发医保数据潜在价值的必经之路。为此，必须确保医保大数据标准统一，这是大数据归集治理的基础。目前，医保信息业务平台已汇集了参保、缴费、就诊、结算、经办、政策、规则等多类医保大数据，当前的紧迫任务是统一编码、数据标准和数据归集标准，建立统一的数据统计指标体系，将源数据转化为可利用、可分析的结果数据。

（三）切实维护医保数据安全

习近平总书记指出："没有网络安全就没有国家安全，没有信息化就没有现代化。"[①] 他还强调："数据基础制度建设事关国家发展和安全大局，要维护国家数据安全，保护个人信息和商业秘密，促进数据高效流通使用、赋能实体经济，统筹推进数据产权、流通交易、收益分配、安全治理，加快构建数据基础制度体系。"[②] 医保数据作为重要的公共数据资源，已快速融入参保、筹资、管理和医疗服务等各个环节，是推动医保治理数字化、智能化的重要基础。医保数据安全不仅关乎个人隐私保护，还与全民健康、国家安全及公共利益休戚相关。因此，必须将安全贯穿于医保数据治理的全过程，统筹推进医保数据的开发利用与安全保障。

数据安全是指数据处于有效保护、合法利用和有序流动的状态。以个人医疗行为为例，2023 年全国基本医疗保险（以下简称基本医保）参保人数

---

① 《习近平：没有网络安全就没有国家安全》，求是网，http://www.qstheory.cn/zhuanqu/2021-10/10/c_1127943608.htm，2021 年 10 月 10 日。
② 《习近平主持召开中央全面深化改革委员会第二十六次会议强调 加快构建数据基础制度 加强和改进行政区划工作》，《人民日报》2022 年 6 月 23 日，第 1 版。

为133389万人，享受医保待遇人次高达51.4亿人次，其中：职工参保人员待遇享受人次达25.3亿人次（含普通门急诊21.8亿人次、门诊慢特病2.7亿人次、住院0.8亿人次）、居民医保参保人员享受待遇26.1亿人次（含普通门急诊20.8亿人次、门诊慢特病3.4亿人次、住院2亿人次），还有享受药店购药23亿人次。同年，全国普通门急诊、门诊慢特病及住院异地就医2.43亿人次，其中，职工医保异地就医1.61亿人次（包括省内异地就医1.01亿人次，省外异地就医0.6亿人次）、居民医保异地就医8214.36万人次（包括省内异地就医5196.78万人次，省外异地就医3017.58万人次）。①如此庞大的医疗数据来源广泛且分散，若能将这些数据有效整合并加以综合分析，将有助于发现疾病和诊疗行为的普遍规律，提升医疗服务的质量和安全性，优化医保基金的使用效率，进而推动医保政策的改进和大健康产业的发展。然而，这些数据涉及个人健康隐私，尤其在数据尚未脱敏时，任何丢失或误用都可能对个人造成损害。将大量个人医疗健康数据归集起来不仅关乎个人隐私，更涉及国民健康和国家安全，一旦被不当使用，后果将十分严重。正因为这些数据既重要又敏感，数据持有者出于安全考虑，往往不进行共享利用，导致大量医疗健康数据分散形成"信息孤岛"，无法充分挖掘其中的巨大价值，也给群众的就医体验带来诸多不便。要打破这种信息壁垒，关键在于确保数据安全。因此，切实维护医保数据安全，已成为推进医保治理数字化转型和以智能化赋能医保治理现代化的前提条件。为确保医保数据安全，以下几点至关重要。

1. 依法健全规章制度，明确医保数据安全管理的规矩与红线

应严格按照《中华人民共和国网络安全法》《中华人民共和国数据安全法》《中华人民共和国个人信息保护法》等法律和2024年8月国务院颁布的《网络数据安全管理条例》（2025年1月1日起施行）等法规，针对医保数据及相关数据的敏感性与特殊性，尽快建立健全医保数据安全管理体系，

---

① 《2023年全国医疗保障事业发展统计公报》，国家医疗保障局网站，https：//www.nhsa.gov.cn/art/2024/7/25/art_7_13340.html，2024年7月25日。

强化全国医保系统网络安全防护和监测管理能力建设。特别是对参保者个人医疗隐私信息进行严格保护，实施医保数据分类分级管理，谨慎掌握对医保大数据模型的使用，对医保数据共享划定安全底线与监管红线。同时，强化数据安全监测预警和应急处置能力，做好风险监测、事件处置和报告工作，以健全的法律法规制度和医保数据处理安全规程，为医保数字化转型保驾护航。

2. 多方协同治理、强化协同监管、压实医保数据安全责任

构建医保部门、医保经办机构、定点医疗机构与定点药店等多方协同治理模式，强化医保数据分类监管和跨部门协同监管，特别是要压实医保经办机构与定点医疗机构的医保数据安全责任。鉴于医保数据由多部门、多机构、多环节共同生成，实现数据共享与数智赋能、提升医保治理效能，离不开多方协同的治理模式。因此，构建多方协同的机制实属必要且重要。尤其是医保经办机构和定点医疗机构，作为医保数据管理的核心，应当承担主要责任。而医疗卫生、医药监管、国家税务等相关部门，以及参与数字化转型的市场主体，则应在分类分级的数据安全监管机制中履行各自职责。在医保数据资源开发利用过程中，需严格管控未依法依规公开的原始医保公共数据进入市场，禁止运营机构未经授权超范围使用医保数据。医保业务经办和服务机构必须严格落实维护医保数据安全的责任，特别是对于个人医保数据，必须严格遵循《个人信息保护法》，确保数据在开发利用前经过脱敏和匿名化处理，杜绝任何侵犯个人信息权益的行为。

3. 妥善处理数据安全管理的相关关系

一是中央集中统一管理与地方合理使用的关系。维护医保数据安全必须坚持中央层级集中统一管理原则，包括统一规划、建章立制、集中运行、标准化管理，以及行使医保数据使用的审批权与监督权。然而，调研发现，地方在医保制度运行和基金管理中存在及时获取数据的需求，目前将医保信息的处理权上收至国家与省级，对市级及县区级的操作带来不便。因此，在保障全国医保政策连贯性和数据一致性的同时，需建立明确的分类分级制度和规范的审批程序，确保地方合理使用相关数据。二是部门之间的关系。医保

数据安全必然需要医保部门担负主责，但涉及多部门的数据产生与使用需求又要求建立数据共享共治机制，因此，应当坚持医保部门主管、相关部门协同治理，明确各自的职责与义务。如医保部门掌控医保核心数据，卫生健康部门提供人口与健康基础数据共享，税务部门掌握参保人员及缴费数据，等等。通过建立职责明确、协同有序的联动机制，才能在确保数据安全的同时提高数据使用效率。三是与参保主体的关系。在医保数字安全领域，参保单位与参保者应当享有相应的知情权，能够及时查询参保动态与医保待遇情况，并监督医保制度的运行，这是法律赋予参保单位与参保者的权利。在实践中，参保者通过互联网可以方便地获取参保缴费情况、医保基金运行状况、个人医疗费用及报销明细，这有助于提高医保基金使用的透明度。然而，参保者的参与也带来了新的数据安全挑战，包括防止个人隐私信息泄露，以及确保参保者准确理解并合理使用这些信息。为此，必须加强数据加密和访问控制等安全措施。四是与医疗机构的关系。医疗机构是医保数据的主要来源，涉及个人诊疗隐私信息。随着信息技术的发展，医疗机构正向智能化和精准化管理模式转型，而医保大数据则成为这一转型过程中不可或缺的核心资源，对数字安全提出了更高要求。因此，医疗机构在收集、处理、存储和传输医保数据时，必须严格遵守相关法律法规和伦理规范，确保数据的真实性、完整性和安全性，并主动提高数据安全防护能力。五是与医保数据开发使用者或参与数字化、智能化的市场主体的关系。借助第三方力量来推动医保治理数字化、智能化是过去积累的重要经验，也是未来必须长期坚持的取向，特别是将医保数据作为重要资源开发利用时，更加需要数字安全建设，包括构建安全的数据共享平台，实现数据的脱敏处理与合规访问；制定详细的数据使用协议，明确开发者的责任与义务；加强数据安全监控与审计，确保数据不被滥用或泄露；提供技术支持与培训，帮助开发者更好地理解和遵守数据安全规范。

总体而言，医保数据安全是顺利实现数字化转型的基础，也是医保治理走向智能化的基础，还是有效开发利用医保数据巨大社会经济价值的基础。国家应进一步重视医保数据安全，通过更有力、更具针对性的一系列措施，

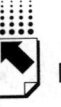

切实保障医保数据的安全使用，特别是在涉及疾病信息、患者隐私等敏感领域。

（四）进一步加强部门间协同

医保涉及多个部门的合作与协调。税务部门负责医疗保险费的征收，财政部门拨付居民医保补贴并将医疗保险基金纳入统一的社会保险基金预算，卫生健康部门负责管理医疗服务系统，国家药品监督管理局监管药品行业，国家中医药管理局管理中医药行业。此外，还有与医保业务具有关联的人力资源社会保障部门、退役军人事务部门等，以及各级政府负责数据管理的数据管理部门。这些部门的标准化与信息化建设及大数据模式，均与医保制度及其运行存在着不同程度的内在关联。如国家税务部门负责征收用人单位与参保者个人的医疗保险费，在强调个人缴费义务与享受医保待遇相结合的现行制度下，征收医疗保险费不仅关系到整个医保制度的物质基础是否稳固，而且直接关系到参保人能否依法享受到法定的医保权益。如果医保部门与税务部门不能实现信息共享，医保筹资和待遇环节可能脱节，既影响制度效率，也可能损害参保人权益。因此，医保部门需要主导并进一步增进相关部门的高效协同，这是推动医保治理数字化转型和智能化的重要目标任务。

在多部门协同中，"三医"协同始终处于核心位置。医保与医疗、医药系统之间的标准化、信息化建设和数字化转型应当协调一致，实现高效协同。以标准化为例，医保部门的"三大目录"（医保药品目录、诊疗项目目录和医疗服务设施范围目录）是基本医疗保险的保障范围，也是医疗费用报销的政策依据。卫生健康部门和药监部门也有各自的目录，三者之间需要统一协调，避免标准分割、各行其是的现象。在信息平台建设方面，国家医保局已经建立了全国统一的医保信息平台，打破了原有的医保信息孤岛和数据壁垒，使得医保、医疗、医药三大领域的数据互通与共享成为可能。国家卫生健康委员会则建立了全国一体化的国家卫生健康政务服务平台和国家基本公共卫生服务项目管理平台，并于2022年11月联合国家中医药局、国家疾控局制定了《"十四五"全民健康信息化规划》，明确提出了集约建设信息化基础设施支撑体系、健全全民健康信息化标准体系、深化"互联网+医疗健康"服务体系、完善健康医疗大数据资源要素体系、推进数字健康融合创新发展体系、拓展基层信息化保障服务体系、强化卫生健康统计调查分析应用体系、夯实网络与数据安全保障体系等八大主要任务，同时还部署了互通共享三年攻坚行动、健康中国建设（行动）支撑行动、智慧医院建设示范行动、重点人群智能服务行动、药品供应保障智慧监测应对行动、数字公卫能力提升行动、"互联网+中医药健康服务"行动和数据安全能力提升行动等八个优先行动方案。① 国家药监局则推进药品信息化追溯体系建设并建立了药品追溯协同服务平台和追溯监管系统，整合药品生产、流通、使用等环节的追溯信息，实现追溯信息的互联互通。医保的优势在于其作为医疗服务和药品、医用耗材的战略购买者，可以通过医保支付方式改革来激励定点医疗机构主动控制成本，提高医疗服务质量；可以通过平台带量集中招标采购，促使药品与医用耗材价格回归正常；可以通过加强智能监控，运用大数据模型开展医保反欺诈监测。如果能进一步强化"三医"之间的标准化和信息化协同，不仅将大幅提高医保制度运行效率，也将促进以公益性为导向的公立医院改革，并对医药行业的发展产生积极影响，最终实现医保、医疗、医药同步高质量发展。

为着力推进医保的数字化转型和治理智能化、现代化，有必要建立跨部门的协同机制，在医保部门主导下按照部门职责明确分工，定期会商、协调解决医保中的跨部门问题，通过信息共享机制实现部门间相关数据的实时交换和共享。同时，建立数据质量监控体系，加强数据安全管理，深入挖掘医保数据的价值，通过流程再造与智能监管，推动医保服务与其他相关服务深度融合，促进医疗服务行为规范，并及时发现和纠正医保领域中的违规违法行为。

此外，建设多层次的医保体系是我国医保制度改革的重要目标。这不仅

---

① 《〈"十四五"全民健康信息化规划〉解读》，国家卫生健康委员会网站，http：//www. nhc. gov. cn/guihuaxxs/s3585u/202211/53394efd4c4c46d9b5c4099bceab662e. shtml，2022 年 11 月 9 日。

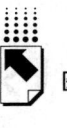

涉及医保部门介入的"惠民保"等商业保险产品及单位或个人购买的商业健康保险，还包括慈善医疗机构（如水滴公司运营的网络个人大病求助平台等）。通过医保信息的共享和大数据的开发利用，可以有效提升效率和服务质量。

可见，多部门协同推进医保数字化转型和智能化治理，不仅是医保治理现代化的需要，也是助力其他相关部门或行业治理现代化的需要，应当着力推进。

（五）发挥第三方力量有序开发利用医保数据，助力医保治理现代化

医保关系的复杂性、医保运行环节的多重性、医保覆盖人群的超大规模化、医保数据的敏感性与特殊性，以及医保数据所具有的独特开发利用价值，决定了政府不可能包办医保数字化转型，医保系统也不可能独自实现治理智能化、现代化。因此，未来必须进一步借鉴既有经验，充分利用第三方力量（包括市场主体、社会力量），同时有序开发利用医保数据，使之成为医保治理能力提升和创造社会经济价值的增长点。

一方面，让第三方力量继续为医保制度高效运行和医保服务高质量发展提供助力。医保服务关系亿万群众切身利益，公众期待医保机构能够提供更加精准、细致和便捷的服务。医保经办机构也需要通过数字化手段不断提升运行效率和服务质量，从而推动医保治理的持续创新。为此，应当总结近十多年来第三方参与医保治理特别是医保业务日常运行和医保基金智能监控的作用与经验，继续积极引入市场与社会力量参与经办服务。应出台专门的政策引导第三方力量参与医保治理的数字化转型和智能化升级，明确参与的途径、方式、项目和环节，给市场和社会力量提供明确、稳定的预期。

另一方面，有必要将海量的医保数据视为宝贵资源，积极稳妥有序地开发利用。应当以中共中央办公厅、国务院办公厅联合发布的《关于加快公共数据资源开发利用的意见》为基本依据，出台专门的医保数据资源开发利用政策设计与行动方案。对医保数据资源的开发利用，应当服从国家安全和健康中国建设战略，服务于"三医"协同发展。为此，应当充分调动市场主体的积极性，同时为市场主体参与医保数据开发利用设置红绿灯。鉴于

医保数据的敏感性与特殊性，优先国有企业参与应当是较为适宜的取向。换言之，凡涉及医保数据安全的宜由国有企业介入，一般性的数字化服务可以采取市场竞争方式。

总之，我们已经身处数字化时代，数据已经成为日益重要的资源。与此同时，中国式现代化进程在全面提速，而疾病仍然是城乡居民面临的最主要风险。面对人民群众在医保方面的新期待，基于国家治理体系与治理能力现代化的迫切要求，全面加快推进医保治理现代化与全面优化乃至重构现行医保制度具有同等重要性，而加快数字化转型并通过智能化升级来实现医保治理现代化已经具有紧迫性。医疗保障部门应抓住国家高度重视数据治理与智能化取向的契机，在医保治理数字化转型与智能化升级方面积极主动作为，同时将其与进一步全面深化医保制度改革相结合，利用医保大数据揭示的规律与发展需求，推动制度性重构与完善，加快实现医保制度理性建制、定型发展。一个优质的法定医疗保障制度与智能化的医保治理体系结合，将为全体人民提供更加公平、有效的健康保障，并持续推动"三医"协同高效发展。

专题篇 ▷

B.2
医疗保障标准化建设发展报告

马 丽[*]

摘 要： 标准化在推进国家治理体系和治理能力现代化中发挥着基础性、引领性作用。医疗保障作为减轻群众就医负担、增进民生福祉、维护社会和谐稳定的重大制度安排，是国家治理体系的主要内容，其高质量发展离不开标准化的基础支撑。进入中国特色社会主义新时代以来尤其是国家医保局成立后，我国医疗保障标准化建设进入了全面推进阶段，在提升医保基础能力、推进医保精细化管理、支撑医保改革深化、赋能医保服务提质增效等方面产生了积极作用。但由于我国医疗保障标准化起步较晚、起点较低，目前仍存在对医保标准化的重要性认识不足、医保标准化定位不清、医保标准体系不健全和医保标准化建设缺少支撑保障、医保标准化基础研究薄弱等困难与问题。从中国式现代化医疗保障发展内在要求出发，应当准确把握多层次医保体系建设、新质生产力发展以及数据要素化等形势机遇，直面问题挑战，从加强顶层设计，提升公众认知、健全体制机制、加强基础研究等方面

---

* 马丽，中国社会保障学会医疗保障专业委员会副秘书长，主要研究领域为医疗保障政策和标准化建设。

推进医疗保障标准化建设的可持续发展。

关键词： 医疗保障 标准化 标准体系 数字化

一 引言

医疗保障是保障和改善民生、维护社会公平、增进人民福祉的基本制度保障，是促进经济社会发展、实现广大人民群众共享改革发展成果的重要制度安排。经过多年的发展，我国已建成全世界最大的多层次医疗保障网，全国基本医疗保险参保人数达到 133389 万人，2023 年全国基本医疗保险（含生育保险）基金总支出 28208.38 亿元，制度运行总体平稳，群众待遇巩固完善，基金运行安全可持续，[①] 在推进中国式现代化新征程中充分发挥了兜底线、防风险、护稳定的重要作用，也为医保事业高质量可持续发展奠定了坚实根基。在这一进程中，医保标准化作为医保制度发展的重要技术力量，通过制定一系列标准、规范和流程，实现医疗服务、管理和改革发展的统一化、规范化，在推进国家医保治理体系和治理能力现代化中发挥了基础性、引领性作用。同时，标准化作为医保信息化建设的先决条件，也为医保治理的数字化、智能化转型提供了基础支撑。

本报告作为反映新时代医疗保障标准化建设发展情况的报告，旨在客观反映进入中国特色社会主义新时代以来尤其是国家医保局成立后医保标准化发展的总体状况，研究分析了新时代医保标准化建设的背景，回顾总结了建设发展中的实践与进展，并直面分析了目前存在的问题困难与现实挑战，为进一步推进医保标准化建设发展提出相应政策建议。

---

① 《2023 年全国医疗保障事业发展统计公报》，国家医疗保障局网站，https：//www.nhsa.gov.cn//art/2024/7/25/art_7_13340.html，2024 年 7 月 25 日。

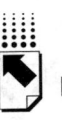

二 新时代医疗保障标准化建设的背景

进入中国特色社会主义新时代，党的十九大提出了兜底线、织密网、建机制的要求和全面建成覆盖全民、城乡统筹、权责清晰、保障适度、可持续的多层次社会保障体系的目标，指明了新时代医疗保障制度的发展方向。而随着国家医疗保障局的成立，职能转换、完善制度、创新管理、改革深化等一系列布局应运而生，进一步为医疗保障制度发展打开了新的格局，也为医保领域标准化的建设发展提供了新的生态环境。

（一）党中央、国务院决策部署为新时代医保标准化建设发展提供了根本遵循

标准化不仅是现代社会的基本要素，更是党和国家治理体系的重要组成部分。通过加强标准化工作，可以更好地服务国家战略需求，推动经济社会持续健康发展。进入新时代，以习近平同志为核心的党中央高度重视标准化工作。习近平总书记在致国际标准化组织大会贺信中强调，中国将积极实施标准化战略，以标准助力创新发展、协调发展、绿色发展、开放发展、共享发展。2015年，国务院印发《深化标准化工作改革方案》，强调了简政放权、放管结合、国际接轨、统筹推进的改革原则，明确了6个方面的改革措施。2017年，《标准化法》重新修订并颁布实施，进一步明确标准分类、强化标准制定、加强监督管理和推动国际合作。2021年，党中央、国务院发布《国家标准化发展纲要》，明确了标准化工作的新方位，提出了标准化改革的新路径，确立了标准化开放的新格局，为构建推动高质量发展的标准体系做出了全面部署，提供了行动方针。

具体到包括医疗保障在内的基本公共服务领域的标准化工作，党和国家也提出了明确要求。2018年，中共中央办公厅、国务院办公厅印发《关于建立健全基本公共服务标准体系的指导意见》，指出要建立健全基本公共服务标准体系，以标准化促进基本公共服务均等化、普惠化、便捷化。《国家

标准化发展纲要》则提出围绕幼有所育、学有所教、劳有所得、病有所医、老有所养、住有所居、弱有所扶等方面，实施基本公共服务标准体系建设工程，并明确要求重点健全和推广全国统一的社会保险经办服务等领域技术标准，使发展成果更多更公平惠及全体人民。党中央、国务院的决策部署不仅体现了国家对医疗保障工作的高度重视和深刻思考，更为医保标准化建设指明了方向，提供了重要的政策指导和支持。

（二）国家机构改革为新时代医保标准化建设发展带来新机遇

国家机构改革是为了适应社会政治经济发展的需要，对党政机关的管理体制、职能配置、机构设置、人员配备以及这些机构人员的组合方式、运行机制所做的较大调整和变革。深化党政机构改革是推动国家治理体系和治理能力现代化的重要环节，也是建设社会主义现代化强国的大势所趋。2018年3月，第十三届全国人民代表大会第一次会议批准组建国家医疗保障局，作为国务院直属机构。2018年5月31日，国家医疗保障局正式成立，医疗保障相关职能进行了整合与统一。对原属不同部委管理的新农合、城镇居民医保、职工医保、生育保险等医疗保险职能进行了统一整合集中，同时将原属于国家发展改革委的药品、医疗服务价格管理，民政部的医疗救助等相关职能也划转到了国家医疗保障局。国家医保局承担着完善国家异地就医管理和费用结算平台，组织制定和调整药品、医疗服务价格及收费标准，制定药品和医用耗材的招标采购政策并监督实施，监督管理纳入医保范围内的医疗机构相关服务行为和医疗费用等一系列重要职能和任务。国家医保局的组建，在打破了原有医保管理体制政出多门、职能分散状况的基础上，实现了城镇职工基本医疗保险、城镇居民医疗保险、新型农村合作医疗（新农合）的"三保合一"，为新时代医保标准化建设创造了重要机遇，也为标准化工作的全面推进打开了时间窗口。为适应国家医疗保障局的主管职能、管理治理、服务模式等方面更加集中和统一的新形势、新变化，亟须科学构建与之相配套的规范标准体系，建立健全从筹资缴费、经办管理、待遇保障到药品招采、价格管理、监督管理、信息规范等一系列标准化工作体制机制。

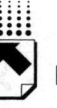

（三）信息化、数字化发展趋势为新时代医保标准化建设发展打开新思路

信息化和数字化是当今社会发展的重要趋势。党的十八大以来，习近平总书记立足信息化发展大势和国内国际大局，明确提出"没有信息化就没有现代化""以信息化驱动现代化"等重大论断。党的十九届五中全会通过的《中共中央关于制定国民经济和社会发展第十四个五年规划和 2035 年远景目标的建议》也明确提出要"加快数字化发展"，并对此做出了系统部署。网络信息技术和数字技术渗透到经济社会发展的每个角落，无论是加强社会治理，还是增进民生福祉，都离不开信息技术的广泛应用，数字化、大数据、云计算成为社会生活的新常态。在医保领域，信息化和数字化不仅为医保数据的整合、管理和分析提供了强大的技术支持，还为医保业务流程的优化、服务质量的提升以及基金监管的强化带来了前所未有的机遇。而医保标准化如何更好地促进可持续发展，如何更好地适应数字化趋势，也是新时代医保标准化建设发展面对的一个时代课题。首先，医保标准化建设需要紧跟信息化数字化的步伐，通过制定统一的数据标准和交换协议，实现跨部门、跨地区的数据共享和互通，为医保政策的精准制定和有效实施提供有力支撑。其次，借助大数据、人工智能等先进技术，可以对医保数据进行深度挖掘和分析，发现潜在的问题和风险，为医保管理的科学化和精细化提供新的手段。此外，信息化数字化还为医保服务的便捷化和智能化提供了可能。通过构建在线服务平台，可以实现医保业务的线上办理，大幅缩短办理时间，提高服务效率。借助智能客服、远程医疗等技术，可以为参保人员提供更加个性化、高效的服务体验。在推进医保信息化数字化的过程中，也需要关注数据安全和个人隐私保护的问题。需要建立完善的数据安全管理制度和技术防护措施，确保医保数据的安全可控和合规使用。积极拥抱信息化数字化的浪潮，不断探索和实践医保标准化建设的新路径和新模式，从而推动医保管理的创新与发展，提高医保服务的效率和质量，更好地保障人民群众的健康权益。

（四）推动医保高质量发展为新时代医保标准化建设提出了新要求

新时代社会主要矛盾已经发生变化，在医保领域的表现，就是人民群众对更全面、更便捷的医保服务的需要，与医保发展不平衡、不充分之间的矛盾。顺应新时代需要，推进医保高质量发展，提升医保治理体系和治理能力现代化水平，回应人民群众对享有更好医保服务的关切，必须充分发挥标准化对医保工作的重要引领和支撑作用。一是制度统一规范的要求。国家医保局成立前，职工医保、居民医保、新农合、医疗救助、价格管理和药品招采等分别由不同部门进行管理，相关信息系统也由各地、各部门自行建设，业务编码不统一，数据不互认，信息系统碎片化严重，不利于政策规范统一。要破解这些难题，就必须紧抓改革机遇，全面推进医保标准化建设，推进制度统一和规范。二是提升医保服务水平的要求。公共服务标准化建设是转变政府职能，建设服务型政府的重要内容。医保服务是政府公共服务的重要组成部分，推进医保服务标准化建设，是民意所指、民生所盼。随着医保事业的不断发展，参保人数不断增加，按照医保治理"社会化、法治化、标准化、智能化"的要求，建立健全医保服务标准体系，规范服务范围、服务内容、服务流程，科学确定各项服务所需的设施设备、人员配备、经费保障等标准，是实现医保服务标准化规范化便利化的重要保证。三是引领医保精细化管理的要求。新时代的医保高质量发展，不仅要推动规范统一，更需要精细管理，确保用好每一分群众的"看病钱"。过去，由于医疗保障领域缺乏统一的标准，国家层面难以统一进行有效的数据共享和应用协同，医保治理水平总体不高。只有坚持标准先行，加强标准化与信息化融合，从而形成高水平的标准化和同质化的大数据，才能为待遇保障公平适度、基金运行稳健持续、医保支付管用高效、基金监管精准有力、管理服务优化便捷等发挥引领和支撑作用，切实提升医疗保障治理能力和公共服务质量。四是协同推进三医联动改革的要求。卫生经济学理论认为，医疗服务市场最大的特点是信息不对称，依托标准化建设，更好联动起医保、医疗、医药各利益相关方，恰恰有助于有效解决各方的信息不对称，对公立医院改革、支付方式改革、药品价格改革、医疗服务价格改革等难点领域形成倒逼机制，发挥引导作用，更好促进三医联动。比如，编码标准统一，既有利于医保管理，也有利于医院精细管理。

（五）社会保险标准化建设中的医疗保障标准化探索为新时代医保标准化建设奠定了现实基础

从 2000 年建立城镇基本医保制度到 2018 年国家医保局成立，是人力资源和社会保障部管理阶段。其间，在包括基本医疗保险和生育保险的社会保险标准化方面进行了积极探索。从国家层面来看，一是成立了全国社会保险标准化技术委员会，推进社会保险标准化管理。二是积极推进标准的研究制定工作，发布国家标准、行业标准共 35 项。其中包括医疗保险标准 6 项（4 项国家标准和 2 项行业标准）。三是开展标准化管理，积极推进国家级标准化试点。先后有 40 余家经办机构参加"服务业标准化试点""社会管理和公共服务综合标准化试点""国家级服务业标准化示范项目"等，积累了大量且有益的实践经验。从地方层面来看，上海市医疗保险事业管理中心以推行国家级服务业标准化试点为契机，建立了全面覆盖医疗保险服务的标准体系，医疗保险服务标准化体系包括通用基础标准、服务保障标准和服务提供标准三个标准子体系，试点期间共采用和制定各类标准 270 项，并在试点通过后联合各区医保中心建立国家级服务业标准化示范点。浙江省义乌市医保局紧紧抓住建设"国家级社会管理和公共服务综合标准化试点——智慧医保标准化项目"的机遇，梳理形成包括服务通用基础标准 39 项、服务保障标准 43 项、服务提供标准 41 项共计 123 项的智慧医保服务标准体系，并发布了《智慧医保服务规范》《医保智能监管平台建设规范》2 项地方标准，推动市医保经办服务从线下窗口办理升级为线上办理，打造标准化建设"医保样板"。黑龙江、浙江、江苏、山东、安徽等地纷纷建立省级医保标准化试点。

三 新时代医疗保障标准化建设的进展

随着医保事业的不断发展，医保标准化成为提升医疗保障水平、实现医保治理现代化的重要手段。近年来，我国在医保标准化方面进行了广泛实践和探索，并取得显著进展，主要包括以下几个方面。

（一）医保标准化顶层设计不断丰富强化

习近平总书记指出要建设中国特色医疗保障制度，同时强调标准助推创新发展，标准引领时代进步。《中共中央 国务院关于深化医疗保障制度改革的意见》明确提出要高起点推进标准化和信息化建设，统一医保业务标准和技术标准，建立全国统一、高效、兼容、便捷、安全的医疗保障信息系统。国家医保局秉持"向改革要红利、向管理要效益、向创新要活力"的理念，积极适应医疗保障高质量发展需要，全力推进医保标准化建设。

1. 成立网络安全和信息化领导小组

2018年7月，刚组建不到两个月的时间，国家医保局就专门成立了网络安全和信息化领导小组，统筹全国医保标准化信息化建设，并在局规财法规司设业务信息标准组，具体负责国家医保领域标准研究制定工作。[①] 局领导高度重视医保标准化建设，靠前指挥、亲自部署，要求把标准化工作作为首要任务，迅速行动，狠抓落实，攻坚克难，保质按时完成既定目标，为建设全国统一的医保信息系统打下良好基础。

2. 印发《医疗保障标准化工作指导意见》

2019年6月，国家医保局印发《医疗保障标准化工作指导意见》（以下简称《意见》），进一步强调了医保标准化的重要性和紧迫性，全面阐述了医保标准化建设的总体要求、基本原则，设定了分阶段实施的目标任务，并

---

① 《国家医保局成立网信工作领导小组》，国家医疗保障局网站，https：//www.nhsa.gov.cn/art/2018/7/14/art_14_613.html，2018年7月14日。

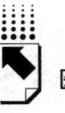

从完善标准化工作基础、加强重点领域标准化工作和做好标准贯彻实施三个方面对当前及今后的医保标准化发展提出了科学合理的规划和具体可行的实施路径。《意见》是一份具有里程碑意义的文件，为加快推进全国医保标准化建设指明了方向，明确了目标，厘清了思路。随着该《意见》的深入贯彻落实和标准化工作的不断推进，我国医疗保障事业将迎来更加科学、规范、高效的发展阶段。

3.印发《"十四五"全民医疗保障规划》

2021年9月，国务院办公厅印发《"十四五"全民医疗保障规划》（以下简称《规划》），在《规划》的第五部分第（十八）项对健全标准化体系提出了明确要求，强调要完善标准化工作基础，建立联动合作机制，推进与相关部门的工作衔接。同时，推动医疗保障标准在规范执业行为和促进行业自律方面发挥作用，强化标准实施与监督。此外，还注重加强重点领域标准化工作，如统一医疗保障业务标准和技术标准，制定各类标准清单，并组建标准咨询专家团队，以全面提升医保标准化水平。

（二）医保标准化组织管理不断优化提升

组织管理在标准化建设工作中发挥着关键作用。高效优化的组织管理模式不仅有利于标准的科学制定、广泛实施和持续改进，还可以促进跨部门协作和资源整合，提升标准化工作的质效。

1.制定《国家医疗保障局标准化工作管理暂行办法》

2020年10月，为加强标准化工作管理，促进医疗保障工作的科学化和规范化，提升医疗保障治理能力和公共服务水平，国家医保局制定了《国家医疗保障局标准化工作管理暂行办法》（以下简称《暂行办法》）[1]。《暂行办法》明确了医疗保障标准的定义、适用范围；提出了标准化工作"统一领导、归口管理、分工负责"的管理原则，即根据国家医疗保障局三定方案，由规财法规司归口管理国家医保局标准化工作，局内各单位具体负责

---

[1]　相关资料由国家医疗保障局提供，本报告未特别注明者，均是如此。

业务相关医疗保障标准化工作；并详细规定了标准立项计划的编制与实施，标准的制定、实施和监督等内容，初步制定了医保标准制修订工作流程。可以说，《暂行办法》初步搭建了医保标准化组织管理的三大主线，即建架构、搭班子和定机制，建立了医保标准从规划制定到实施改进的体系化循环模式。

2. 成立全国医疗保障标准化工作组

2024 年 7 月，按照《"十四五"全民医疗保障规划》提出的"健全标准化体系"总体要求，筹备近 2 年的全国医疗保障标准化工作组在北京成立。工作组是在医疗保障专业领域内，从事全国性医疗保障标准化工作的技术工作组织，负责本专业技术领域的标准化技术归口工作。其主要职责是提出医保领域标准化政策和措施建议，编制标准体系并开展标准制修订工作，负责标准的解释和宣贯，评估标准实施情况，跟踪国际标准化动态并参与国际标准化工作，同时承担政府部门或其他组织委托的标准化任务。其目标是建立国家医疗保障局主导、相关部门认同、各地协同推进的标准化工作机制，形成与医疗保障改革发展相适应的标准化体系。在"十四五"时期，形成全国医疗保障标准清单，逐步实现医疗保障标准的修订和完善。工作组的成立，将提供一个更加专业、更加高效、更加协同的工作平台，促进各部门、各地方之间的信息共享和资源整合，推动医疗保障标准化工作的深入开展。

（三）医保标准体系初步建成

国家医疗保障标准化体系是指用来规范和指导医疗保障工作的一套标准体系，不仅关系到医疗保障领域的高质量发展，也是全面建成中国特色医疗保障制度体系的基础。早在 2018 年国家医保局就开展了医疗保障标准体系研究。按照国家标准《标准体系构建原则和要求》（GB/T13016—2018）有关要求，结合医疗保障工作实际需求，提出了包含基础共性标准体系、管理工作标准体系、公共服务标准体系、监督评价标准体系 4 个子体系，151 个医疗保障标准明细的标准体系设想。

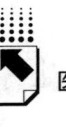

2022~2024 年，在标准化工作组筹备期间，为确保标准制修订的方向性和目的性，提升医疗保障标准化工作的计划性、针对性和实操性，以当下标准化工作需求为出发点，将原有标准体系进行了优化调整，形成了包括 65 项标准的标准体系（见图 1），涵盖了全国医保工作领域各方面。其中包括基础共性标准 24 项，涉及标准化导则、术语与缩略语标准、业务档案管理规范等，以及医保信息化建设涉及的网络安全、数据交换、运行维护等技术标准，从而破解基础标准不统一、信息不互认等难点堵点问题，推进形成全国医疗保障系统共建共享、相关部门单位衔接交换的"通用语言"。管理工作规范 14 项，涉及审核结算支付、转移接续、异地结算、支付方式管理等基金管理和经办机构管理规范等。公共服务标准 11 项，涉及基本医疗保险参保登记、信息披露、个人信息查询等公共服务规范、集采经办部门的对外服务规范、长期护理保险失能等级评估标准等内容，以推进医保服务的标准化和规范化，满足人民群众享有优质便捷医疗保障服务的需求。监督评价标准 16 项，涉及对参保人、参保单位、医保经办机构、定点医药机构及其工作人员、医药企业的信用评价管理以及医疗保障基金运行监控管理规范、医药服务价格监测规范等，以建立医保工作的实时监督机制，不断优化提升医保治理。

（四）大批新标准规范陆续发布

作为新组建部门机构，国家医保局虽没有条件制定出台国标、行标，但根据医疗保障改革发展需要，突出重点，急用先立，以发文形式颁布了一系列全国统一的标准规范性文件，一改过去业务标准不统一、数据不互认，流程不一致等现象，为异地就医直接结算、支付方式改革等工作提供了坚实基础，为推进构建新时代医疗保障标准化体系夯实了基础。

1. 制定发布系列医保信息业务编码标准

医保信息业务编码标准是构建医保标准化体系的重要内容，也是推进医保信息化建设和医保改革发展的基础数据支撑，对于提升医保治理能力和公共服务水平具有重要意义。国家医保局成立伊始，对全国近400个统筹区医保信息业务编码标准化情况进行摸底调查，发现各地医保工作中普遍存在标准不统一、数据不互认等问题，没有形成统一的"普通话"，无法开展有效的大数据分析应用，也影响了异地就医结算等工作的进一步完善，影响了部门之间、地区之间的政策衔接和数据共享，也因数据不同质，形成不了全国层面、区域层面的大数据，制约了国家和省级医保部门的精准决策，制约了医保治理能力和医保服务水平的进一步提升。在此背景下，提出了"统一分类、统一编码、统一维护、统一发布、统一管理"总体要求，并启动了医保信息业务编码标准研究制定工作，邀请了数千名专家参与研究，梳理分析了数千万条数据，召开了几百次座谈会，取得了显著成果。自2019年6月起，陆续发布了医保疾病诊断和手术操作、医保药品、医保医用耗材、医疗服务项目等18项信息业务编码（见表1），各编码定位明确，各司其职，构成了编码标准体系，基本满足了医保业务管理需要。

表1　医疗保障信息业务编码

类别	名称	功能作用
基本诊断信息	医保疾病诊断和手术操作编码	收集医保患者的疾病信息，为评价医保工作的绩效提供支撑；为DRG付费国家试点工作的疾病分组工作提供真实、全面的数据来源
	医保门诊慢特病种编码	
	医保日间手术病种编码	
	医保按病种结算病种编码	
医疗保障范围信息	医保药品编码	服务异地就医结算、医保招采和支付；收集患者就诊所需医疗服务产品和项目的使用情况、价格等信息，为医保相关数据分析提供支撑
	医保医用耗材编码	
	医疗服务项目编码	
	医保体外诊断试剂编码	
两定机构管理机构和人员信息	医保定点医疗机构编码	支持数据分析、便于协议监管，进一步优化医保管理；服务就医结算、提供公共查询，为广大群众看病就医提供信息便利
	医保医师编码	
	医保护士编码	
	医保药学人员编码	
	医保技术人员编码	
	医保定点零售药店编码	
	医保药师编码	

类别	名称	功能作用
医保系统管理信息	医保系统单位编码	实现全国医保系统内机构和人员信息的全覆盖,推进医保监管系统内部的自我管理和自我提升
	医保系统工作人员编码	
医保结算信息	医保结算清单	医保结算相关所有信息编码的集成,助力推进医保基金结算(尤其是异地就医直接结算)和 DRG 付费国家试点相关工作;支持医保相关数据的监测分析,利于医保监管和评估

资料来源:《一图读懂国家医疗保障 15 项信息业务编码标准》,国家医疗保障局网站,https：//www.nhsa.gov.cn/art/2019/10/8/art_53_1839.html,2019 年 10 月 8 日。

除此之外,还同步建成医保信息业务编码标准数据库,按照目录化、标准化、电子化等要求进行网上申报、网上反馈、网上公示、网上查询,实现了数据库信息的动态维护和实时更新。截至 2024 年 7 月,已累计发布疾病诊断代码 3.3 万条、手术操作代码 1.4 万条、医疗服务项目代码 1.5 万项、药品代码 24 万条、医用耗材代码 9.3 万个(涉及单件产品 12.5 万个、规格型号数 1129.2 万条),全国门诊慢特病病种赋码 1000 余种,全国定点医药机构及医师、护士、药师,医保系统单位及工作人员全部维护赋码,有了医保服务的唯一身份标识。构筑了全国统一的医保信息业务标准编码体系和数据库,彻底结束了过去数据不互认、信息不共享的历史,迈入"书同文、车同轨"的全新时代。[1]

2. 制定出台系列医保政务服务标准规范

医疗保障公共管理服务关系亿万群众切身利益,国家医保局高度重视群众办事"难点、堵点、痛点"问题,聚焦医保办事流程烦琐、手续复杂以及等待时间长等问题出台了多项政策文件,对基层平台建设标准和服务流程进行统一规范。2020 年,出台《全国医疗保障经办政务服务事项清单》,涵

---

[1] 严娟:《普及医保普通话,迈向医保信息化新时代》,《中国医疗保险》2022 年第 5 期。

盖了目前医保经办的通用服务事项（包含 10 个主项 28 个子项），统一事项名称、事项编码、办理材料、办理时限、办理环节。2021 年，出台《医疗保障经办大厅设置与服务规范（试行）》，明确提出乡镇（街道）、村（社区）的医保经办服务可参照本规范执行；出台《医疗保障经办政务服务事项操作规范》，优化办理流程，推动同一事项名称、编码、依据、类型等要素在国家、省（区市）、市、县"四级四同"，实现同一事项无差别受理、同标准办理，在此基础上，各地积极推进高频且基层能承接的事项下沉至乡镇（街道）、村（社区）两级，切实提升服务效能。2022 年，印发《医疗保障经办管理服务规范建设专项行动工作方案》，开展医疗保障经办管理服务规范建设专项行动，推动经办管理服务规范统一，让群众办事报销更加简单便捷。此外，还出台了《国家医保局 财政部关于进一步做好基本医疗保险跨省异地就医直接结算工作的通知》《基本医疗保险关系转移接续暂行办法》《基本医疗保险参保管理经办规程》《医疗保障经办机构内控管理规程》等一系列文件，坚持政策优化集成、管理规范统一、业务协同联动，让人民群众享受"服务高效便捷"的医保服务。①

3. 制定发布疾病诊断相关分组（DRG）付费技术规范

《中共中央 国务院关于深化医疗保障制度改革的意见》强调要建立管用高效的支付机制，推行以按病种付费为主的多元复合式医保支付方式，推广 DRG 付费。2019 年，围绕"制定一组标准、完善一系列政策、建立一套规程、培养一支队伍、打造一批样板"的目标任务，国家医保局成立了 DRG 付费国家试点技术指导组，并印发了《国家医疗保障 DRG 分组与付费技术规范》《国家医疗保障 DRG（CHS-DRG）分组方案》《医疗保障疾病诊断相关分组（CHS-DRG）细分组方案（1.0 版）》，形成了全国统一的 DRG 核心分组与 DIP 核心病种，统一了技术规范及经办规程。随着医保支付改革推进，结合地方和临床的发展需求，组织专家启动了分组方案的调整工作。

---

① 《国家医疗保障局关于政协十三届全国委员会第五次会议第 04000 号（社会管理类 378 号）提案答复的函》，国家医疗保障局网站，https：//www.nhsa.gov.cn/art/2022/9/2/art_ 110 _ 8947. html，2022 年 9 月 2 日。

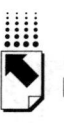

2024年，按病组（DRG）和病种分值（DIP）付费2.0版分组方案发布，包括核心分组409组（较之前增加33组）、细分组634组（较之前增加6组），重点调整了临床意见集中的13个学科，细化了资源消耗较高的分组。2.0版DIP分组，包括核心病种9520种，能够覆盖95%以上的出院病例，将更好地契合临床实际和医保政策导向。

（五）标准化工作长效机制逐渐确立

标准化指"为了在既定范围内获得最佳秩序、促进共同效益，对现实问题或潜在问题确立共同使用和重复使用的条款以及编制、发布和应用文件的活动"。① 可见，医保标准化工作不仅包括上文的标准制定，还包括宣传培训、组织实施、监督评价等诸多内容。国家医保局在建立健全规范机制方面做出了诸多尝试，如建立了试点扩面机制。按照先试点完善、再推广普及的方式，稳妥推进各类医疗保障标准的贯彻实施。2019年，选择了北京市、天津市、吉林省省直、无锡市、金华市、滁州市、宜昌市、成都市等8个统筹区作为首批地区，开展信息业务编码标准的测试应用，以验证编码标准的兼容性和实用性，形成可复制推广的经验。疾病诊断相关分组（DRG）付费技术规范也是先在试点地区应用。再如，建立了培训学习机制。全国医疗保障系统坚持利用各种宣传媒介，全方位、多角度宣传解读医疗保障标准化建设成果，并积极开展线上贯标培训与现场实操演示。如每年一度的医保信息化标准化培训。大多数城市都成立了以市领导为组长的DRG付费工作组，形成了国家—省市—医疗机构逐级培训的机制。指导相关机构准确掌握标准内容、理解标准要求，提高标准化实施水平。又如，建立完善了横向纵向沟通协调机制。加强横向交流合作，推进标准数据跨部门共享互认，国家层面与卫健、药监等部门联合发布3批实施UDI的公告，推进医保编码和其他部门规范编码标准的衔接应用。地方层面也相应开展积极探索，全国各级都成立了信息化标准化工作专班，在信息业务编码贯标过程中，全国各级医保

---

① 《标准化工作指南第1部分：标准化和相关活动的通用术语》（GB/T20000.1—2014）。

部门形成贯标合力，以刀刃向内、自我革命的精神，对底层数据先梳理、后治理、再映射，将长期以来沉积在医院和医保系统中的旧数据、脏数据全部进行了吐故纳新，以对码带动对标，以贯标助力管理，医保数据全覆盖、编码全转换、系统全贯通，用新标准轻装上阵，实现前端数据可追溯，后端数据可应用，应用环节可识读。[①] 同时，还完善了监督评价机制。通过制定科学合理的考核指标和评估办法，建立标准激励约束和优化改进机制，实施跟踪调查和检查评估，形成制定标准、贯彻实施、监督评估、持续改进的良性循环。在编码标准工作中，建立了"地市自评、省级初评、国家验收"的验收评估机制，按月评价各地工作情况。在医保公共服务工作中，2021年，国务院办公厅将优化医保领域便民服务、推进医保经办管理服务体系建设、提升医保规范化管理水平等方面纳入督查激励范围。2022年2月，国家医保局会同财政部印发《2021年度医保管理服务督查激励措施实施办法》。经国务院同意，2022年对北京市、上海市、江西省、山东省、四川省5省份在安排中央财政医疗服务与保障能力提升补助资金时，分别给予2000万元奖励。

（六）标准化信息化融合发展

信息化与标准化之间存在着紧密而相互依存的关系，二者相互促进、共同发展，合力推动着医疗保障体系的完善与提升。信息化作为现代医疗保障体系的重要支撑，为标准化提供了技术基础和实现手段；而标准化则是信息化的前提和保障，确保了信息化建设的规范性和有效性。具体到医保实际工作，加强医保信息化建设，必须通过编码标准、系统架构、数据规范等方面的统一，来实现全国医保信息系统的共建共享。而信息化则为标准化的实施提供了有力的技术支持，通过信息平台，可以实时监测编码标准的实施情况，及时发现问题并进行整改。同时，信息

---

① 《专访医保编码标准项目总协调人：信息平台全面上线，编码标准如何先行》，中国医疗保险公众号，2021年10月15日。

化还可以为标准化的修订和完善提供数据支持，确保标准始终符合医疗保障事业发展的需要。

2022 年，全国统一医保信息平台的全面建成，在全国 31 个省区市和新疆生产建设兵团上线，支付方式、跨省异地就医、公共服务、药品和医用耗材招采等 14 个业务子系统陆续落地应用，有效覆盖 90 余万家定点医药机构，为超过 13 亿的参保人提供优质医保服务。在信息化标准化深度融合下，平台基本实现国家、省（区市）、市、县四级医保信息互联互通、数据有序共享，实现医保与人社、民政、税务等部门和医疗机构、药店等单位的信息共享，为广大参保人提供更方便快捷、优质高效的医保服务，为全国医保业务办理标准化、监督管理智能化、公共服务便捷化、决策分析精准化提供更强有力的支撑。

（七）地方不断实践探索

在新时代医保标准化建设发展过程中，部分地区进行了积极探索。①

1. 辽宁

辽宁省以贯标国家医保编码为契机，全面推进使用国家医保信息"通用语言"。在国家标准基础上，组织编制了《辽宁省医保结算清单及编码填报管理规范》，为各级医保部门和医疗机构执行国家标准提供了有力支撑。编制《辽宁省医疗保障经办机构环境管理规范》，并纳入省级地方性标准立项计划。研究制定《辽宁省医保经办服务标准体系建设指南》，积极争取成为国家社会管理和公共服务综合标准化试点，从服务层级、服务方式、服务内容、服务管理四个维度，构建医保经办服务标准体系。

2. 浙江

浙江省于 2019 年开展标准化工作，并于当年获批立项浙江省首个医疗保障服务省级标准化试点，于 2021 年 12 月高分通过验收。在此基础

---

① 地方探索及有关数据来自全国医疗保障标准化工作组成立大会时地方经验介绍。

上，2023 年，浙江省医保中心成功申请国家级社会管理和公共服务综合标准化试点（医疗保障领域）项目，该试点项目于 2023 年 11 月顺利通过中期评估。浙江成立了全国首个省级医疗保障标准化技术委员会——浙江省医疗保障标准化技术委员会，并以此为契机，创新构建全省首个医疗保障标准体系，立项、发布涉及医疗救助服务、医疗保障统计指标体系、长期护理保险、医保数字经办、惠民型商业补充医疗保险、生育保险等方面的共 11 项省级地方标准、1 项县区级技术规范、2 项团体标准，在多个领域填补了国内医保领域标准空白，推动医保公共服务从便捷服务向增值服务迭代升级，全面增强了医保公共服务的规范性、均衡性和可及性。

3. 滨州

滨州市医保局立足"规范落实年行动"，坚持以国家医保经办服务标准化试点建设为抓手，建立医保经办服务标准体系框架，打造医保服务经办标准 171 项、"扫码即知"高频事项 34 项，梳理医保经办业务相关国家法律、法规、规章 150 项，首创研发"滨州市医保智能决策系统"，实现医保基金全流程"标准化"管理，推动医保资源下沉、信息互联互通、业务融合管理，打造区域一体、数据一体、业财一体的"三位一体"医保标准化样板，市县乡村四级 392 万群众受益。

4. 四川

按照"贯彻标准夯基础，赋能应用增实效"思路，四川组织全省各级医保部门、定点医药机构、药品耗材生产经营企业落实信息业务编码标准化工作。组建全省编码标准维护专班，市、县医保部门安排专人负责，省市上下联动，理顺编码申报、国家医保局平台同步数据、全省更新应用等机制，累计解决各类问题 1000 余次，引导医药企业、"两定"机构理解标准化、使用标准化。标准化实现特殊药品从病种认定到费用结算全省通办和异地"双通道"直接结算，住院费用异地就医直接结算率稳步提升，群众异地就医结算便捷性显著增强。贯彻落实《医疗保障基金智能审核和监控知识库、规则库管理办法（试行）》，经过知识收集、规则编写、多方论证、审核发布等程序，以信息业务标准编码为基础，对"两库"进行动态调整，以对接适应医保政策变化和药品目录调整，保证了两库规则的通用性，提升了国省两级平台数据一致性、时效性、准确性。

四　新时代医疗保障标准化建设发展的总体评估

从 2000 年建立城镇基本医保制度至今，我国医保标准化建设经历了从无到有、从理念到行动、从试点到全面的发展过程，不断取得突破。但我国医保标准化建设起步晚、发展慢，从制度到实践还存在很多亟须改进或完善之处。

（一）成效与影响

国家医保局成立后，医保标准化建设进入了全面发展阶段。短短几年时间，从顶层制度设计到标准规范制定发布再到全国贯标实施，医保标准化建设工作处处彰显了"中国加速度"。随着标准化的逐渐深入，标准辐射效果凸显，对提升医保治理能力、推进医保高质量发展、增强人民群众的获得感产生了重要意义。

1. 标准化促进医保基础能力显著提升

标准化作为现代管理科学的重要组成部分，推动着各行业的规范化、高效化发展。医保领域更是如此。首先，标准化在医保政策规范化中发挥了关键作用。通过制定统一的医保政策标准，各地医保部门在执行过程中有了明确的指导和依据，避免了由政策解读不一而导致的执行偏差，不仅提高了政策执行的准确性和效率，也确保了医保政策的公平性和可持续性。例如，通过梳理全国现行近 33 万条医疗服务收费项目，形成了 14688 项全国医疗服务项目，确保医院治病收费清楚，群众看病付费明白。[1] 同时，标准化还促

---

[1]《全国医疗保障标准化工作组成立，将加快推进医疗保障标准化建设》，澎湃，https://www.thepaper.cn/newsDetail_forward_28111274，2024 年 7 月 18 日。

进了医保政策在全国范围内的统一与协调，为构建全国统一的医疗保障体系奠定了坚实基础。其次，标准化在医保服务流程优化中起到了核心作用。通过对医保公共服务流程进行标准化设计，可以显著减少服务过程中的冗余环节，提高服务效率。如前面提到的系列医保政务服务标准规范，再如每年发布的国家基本医疗保险、工伤保险和生育保险药品目录等，都使得医保服务更加便捷、高效。而电子医保凭证的推广使用，极大地提升了医保服务的便捷性和可及性。此外，标准化在医保信息化建设中也起到了关键作用。全国医保信息平台建设期间，国家医保局网信办颁布了《医疗保障信息平台云计算平台规范》等37项技术规范，为平台建设提供了依据和支撑。而制定发布的全国统一的18项信息业务编码标准，便于记录、收集、汇总医保全流程数据，实现同数同源，信息共享和互联互通，提高了医保信息的真实性、准确性、全面性，为政策制定、科学决策、应用分析等提供基础支撑，形成医保大数据"金矿"。[1]

2. 标准化引领医保精细化管理不断推进

标准化的核心在于通过制定和实施统一、规范的标准，以实现过程控制、质量提升和效率优化。在医保领域，标准化不仅关乎业务流程的规范，更涉及医疗服务质量、费用控制、信息交换等多个维度，是推动医保精细化管理的重要基石。首先，医保是三分政策、七分管理。而标准化为医保政策的科学制定与调整提供了依据。通过对医保运行数据的标准化收集与分析，可以更加全面地梳理政策、分析政策，更加科学准确地评估政策、促进医保科学管理、精细治理，更好地服务于民众的健康需求。其次，标准化加强了医保基金监管力度，有效控制了医疗费用的不合理增长。在基金监管工作中，全国统一的医保信息业务编码标准和医保信息平台是守护基金安全的"千里眼"和"顺风耳"，有效地促进医保大数据全方位、全流程、全环节的智能监控，助力事前提醒、事中预警、事后审核，提升医保智能监管能力

---

① 《专访：建成医保统一信息平台的初衷及必要性》，中国医疗保险公众号，https://mp.weixin.qq.com/s/HVKo1x2GNeMvcyDTtWY8Ag，2022年5月23日。

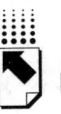

和监管效能，促进基金有效使用，同时也是医保基金监管的透明化和公开化，增强了公众对医保制度的信任和支持。再如"医保基金结算清单"标准的应用，通过全国统一的标准接口直接抓取医院交易数据自动生成明细项目，可以说是装上了自带智能功能的总阀门，数据的合规性、合理性一览无余，有力提升了医保和医院的管理效率。①

3. 标准化支撑医保改革持续深化

国家医保局制定发布的一系列统一标准规范，依托全国医保信息平台，为医保支付方式改革、医保药品目录调整、药品和医用耗材集中带量采购等医保领域重点改革提供全方位标准化支撑。在医保支付方式改革中，标准化是确保改革顺利推进的重要基石。通过制定统一的支付标准、支付流程和支付接口，可以实现不同地区、不同医疗机构之间的医保支付无缝对接，提高支付效率和准确性。例如，按病种付费作为一种新型的医保支付方式，其推广和应用就离不开标准化的支撑。目前，国家制定的按病组（DRG）和病种分值（DIP）付费分组方案已经从 1.0 版迭代升级至 2.0 版，地方按要求使用统一的医保疾病诊断手术操作、医疗服务项目和医保结算清单等医保信息业务编码，在全国使用"通用语言"，采集医疗机构有关数据，为 DRG 与 DIP 实际付费提供标准支撑，也确保了付费方式的公平性和可操作性，激励医疗机构提高服务效率和质量。在医保药品目录调整中，标准化同样发挥着至关重要的作用。统一的医保药品分类与编码，可以更准确地监测评价药品的购买和使用情况，确保医保药品目录调整的准确性和规范性，不仅有助于提高医保基金的使用效率，还能促进药品的合理使用和患者的合理用药，而编码数据库的动态维护和更新，也有利于药品目录调整时可以充分考虑上市新药，确保患者能够及时获得所需的医保药品。2023 年医保药品目录内药品总数增至 3088 种，其中西药 1698 种、中成药 1390 种，和此前相比，此次调整共新增 126 种药品，其中包括肿瘤用药 21 种，新冠、抗感染用药 17 种，糖尿病、精神病、风湿免疫等慢性病用药 15 种，罕见病用药

---

① 严娟：《普及医保普通话，迈向医保信息化新时代》，《中国医疗保险》2022 年第 5 期。

15种（其中阿伐替尼片同为肿瘤用药），其他领域用药59种。① 在药品和医用耗材集中带量采购中，标准化更是发挥着关键作用。比如，药品耗材编码的统一，使各省医保、招采数据实现有效互认，为集采提供了更加准确的基础信息和采购信息，有效保障了集采的扩围。特别是统一编码实施后，打通了药械生产、流通、配送、使用、结算全流程，真正做到"带码招采、带码入库、带码使用、带码支付"，实现了信息数据的全链条管理，促进集采数据的准确性更高，价格更透明，企业可比性更强，最终是人民群众从标准化中受益。

4. 标准化赋能医保服务提质增效

依托全国统一的医保标准规范和医保信息平台，可以为群众提供更便捷更优质的医保服务。统一的医保信息业务编码标准和信息系统建设标准、数据交换格式和服务接口标准，实现了跨区域、跨机构的医保信息互联互通，极大方便了参保人员的异地就医结算，减少了"跑腿"现象，提升了公众满意度。医保政务服务事项清单，统一了28项医保常用业务服务标准，实现了办事环节和办结时限的规范统一，以及相关经办规范规程进一步优化政务服务清单和操作规范，持续深化医保服务标准化规范化，推进办事环节精简和流程再造，积极推进实现医保服务"同城通办"。门诊慢特病编码的统一，为开展高血压、糖尿病等5个门诊慢特病费用跨省直接结算试点工作疏通了堵点，切实解决了人民群众在跨省异地就医结算过程中的"急难愁盼"问题。在实施"乙类乙管"后，为落实好优化新冠治疗医疗保障相关措施，国家医保局及时发布了《新冠感染门诊报销政策配置操作手册》，在实施"乙类乙管"前助力完成了全国各地相关信息系统的配置工作。持续优化完善医保服务网厅和App，设置亲情账户，为群众提供"搬到家里的医保服务点"和"装在口袋里的医保服务厅"，大幅提高了办理效率，改善了群众医保服务体验。

---

① 《国家医保局2023年国家基本医疗保险、工伤保险和生育保险药品目录调整新闻发布会实录》，国家医疗保障局网站，https://www.nhsa.gov.cn/art/2023/12/13/art_14_11684.html，2023年12月13日。

（二）困难与问题

随着党和政府推进"放管服"改革不断深化，群众对方便快捷高效安全的医保服务诉求也不断提高，再加之医疗保障政策及运行管理的流程复杂性和参与主体诉求的多样性，我国医疗保障标准化建设存在的困难与问题也日益显现。

1. 医保标准化的重要性认识不足

在当今社会，医疗保障体系作为社会保障体系的重要组成部分，对于维护人民健康、促进社会和谐稳定发挥着不可替代的作用。然而，在医保体系的建设和发展过程中，医保标准化的重要性并未得到足够的认识和重视。首先，医保标准化是医疗保障体系高效运行的基础，意味着统一、规范和协同，它要求医保政策、操作流程、数据编码等各方面都遵循统一的标准，以确保医保业务的高效、准确和无缝对接。由于对标准化的认识不足，各地在医保政策执行、操作流程设计、数据编码使用等方面存在较大的差异性和不规范性，不仅增加了医保管理的难度和成本，还降低了医保服务的质量和效率，影响了医保体系的整体运行效果。其次，医保标准化是实现医保公平性的重要保障。医保的公平性体现在待遇的均衡和服务的可及性上。医保标准化的认识不足导致一些地区或医疗机构在执行医保政策时存在偏差和歧视，导致不同群体在享受医保待遇时存在不公平现象。此外，医保标准化还是推动医保创新发展的重要动力。随着医疗技术的不断进步和医疗模式的不断创新，医保体系也需要不断适应和变革。但由于对标准化的认识不足，一些创新性的医疗技术和模式难以被纳入医保体系，或者纳入后由于标准不统一而难以被推广和应用，这不仅限制了医疗技术和模式的发展，也制约了医保体系的创新和完善。

2. 医保标准化定位不清晰

我国现行医疗保障标准体系的构建，主要是参考了服务业标准体系的框架。服务业标准体系更多的是针对纯粹性服务行业而设计的，其核心理念和构成元素往往围绕服务行为的规范化、标准化展开。相比之下，医疗保障领域的运行要复杂得多，其中包含的许多管理行为并不单纯是服务性质，而是融合了管理、监管、政策执行等多重维度。因此，直接在服务业的标准框架中寻找医疗保障的准确定位，显然存在局限性。更为关键的是，医疗保障管理服务相较于普通的服务行业，其复杂性和特殊性尤为突出。它不仅涉及经办方的操作流程和管理规范，还紧密关联着参保方的权益保障，以及医疗服务提供方的服务质量和费用控制。如果仅仅依赖服务业标准体系，很可能导致标准缺失、标准之间衔接不充分等问题，从而无法全面、有效地保障医疗保障体系的顺畅运行和持续发展，因此亟须明确标准化定位。结合医疗保障领域的实际情况，制定更加具体、细致且有针对性的标准，以确保医疗保障体系的各个方面都能得到全面、有效的规范和管理，势在必行。

3. 医保标准体系尚不健全

我国原有的医疗保险标准是由全国社会保险标准化技术委员会统一负责制定与实施，涉及医疗保障的标准化主要聚焦经办管理方面。国家医保局成立后，标准化建设得到了全面快速的发展，但因起步较晚，科学完整的医疗保障标准化体系尚不健全，与医疗保障事业发展的总体要求和广大人民群众不断增长的服务需求存在一些差距。一方面，现有标准体系不够精细。国家医保局围绕医疗保障治理现代化建设目标，按照《医疗保障标准化工作指导意见》《标准体系构建原则和要求》有关要求，初步构建了医疗保障标准体系框架，并结合当前和未来一段时间医保事业发展需要，提出了包括65项标准的体系设想，但该体系未能覆盖医保管理、服务及改革发展的各个方面，仅限于满足现实需求，还需要持续修订完善。另一方面，现有标准体系不够具体，只是一个原则性框架。国家医保局虽然在近几年发布实施了大批标准规范，但均是以发文形式颁布的政策性文件，还未上升至国标、行标，导致现有标准体系只有框架没有内容，只有清单没有标准，各地在实际工作中仍在很多方面缺乏统一依据，在一定程度上制约了医疗保障管理服务的资源配置，影响了管理服务能力和质量的提升。

4. 医保标准化建设缺少支撑保障

在政策层面，虽有《中华人民共和国标准化法》《关于建立健全基本公

共服务标准体系的指导意见》《国家标准化发展纲要》等标准化纲领性文件，但具体到医疗保障标准化，有关的法律、法规较少，政策不足，对标准化工作的支持和保障力度不足。在组织管理方面，医疗保障标准治理体系是行政立法和行政监督、事务经办的技术支撑体系。① 建立这一体系是由医疗保障必须以医疗服务的形式为参保人提供补偿的特殊性所决定的，标准的制定必须有相应的组织保障。例如，日本承担医疗保障服务规范和标准的治理工作机构主要是厚生劳动省以及由医疗专家、学者和议员组成的各类协会和委员会，它们共同负责制定医疗保险的支付标准、医疗服务的质量标准、药品价格标准以及行业内的治理规范。目前，在我国医疗保障治理体系中，尚缺乏单独承担指定医疗保障服务规范和标准的专门机构，而是分别由行政机关和经办机构代理。如药品目录、诊疗标准以及支付标准的工作均由国家医保部门承担。这种做法极大地耗费了行政部门和经办机构的精力与资源，而且，由于其未能契合正常的组织三权分立的治理结构体系，不仅导致了管理效率的降低，还进一步削弱了管理的透明度和公平性，对整个治理体系的稳健性和公信力构成了不利影响。在队伍建设上，标准化专业人才严重匮乏。医疗保障制度改革虽然进行了多年，但标准化人才总量不足、专业程度不高的问题普遍存在。标准化工作人员多是行政管理人员，未经过专门的系统的医疗保障知识和医学知识的学习，对全新的医疗保障政策理解不够透彻，对我国医疗保障发展内在规律的认识尚待深化，同时在医疗服务方式与深度评估、医疗机构监督管理，以及医疗保障基金特性等核心领域的知识掌握上不全不深，在一定程度上制约了标准化进程。如何在机构人员编制有限的情况下，最大限度地调动现有人员的主观能动性、培养复合型人才，成为一个急需解决的问题。在经费投入上，标准化建设经费保障不足。标准化是一项长期工作，需要大量的经费投入。但是多数公共服务机构都存在工作经费紧张的问题，标准化专业技术机构没有成立专项基金组织，无法为标准的制定、

---

① 熊先军、李静湖、程茂金等：《完善体系 统筹推进——对我国医疗保险标准化建设的建议》，《中国医药报》2014 年 4 月 1 日。

技术指导过程提供可靠的经济来源，亦没有可靠的筹资机制来保障标准化工作的可持续性。

5. 医保标准化基础研究薄弱

我国对标准理论研究较为落后，与其他学科相比理论支撑薄弱，文献寥寥无几，起步较晚的医疗保障标准的研究工作则更加滞后，医疗保障标准化理论体系尚未形成。如在标准框架研究层面，仅仅有若干文献提出医疗保障标准化和信息化的重要性，分析标准不完善，呼吁建立医疗保障标准体系，但基本没有构建医疗保障标准框架的构想。在标准化方法与技术应用方面，研究得不够深入，在制定医疗保障标准时容易因缺乏充分的理论依据和科学的方法指导导致标准的科学性和合理性受到质疑。另外，由于基础理论研究不足，医疗保障标准化的推进也缺乏系统的规划和长远的布局，导致标准化建设容易呈现碎片化、短期化的风险。如地方标准化工作往往聚焦当地某一项工作的标准化进行开展，很少涉及标准化工作全局性、系统性问题。

五 推动医疗保障标准化建设可持续发展

当前和今后的一个时期，是以中国式现代化全面推进强国建设、民族复兴伟业的关键时期，也是统筹推进医保事业高质量发展的紧要关头。中国式现代化的特征规律及其提出的医保制度发展要求，也为医保标准化建设带来了新的机遇和挑战。

一是多层次医疗保障体系建设拓宽了医保标准化发展领域。多层次医疗保障体系以基本医疗保险为主体，医疗救助为托底，补充医疗保险、商业健康保险、慈善捐赠、医疗互助共同发展的医疗保障制度体系，旨在全面满足不同人群多层次医疗保障需求。首先，该体系要求各级医保政策、制度、管理等方面保持一定的统一性，以便于信息互通、资源共享和跨区域结算，但我国地区特征与差异明显，医疗保障水平不一，实现完全统一的标准难度较大。其次，多层次医保旨在满足不同群体的多元保障需求，包括基本医疗保险、大病保险、医疗救助等，这些保障项目在保障范围、水平、管理模式等

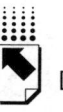

方面存在差异，难以用单一标准统一规范。再次，在多层次医保体系建设中，信息化水平不一，部分地区难以实现医保信息的实时传输和共享，而信息化与标准化需协同发展，这进一步加大了标准化工作的难度。最后，多层次医保体系中的各项政策需要相互衔接、补充，但在实际操作中，政策之间存在衔接不畅的问题，增加了标准化工作的复杂度。因此，多层次医保体系对医保标准化提出了更高要求，需要在保持标准统一性的同时，充分考虑地区差异和保障项目的多样性，制定科学合理的标准体系，并推动信息化与标准化的协同发展，加强政策衔接和灵活性，以应对这些挑战，确保多层次医保体系的顺利运行和持续发展。

二是新质生产力的发展推动医保标准化创新应用。2024年1月31日，习近平总书记在中共中央政治局第十一次集体学习时强调：加快发展新质生产力，扎实推进高质量发展；要大力发展数字经济，促进数字经济和实体经济深度融合，打造具有国际竞争力的数字产业集群。① 据统计，目前我国数字经济规模超过50万亿元，总量稳居世界第二位，占GDP的比重为41.5%，连续十几年超过GDP增速。标准化是新质生产力的引擎，医保信息通过标准化的数据和标准化的流程，汇集形成标准规范、高质可用的大数据，在政务服务、医疗诊断、健康管理、药品研发、基金监管等领域，具有广阔的发展前景，是数字经济的重要增长点。发展新质生产力，大力发展数字经济，也为医保大数据应用提供了良好发展机遇。

三是数据要素化促进医保标准化深度发展。2022年12月，中共中央、国务院发布《关于构建数据基础制度更好发挥数据要素作用的意见》，指出"数据作为新型生产要素，是数字化、网络化、智能化的基础，已快速融入生产、分配、流通、消费和社会服务管理等各环节，深刻改变着生产方式、生活方式和社会治理方式"。2023年10月，国家数据局挂牌成立，负责协调推进数据基础制度建设，统筹数据资源整合共享和开发利用等工作，并于

---

① 《习近平在中共中央政治局第十一次集体学习时强调 加快发展新质生产力 扎实推进高质量发展》，半月谈，http://www.banyuetan.org/yw/detail/20240202/100020003313744170683759 1962665569_1.html，2024年2月2日。

12 月 31 日印发《"数据要素×"三年行动计划（2024~2026 年）》，发挥数据要素乘数效应，赋能经济社会发展。在此背景下，要激活数据要素价值，首先要攻克的就是数据标准问题。医保数据多样性、碎片化等特点，给数据的整合与标准化带来一定难度。同时，数据隐私和安全保护也成为医保标准化建设中不可忽视的问题。在数据要素化的过程中，医保如何确保数据标准规范统一，个人隐私不泄露，防止数据被滥用，是顺应时代发展大势的必然选择。

从中国式现代化医疗保障发展内在要求出发，准确把握多层次医保体系建设、新质生产力发展以及数据要素化等形势机遇，直面当前存在的问题挑战，提出以下参考建议。

（一）加强标准化顶层设计

医疗保障涉及的领域广、部门多、主体多、链条长，标准的权威性高，应用场景多。全国医疗保障标准化工作组成立后，首要任务是以此为契机，系统性规划医疗保障标准化建设，明确其目标和任务并进行顶层设计。尤其是在信息化数字化发展的背景下，实现信息共享、数据跑腿、全域通办等目标，标准化是必不可少的手段。首先，应当从国家层面构建结构合理、层次分明、重点突出、科学适用的国家医疗保障标准体系，并将提高业务、服务、管理流程等运作效率作为体系标准设计的出发点，优化标准体系结构，形成以国家标准为主体，行业标准为补充，把医疗保障服务、评价、管理等领域的全过程纳入标准化管理的轨道，实现对关键环节和关键因素的有效监控，以标准化手段提升服务能力。其次，应当明确医疗保障标准化工作定位，尤其是在医疗保障公共服务方面。社会化管理服务成为医疗保障公共服务的新起点，社会化管理催生了医疗保障规范化管理和标准化建设。医疗保障公共服务标准化工作，不仅仅是依据传统服务业组织标准框架制定相关服务标准，而且更应当从"医疗保障服务提供无形产品"的特殊性及复杂性出发，明确医疗保障标准化工作特有的原则和方法。最后也是最重要的，应尽快制定国标、行标，健全标准体系。医疗保障标准是为了获得医疗保障运

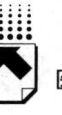

行最佳秩序、实现医疗保障制度目标、规范医疗保障管理和服务行为而制定的统一标准，同时也是医疗保障实践中积累的先进经验，经过分析、比较、选择以后再加以综合，是科学技术与实践经验的综合成果。在前期工作中以部门发文形式发布实施一批标准、规范等政策性文件，已经在全国推广应用，且应用效果良好。应抓住工作组成立这一时间窗口，加快推进全国医保标准工作顶层设计和系统规划，探索建立标准化制度机制，拓宽政策和实践成果标准化渠道。推进成熟的规范和规程等文件上升为行标、国标，缩短标准研制周期，加快标准制定应用步伐，推进医保管理和公共服务标准化工作。

（二）建立健全标准化工作体制机制

1. 健全组织体制

在全国医疗保障标准化工作组成立的基础上，鼓励有条件的地方筹建标准化技术机构，统一指导和组织开展本地区的标准化工作。除了贯彻落实国家标准、行业标准外，还应推行区域标准化工作，制修订并实施地方标准，形成宣贯实施、监督执行和持续改进的机制，必要时可将地方标准提升为国家标准或行业标准，有助于形成全国范围的标准化工作资源调配能力，推进构建医保标准化全流程全链条的工作和服务体系，也能够实现对标准开发运用各环节的把控。

2. 优化工作机制

医疗保障标准化是一项系统工程，无法一蹴而就、一劳永逸。在推进医保标准化的过程中，我们应遵循急用先行、按部就班、逐步完善的原则。在既定标准体系的架构下，标准的制定需确保成熟一项、制定一项、实施一项，避免急于求成，盲目追求标准数量。既要重视标准的质量，更要注重标准的可操作性和适用性，防止标准成为空洞的"摆设"。同时，标准的生命在于应用，高质量的标准制定出来，要想发挥其重要作用，必须强力推进落地应用，要建立健全标准实施和监督机制，确保各项标准得到有效执行。建立法规引用标准制度、政策实施配套标准制度，在医保系统内推进以标准为依据的宏观调控和运行管理机制。推进标准在医保全领域应用，引领定点医药机构、医药企业、保险企业以及社会公益慈善机构主动运用医保各项标准。推动国家标准化试点申报和评估工作，积极指导地方参与国家标准化试点，发挥典型示范作用，加强标准化试点和推广工作的指导，全面提升医疗保障标准化工作的整体水平。

（三）提升公众医保标准化认知

标准化是国家治理能力现代化的重要标志，是提高国家治理能力的重要抓手。强化标准化工作、实施标准化战略，是一项重要和紧迫的任务，对经济社会发展具有长远的意义。在医疗保障领域，通过规范医疗保障政策的执行，提高管理效率和服务质量，以持续改进来适应制度发展，满足群众的需求。一是注重医保标准化政策和医保标准的宣贯工作，逐步强化医保标准化意识。通过召开动员会、举办培训班等形式，开展系统的宣传教育工作；通过下发学习手册和工作简报等形式，在日常工作中加强标准的宣传贯彻工作；利用大众媒介的宣传作用，增强服务对象对公共服务标准化的认知，了解他们对标准化工作的诉求，接受他们对标准化工作的合理建议和过程监督。二是提倡标准化工作的长效做法，做实"贯标工作专班"等地方专门机构，充分发挥其管理、协调职能，以标准化赋能医保管理和服务。

1. 建立协同机制

标准化工作需充分发挥各方职能，形成合力。在医疗保障体制内，标准化工作应与业务工作紧密结合，避免"两张皮"。涉及跨部门时，应做好协调和衔接。尤其是医疗保障工作涉及社保、民政等多个政府部门以及公共服务平台、医药机构、商业保险公司等，应严格遵循行业归口管理原则，执行既有的国家标准、行业标准，并加强与相关方面合作，制定可执行的标准。

2. 完善保障机制

在组织保障方面，参考国际先进经验，医保部门的工作定位主要是制定标准和监督标准的运行，如经办机构标准化实施情况的监督管理。而卫生健康部门应该督促医院配合保险标准化过程。除有效的分工外，相关部门也要

建立共同协作机制，加强部门间的配合，共同完成医疗保障标准制定、实施、评价及反馈的全过程。在经费保障方面，需建立标准制修订的经费补助机制，加大对各类标准研制的支持力度，并协调多方资源，建立多元化资金筹措机制，拓宽资金来源渠道。在技术支撑方面，需加强医疗保障标准化人才队伍建设，招录相关专业的高级人才，建立标准化专家库，并通过开发教材、举办培训班等方式，普及标准化知识，提升整体标准化水平。

（四）加强医疗保障标准化基础研究

在医疗保障标准化建设中，应认真开展理论研究，以更好地指导实践。一方面，重点开展标准化基础理论研究，包括开展医疗保障标准化基础理论研究和国际标准跟踪研究，跟踪了解国外医疗保障标准化发展动向，积极学习和借鉴国际先进经验，建立与国际标准化组织和先进国家之间的标准交流与合作渠道；开展对相关行业标准化的比较研究，促进医疗保障标准与其他行业标准的衔接；结合国内实际情况，重点开展基础共性标准、管理工作规范、公共服务标准、监督评价标准等重点医疗保障标准预研工作，充分发挥科研力量，通过科研提升标准的科技含量，同时通过标准的复审机制，不断推动科研工作的深入。另一方面，探索应用实践研究，加强对试点示范、信息反馈和监督评价的跟踪研究。不断发现问题、研究问题、解决问题，并持续总结好的做法与经验，形成理论研究成果，推动标准化工作不断优化改进。

B.3
医保公共服务平台建设发展报告

翟梦媛*

摘　要：　在信息技术飞速发展与全球数字化转型浪潮下，我国政府将"互联网+"战略作为推动国家治理体系和治理能力现代化的重要抓手。在广大参保群众对医保公共服务数字化转型的高度期待和迫切需求下，各级医保部门在线上线下融合服务模式方面做出了诸多探索。2018年国家医疗保障局成立以来，通过建设全国统一的医保信息平台，利用统一架构支持、电子身份识别及多渠道服务，提供标准统一和数据一致的公共服务，推动医保服务数字化、智能化、透明化。依托医保信息平台，在地方实践中，浙江省利用区块链技术优化医疗费用零星报销，山东省通过电子化管理提升定点机构服务水平，贵州省则聚焦药耗企业，提供高效招采服务，展现了平台在服务不同主体方面的创新成果。同时，由于我国医保制度统筹层次偏低、地区分割明显、政策差异显著等制度沿革问题，我国医保在公共服务标准化、均等化等方面仍有提升空间。下一步，建议聚焦大数据价值挖掘和应用赋能，推动医保公共服务更标准、更规范、更便捷、更高效，并从医保领域向其他政务领域辐射，进一步提升我国公共服务的整体水平。

关键词：　医疗保障　医保公共服务　数字化转型　地方经验

习近平总书记指出，要运用大数据促进保障和改善民生，推进"互联网+教育""互联网+医疗""互联网+文化"等，让"百姓少跑腿、数据多

---

* 翟梦媛，中国社会保障学会医疗保障专业委员会副秘书长，主要研究领域为医疗保障信息化标准化。

跑路"，不断提升公共服务均等化、普惠化、便捷化水平。经过20多年的改革发展，我国已经建立起多层次的医疗保障体系，2022年，参保人数达13.46亿人，医保基金收入3.09万亿元，支出2.46万亿元，累计结余4.26万亿元，[①] 基金规模覆盖人群广大，制度体系较为完备。与制度相匹配的医保信息平台建设也取得了积极进展，"互联网+医保"服务模式不断优化，创新服务方式陆续涌现。

一 医保公共服务的数字化转型背景情况

（一）深入推进"互联网+政务服务"对医保公共服务数字化转型提出要求

在信息技术飞速发展与全球数字化转型浪潮的推动下，中国政府积极响应时代号召，将"互联网+"战略作为推动国家治理体系和治理能力现代化的重要抓手。自2015年"互联网+政务服务"元年算起，我国政务服务的数字化转型之路已走过十年，从舞台边缘逐步走向中心。

1. "互联网+政务服务"的政策背景

近年来，我国政府高度重视"互联网+政务服务"工作，将其作为深化行政审批制度改革、优化政务服务的重要手段。2015年7月，国务院发布《关于积极推进"互联网+"行动的指导意见》，其成为"互联网+政务服务"元年开启的重要标志。2016年《政府工作报告》首次提出"互联网+政务服务"概念，明确要求"大力推行'互联网+政务服务'，实现部门间数据共享，让居民和企业少跑腿、好办事、不添堵"。"互联网+政务服务"作为"互联网+"战略的关键一环，旨在通过信息技术手段优化政务服务流程，提升服务效率与质量，优化民众办事体验，实现政务服务的智能化、便捷化、高效化。自此，国家层面密集出台了一系列政策文件，包括《国务

---

① 资料来源：《2022年全国医疗保障事业发展统计公报》。

院关于加快推进"互联网+政务服务"工作的指导意见》①《"互联网+政务服务"技术体系建设指南》②《进一步深化"互联网+政务服务" 推进政务服务"一网、一门、一次"改革实施方案》③ 等，明确提出以互联网思维和技术手段，打造全流程一体化网上服务平台，打造智慧政府的目标，推动政务服务线上线下深度融合。推进"互联网+政务服务"，对于加快政府职能转变、提高政府服务效率和透明度、方便群众办事创业、进一步激发市场活力和社会创造力，是贯彻落实党中央、国务院决策部署，把简政放权、放管结合、优化服务改革推向深入的关键环节，具有十分重要的意义。医疗保险作为社会保障体系的重要组成部分，作为政务服务中的重要民生工程，其公共服务的数字化转型既是"互联网+政务服务"战略的必然要求，又与广大人民群众的切身利益直接相关，已成为不可逆转的必然趋势，其公共服务的数字化转型已经成为社会保障体系的重要组成部分。这些政策对亟待紧跟时代步伐、加快推进实现数字化转型的医保公共服务提供了坚实的政策支持和明确的方向指引。

2."互联网+政务服务"对医疗保险公共服务提出新要求

作为人民群众日常生活中经常接触到的服务之一，医保公共服务的特点是频次高、覆盖面广、复杂程度高、专业性强。一是频次高，人民群众经常需要办理医疗费用报销、医保信息查询等业务，这要求医保公共服务系统具备高效、稳定、便捷的经办能力。二是覆盖面广，截至 2022 年底，基本医疗保险参保人数 13.46 亿人，④ 医保服务几乎覆盖了所有社会成员。三是复杂程度高，医疗保险服务涉及多个环节，医保政策规定在不同人群之间也普

---

① 《国务院关于加快推进"互联网+政务服务"工作的指导意见》，中国政府网，https：//www.gov.cn/zhengce/content/2016-09/29/content_5113369.htm，2016 年 9 月 29 日。

② 《国务院办公厅关于印发"互联网+政务服务"技术体系建设指南的通知》，中国政府网，https：//www.gov.cn/gongbao/content/2017/content_5165785.htm? clickscene = other，2016 年 12 月 20 日。

③ 《国务院办公厅关于印发进一步深化"互联网+政务服务" 推进政务服务"一网、一门、一次"改革实施方案的通知》，中国政府网，https：//www.gov.cn/zhengce/content/2018-06/22/content_5300516.htm，2018 年 6 月 10 日。

④ 资料来源：《2022 年全国医疗保障事业发展统计公报》。

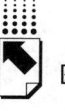
遍存在差别。四是专业性强，医疗保险服务既涉及医学、药学等专业知识，又涉及保险、金融、法律等领域。传统模式下，医疗保险服务人员办理各项业务，需要具备扎实的专业知识和丰富的实践经验。

随着"互联网+政务服务"的不断深化，医保公共服务领域面临着新的挑战与需求。一是强调医保服务体系的全面升级，力图达到服务流程无断点、服务时间无限制、服务范围无死角，这意味着从参保登记、信息查询、费用报销到待遇支付等每一个环节都要整合到线上平台，确保参保群众不论身在何处，均可借助智能设备如手机、计算机等享受灵活且高效的医保服务。二要强化数据共享和业务协同，打破部门壁垒，推动医保、医疗、医药等多领域深度融合、互联互通，以此促使服务效率与质量双重提升。三是深入挖掘和分析医保数据，运用大数据、人工智能等技术手段，为医保政策制定、基金监管等提供坚实的实证依据。四是要重视被视为"互联网+政务服务"生命线的信息安全和隐私保护，必须建立健全的信息安全制度，确保医保数据在传输、存储、使用各个环节安全合规，切实保障参保群众的个人信息安全和隐私权益。

3. 医保公共服务数字化转型的迫切性

以线下服务为主的传统医保公共服务运营模式已经在各地形成了一套较为固定的流程和制度。在服务流程上，参保人员办理费用报销、信息查询或其他业务时，通常需要到指定的医保服务窗口或医疗机构提交相关证件和资料，经人工审核后即可完成。这一过程往往需要较长的时间，而且容易受到地域、时间等因素的制约。传统模式在信息处理方式上依靠纸质文件和人工录入，信息流转效率较低，存在易错、追溯困难等问题。各医保经办机构信息系统之间往往是各自为政，数据共享不畅，造成了医保服务整体效能受到严重影响的"信息孤岛"现象。传统的医保公共服务主要依靠实体窗口和电话热线来实现，虽然满足了民众的基本需求，但很难适应快节奏、高效率的现代社会生活方式。随着互联网的普及，人们对在线服务的需求越来越大，传统的服务模式显得力不从心。

随着互联网、大数据和人工智能技术的深度融合和加速发展，新兴科技浪潮以前所未有的广度和深度，驱动着社会结构发生深刻变革和不断进步。在这一过程中，这些技术的紧密融合，不仅为中国政务服务领域的数字化转型筑起了一块坚实的基石，民众对政务服务的深切期待也在潜移默化中重塑了这一范式。政务服务水平通过技术赋能有了明显提高。我国政务服务领域随着互联网技术的广泛渗透和普及，实现了历史性的跨越，从"跑传统线下"转变为"高效网上办理"。新点等覆盖医保查询、纳税申报、工商登记等基础服务的政务服务平台迅速崛起，并不断拓展到民生热点领域，如公积金提取、就医预约登记等，服务效率和便捷性大大增强。这种跨越时空界限、全天候在线的服务模式，将老百姓迫切需要的政务服务精准对接，在技术赋能下，彰显了服务升级的新成果。大数据技术的深度应用又为政务服务带来了个性化和智能化的新突破。各类平台通过对海量数据的精准采集、科学整理和深度分析，洞悉用户需求的细微变化，从而采用智能客服、语音识别、人脸识别等前沿技术的定制化、差异化、广泛化应用的服务策略，让政务服务障碍大大减少。用户只需通过自然直观的方式如语音指令、面部识别等就能获取所需资料，完成业务办理，彻底摆脱了传统服务过程中的烦琐和不便。这种高度智能化的服务体验，大大提升了用户的获得感和幸福感，提升了用户的满意度，重塑了用户对政务服务的期待，激发了社会各界对政务服务模式更加创新高效的无限憧憬和期待。依靠历史数据和实时分析的双重支撑，对交通拥堵缓解、教育资源均衡配置等公共服务中的热点难点问题进行前瞻性预测和解决，确保公共资源更精准地惠及广大百姓，促进社会公平和谐。

（二）地方医保公共服务模式的数字化转型探索

全国统一的医保信息平台建成之前，各地在医保公共服务模式的数字化转型方面进行了积极的探索和实践，特别是上海、浙江、广东等经济发达地区，在数字化转型方面进行了很多先行先试的探索，这些探索不仅提升了医保服务的效率和质量，还为全国统一的医保信息平台的建设提供了宝贵的经验和借鉴。

1. 提升服务效率：医保服务数字化转型的初步尝试

线上业务办理平台的建设。全国统一的医保信息平台上线前，为加快推进"互联网+医保"，提升医保服务的品质和便利性，大部分省区市积极推进"服务下延、业务上网"的地方行动计划，力求实现公共服务"线上一网通、线下一门办"，纷纷建立地方医保线上业务办理平台，如官方网站、微信公众号、手机 App 等，为参保人员提供便捷的医保服务。这些平台支持医保缴费、信息查询、业务办理等功能，通过移动端应用，参保人员可以随时随地获取所需信息，大大提高了服务的便利性和效率，甚至可以随时随地进行医保业务的办理，避免了线下排队等候的麻烦。如四川省 2018 年已经建成省级医保网上办事大厅，将全省医保信息系统接入省政府公共服务一体化平台，为参保对象提供移动支付、个人权益查询、异地就医备案等服务。成都市开通了四川大学华西医院、四川省人民医院等定点医疗机构以及上千家定点零售药店的医保个人账户移动支付功能，初步建立了线上线下相结合的多渠道服务体系，实现了"让信息多跑路、让百姓少跑腿"的工作目标。重庆市通过社保微信、微官网"两微"和电脑、手机、电视"三端"，为全市参保群众提供"7×24"小时移动互联服务，方便群众及时获取政策解读、居民医保网上缴费、查找附近网点、异地就医备案等。

2. 优化服务流程：数字化手段助力医保服务升级

经办服务规程的优化。各地在推进医保网上业务经办平台过程中，通过信息系统开发建设流程服务流程标准化，可以促进医保经办机构简化申报材料，优化服务流程，缩短办结时限。

异地就医直接结算的推进。为解决异地就医报销难问题，自 2015 年起，推进异地就医直接结算连续多年被纳入《政府工作报告》，并在 2016 年明确要求加快推进基本医保全国联网和异地就医结算，并要求用两年时间建立异地就医全国联网工程。其间，多地开始推进省内异地就医直接结算工作，通过建立异地就医结算系统，实现参保人员在省内不同城市就医时医疗费用的直接结算。2017 年 1 月，人力资源和社会保障部主持建设的全国异地就医结算平台在海南实现首例住院费用异地结算。2018 年，"长三角"地区包括上海、江苏、浙江、安徽等省市已开始在全国率先启动了跨省异地就医门诊费用直接结算试点。同时，部分地区还实现了线上备案功能，参保人员可以在手机上完成异地就医备案手续，进一步简化了报销流程。

3. 探索信息互联互通：打破地方部门间信息孤岛

医保信息系统整合升级。为打破医保信息系统之间各自为政的局面，多地开始整合升级医保信息系统。通过省级经办系统的建设实现集中管理、共享使用医保数据，对于解决省内信息孤岛问题有一定的助益，也有利于提高数据的精准性、连贯性。

探索"一站式"结算服务。在数字化转型过程中，为提升医保服务便捷性，多地还加强了与相关部门如卫健、民政、财政等部门的信息共享工作，探索医保业务与其他社会救助业务的协同办理和"一站式"结算服务。通过整合多层次医疗保障体系，如基本医疗保险、医疗救助等，实现参保人员出院时只需缴纳个人负担的费用或门诊结算费用，结算、缴费均由系统自动完成。这种服务在提高服务效率和质量的同时，减轻了参保人员的负担，减少了参保人员跑腿次数，使参保人员的结算时间大大缩短。如广西医保局联合财政、卫健、民政等部门下发工作方案，通过多部门积极配合，共同推进，改造并对接医保、民政、医院、保险公司等相关系统，全区各地基本实现了"一站式"结算服务。南宁等地区利用医保结算平台，逐步实现"基本医保+大病保险+医疗救助+健康扶贫兜底保障"等多项保障待遇在医疗机构端的"一站式"结算，充分便民惠民。

（三）地方医保公共服务数字化转型过程中存在的主要问题

1. 缺乏顶层设计

从制度沿革看，我国医保制度是由地方试点到全国统一逐步建立健全的，统筹层次偏低且地区分割明显，因此，公共服务的数字化转型也从下向上，缺乏顶层设计。特别是国家医保局成立前，职工医保、居民医保、新农合、医疗救助等业务由政府不同部门分别管理，对应的信息系统也由各地、各部门自行建设。因此，全国近400个统筹区有自建的

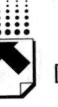

医保相关业务信息系统，且往往还区分为职工医保、居民医保、新农合、大病保险、医疗救助、长护险等多个系统，建设主体分散在人社、民政、卫健等不同部门，导致相互之间衔接不畅，削弱了多层次医疗保障体系的作用。这些各自为政的信息系统、各自编制的业务编码、无法互认的业务数据，导致碎片化严重。

2. 地区间发展不平衡

当前医保公共服务数字化转型中，存在一个不容忽视的显著现象：虽然信息技术的开发应用大大提高了医保服务的效率和便捷性，但不同城市之间经济水平、技术实力、政策支持等方面的差异，成为全国均衡发展的关键制约因素，导致平台建设进度和功能完善程度存在较大差异。经济不平衡直接映射到财政对信息技术等基础设施建设的投入力度和医保数字化改造的投入能力上。中国地域广阔，各地经济发展水平差异显著。经济发达地区可以凭借雄厚的财政基础和较高的信息化水平，构建高效、便捷、综合的服务体系，让当地百姓充分享受数字化带来的便利，在医保公共服务数字化转型的各个环节投入更多资源。相反，经济欠发达地区财力有限，对医保改革的投入少导致医保服务数字化进程缓慢，甚至出现服务空白的情况。这种现象既有悖于公共服务均等化原则，又制约着医保制度整体效能的发挥。只有切实缓解医保数字化转型在地区间的投入差异，促进资源均衡配置，才能促进医疗保险公共服务朝着更加公平、高效、可持续的方向发展。

3. 数据不互通

由于缺乏顶层设计，各地区间的医保系统分割、区域封闭、信息孤岛问题普遍存在，且在标准不统一的情况下，难以建立有效的信息共享机制。这不仅导致患者的就医购药信息难以跨地区流转，影响了就医效率和精准度，也阻碍了医保基金的有效监管和风险防范。群众办事"多头跑、来回跑""网上不能办、异地不能办"等情况普遍。比如，有的地区不具备异地就医线上备案渠道，群众只能在线下窗口办理，耗时费力。有的地区医保信息系统功能不完善，业务处理耗时长，群众就医购药排队等候时间成本较高，医保公共服务体验较差、满意度不高影响医保公共服务体验。

二 全国统一的医保公共服务平台建设情况

国家医保公共服务平台是由国家医疗保障局统筹规划，基于全国统一的医保信息平台，以互联网为连接手段，提供标准统一和数据一致的公共服务，是面向人民群众的便民服务载体、医保部门的宣传阵地，也是医保信息化成果的重要体现。2020年11月，国家医保局印发《关于积极推进"互联网+"医疗服务医保支付工作的指导意见》，明确了"互联网+"医疗服务医保支付的范围、场景、方式及要求，在为群众提供"不见面""零接触""长处方""少跑腿"等全新体验方面提出要求。①

（一）全国统一的医保信息平台总体架构和设计原理

医保公共服务平台是全国统一医保信息平台的重要组成部分，是医保部门提供公共服务的窗口，是医保信息化、标准化能力的"显示器"，也是群众对医保工作满意度的"温度计"，直接决定群众享受医保公共服务的体验。2022年3月，全国统一的医保信息平台全面建成，并在全国31个省区市和新疆生产建设兵团上线应用，接入约40万家定点医疗机构和40万家定点零售药店，有效覆盖全国13.6亿参保人，② 彻底结束了过去系统分割、区域封闭的历史。

1.医保信息平台总体架构

作为一套重要的、复杂的民生服务信息系统，全国统一的医保信息平台可供借鉴参考的历史经验与同类案例较少，因此，在建设过程实现了不断突破、持续创新。国家医保局创新搭建了以 HSAF（Healthcare Security Application

① 《关于积极推进"互联网+"医疗服务医保支付工作的指导意见》，国家医疗保障局网站，https：//www.nhsa.gov.cn/art/2020/11/2/art_37_3801.html，2020年11月2日。

② 《全国统一的医保信息平台全面建成，住院结算平均响应时间约0.8秒》，《人民日报》健康客户端，https：//baijiahao.baidu.com/s？id=1733396541406704800&wfr=spider&for=pc，2022年5月20日。

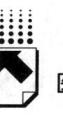
Framework）为核心，以"六化"（标准化、云化、中台化、微服务化、国产化、智能化）为要素的自主可控运行支撑体系，探索了一套具有前瞻性、先进性的医保信息化建设新模式。① 医保信息平台采用云平台技术和中台架构，软硬件产品全部使用了国产品牌，在服务器、数据库、存储等关键技术上摆脱了国外品牌的制约，为政务信息系统自主可控探索出一条行之有效的路径。

在 HSAF 国产化平台架构下，医保信息平台运行稳定，各项技术指标表现优异，与原来的医保信息系统相比，运行速度提高了数倍。以广东省为例，新系统门诊结算平均用时 0.9 秒，老系统需要 5 秒；新系统办理入院手续平均用时 0.4 秒，老系统需要 4 秒；新系统住院结算平均用时 1.3 秒，老系统需要 10 秒。②

2. 业务中台

医疗保障信息平台上所有"业务中心"的集合称为"业务中台"，支撑全领域统一、共享、稳定业务能力的实现。国家平台、地方平台的核心业务区和公共服务区共包括基本信息中心、统一认证中心、参保中心、征缴中心、结算中心（见图 1）、电子凭证中心、移动支付中心等基础、通用的业务中心，形成了全国统一的医保业务中台。依托中台技术新理念，新系统建设不用从头开始，可以从业务中台选择适用的共享业务中心的服务，既可实现复用又可以避免"烟囱"式系统的建设。业务中台通过核心能力沉淀支撑上层应用系统的快速迭代和创新，从而解决系统扩展能力低、业务功能重复建设、系统稳定性差、无法支撑高并发等问题。医保公共服务的提供同样依靠业务中台的共享服务，如依靠基本信息中心提供人员基础信息、人员生物特征、人员证照信息、法人基础信息、单位证照信息等，依靠电子凭证中

---

① 《凝心聚力 攻坚克难 扎实推进新时代医疗保障信息化建设》，《中国医疗保险》2021 年第 6 期。

② 《2024 全国智慧医保大赛正式启动 热心参保群众将有机会成为决赛阶段"社会评委"》，国家医疗保障局网站，https：//www.nhsa.gov.cn/art/2024/4/23/art_14_12489.html，2024 年 4 月 23 日。

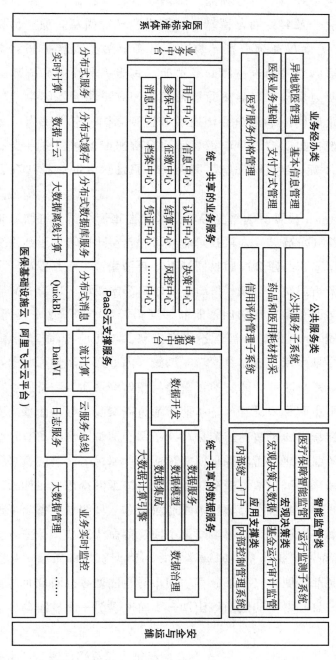

图 1　全国统一的医保信息平台架构

资料来源：阿里云开发者社区 医保行业 I 智慧医保。

心提供电子凭证生成、核验以及二维码管理等服务。

3. 数据中台

数据中台支持数据获取—传输—加工—应用全周期的操作管理，并通过数据治理工具保证数据在全周期过程中的质量和安全，从而为业务需求提供全方位的服务。数据中台总体架构包含大数据计算引擎、数据集成、大数据仓库、数据服务、数据治理与数据应用六大模块。大数据计算引擎为数据中台提供大数据计算能力，应根据数据中台的数据处理要求，提供离线计算引擎、实时计算引擎和流式计算引擎。数据集成模块为数据中台提供数据集成与传输的能力，包括与上下级部门进行数据集成的能力，以及与其他平级委办局进行数据集成的能力。以省级医保局为例，省级数据中台应具备与国家数据中台进行数据集成的能力、与其省内各地市进行数据集成的能力以及与省级其他委办局进行数据集成的能力。大数据仓库分为离线大数据仓库和实时大数据仓库，离线大数据仓库从层次上看包括缓存层（STG）、操作数据层（ODS）、通用数据模型层（CDM）、数据应用层（ADS）。数据服务为数据中台提供面向外部应用的数据服务能力，数据服务接口包括API接口、数据库接口和文件接口。数据治理模块为数据中台提供至少包括数据安全、数据质量、元数据管理和数据标准在内的数据治理能力。数据应用为数据中台提供包括数据开发平台、数据开发管理的能力，并提供数据开发规范约束保证数据中台开发的规范性与一致性，共同支撑大数据应用。

数据中台是政府行业改革、管理、治理能力的一种沉淀，医疗保障局的医保信息化平台是国家医疗保障领域的首次中台实践。可以说，数据中台始于业务，用于业务：国家医保局数据中台按照统一的归集标准汇聚了全国各省区市的交换库以及国家医保信息平台自身的生产库。数据源包含医保领域的各个业务子系统，如业务基础子系统、基础信息子系统、跨省异地就医子系统、公共服务子系统、医疗服务价格子系统、智能审核子系统等。通过数据源→数据接入→数据存储与计算→数据服务→数据应用等流程，实现了海量数据报表、即时分析、综合查询的能力，形成离线计算引擎、实时计算引擎、流计算引擎等大数据引擎，进而为医保信息平台提供数据集成和数据治理能力，也为医保公共服务提供了数据支撑。医保公共服务中的公共服务查询、药品价格比对、大数据建模服务等功能的实现均依托数据中台，区别则在于使用了数仓的不同数据库。在数据处理区，基于底层大数据平台的存储能力和计算能力，通过 ETL（Extract，Transform，Load，抽取、转换、加载）加工调度平台进行抽取、加工、聚合，对数据进行分类分级及基础质控后，将数据分层储存在大数据仓库中。按照数据的价值密度和时效性，分流到不同的存储区域，以供不同业务场景使用。在系统层级上支撑着招采、支付方式、运行监测、基金审计、宏观决策等子系统的用数要求；在业务层级上支撑着医保各业务部门或外部单位的一些临时统计分析工作和数据提取需求。

4. 应用子系统

国家、地方医保信息平台在核心业务区和公共服务区分区部署了"强约束""基础约束""弱约束"3 种类型 14 个医保业务子系统，共同形成了全国统一的中台化业务服务支撑体系。公共服务类主要包括公共服务子系统、药品和医用耗材招采子系统。

（二）医保公共服务平台总体建设要求

医保公共服务平台以实现全国医保公共服务"一门、一网、一次"，即"线下一门办、线上一网通、最多跑一次"为建设目标，打造"只进一扇门"的医疗保障服务体系，"一网通办""最多跑一次"。以"互联网+医保服务"为核心，推动医保经办服务网上办理，实现"掌上办""网上办"。做到线上线下服务融合，有效拓展服务半径，实现"服务流程显著优化、服务模式更加多元、服务渠道更为畅通"，助推医保服务"最多跑一次"改革，高频医保服务事项实现"跨省通办"，切实提高医保服务水平。截至2024 年 5 月，国家医保服务平台能够提供的服务包括医保码、医保信息查询、医保移动支付、跨省异地就医备案等，另外还有地方特色服务专区，可

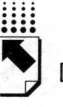
为参保群众提供信息查询、业务办理、待遇申请等线上综合服务。平台实名用户达4.5亿，上线32个地方专区，涵盖100余项服务功能。①

医保公共服务建设的总体要求。以用户为中心，实现服务便捷化；国家与地方互联互通，实现服务协同化；服务事项清单、实名用户、线上支付标准化，让单位和群众享受规范、透明、高效的医保服务；优化医保服务供给，实现医保业务全程网办。通过推动数据业务化、服务人性化，来解决参保人的痛点。一是完善医保信息化基础设施的建设工作，标准全国统一，数据全国互通，服务全面覆盖。二是建设医保公共服务平台，充分利用互联网优势，拓展医保服务半径，将医保服务由线下逐步转移到线上，完成服务线上化的建设要求。三是专项服务建设向公共服务赋能，通过医保电子凭证、医保移动支付、医保电子处方、医保综合服务终端等医保公共服务专项快速助力地方实现功能的落地上线。四是国家医保局建设了医保专有的小程序生态，各地可根据本地的特殊要求构建本地医保服务小程序，在充分丰富地方和国家医保服务功能的同时，对医保公共服务的业务拓展提供了更多可能性。五是通过同国办政务服务平台和其他部门的协作共享，可以补上短板，进一步优化用户体验，助力医保及相关行业持续健康发展。

（三）统一规范的医保电子身份识别介质

随着人口流动成为我国人口方面的常态现象，传统的实体医保卡、社保卡已经不能满足群众大量异地和线上服务的需求。2019年11月24日，国家医保局在山东省济南市举行全国医保电子凭证首发仪式②，全国首张医保电子凭证在山东省济南市发布，标志着我国走进"互联网+医保"新时代。依据《国家医疗保障局办公室关于全面推广应用医保电子凭证的通知》，医

① 《2024全国智慧医保大赛正式启动 热心参保群众将有机会成为决赛阶段"社会评委"》，国家医疗保障局网站，https：//www.nhsa.gov.cn/art/2024/4/23/art_14_12489.html，2024年4月23日。

② 《国家医疗保障局举行医保电子凭证首发仪式》，国家医疗保障局网站，https：//www.nhsa.gov.cn/art/2019/11/25/art_52_2042.html，2019年11月25日。

保码也就是医保电子凭证，是国家医保局为医保相关的参保人、工作人员、医师、药师、护士、医院、药店、医药企业等在全国统一的医保信息平台中颁发的统一的医保电子身份认证介质，能够与身份证等实体卡、二维码、人脸等生物特征相关联，支持医保相关的所有业务，能够全国通用、跨渠道通用。医保码（医保电子凭证）既是国家医疗保障信息平台唯一的身份认证介质，是医保公共服务的基础，是连接医保公共服务各板块的纽带，也是国家医疗保障信息平台对接外部服务的唯一入口。

自 2019 年 11 月 24 日第一张医保电子凭证发放至今，全国各地均已开通使用，全渠道累计激活超 12 亿人次，累计结算超 8.7 亿笔，群众就医购药从"卡时代"迈进"码时代"①。医保码的出现，一是使医保服务从"单选"转变为"多选"。参保人使用医保码，就能够通过手机展示二维码或刷脸完成看病买药，解决了实体卡丢失、忘带等情况下没法用医保直接结算的烦恼。二是使医保服务场景从"单点"转变为"全程"。按照党中央、国务院关于大兴调查研究之风和政务服务效能提升"双十百千"工程的部署要求，医保部门连续两年开展"走流程、找堵点"活动，推动实现"医保码就医购药全流程应用"这一医保重点工作。这一活动通过发动各级医保部门、定点医药机构，让医保码从只能用在结算环节，到能够用在预约挂号、签到就诊、检验检查、报告查询、取药缴费等就医购药全流程，有效提升了看病买药体验。三是使医保服务范围从"本地"转变为"全国"。医保码凭借全国跨区域通用的优势，助力群众线上自助办理异地就医备案，线下脱卡直接结算，做到"信息多跑路、群众少跑腿"。

（四）医保公共服务主要渠道

1. 医保公共服务的主要渠道

习近平总书记强调：要完善从中央到省、市、县、乡镇（街道）的五级社会保障管理体系和服务网络，在提高管理精细化程度和服务水平上下更

---

① 资料来源：国家医疗保障局。

大功夫。

国家医保服务平台。为提升医保公共服务效能，国家医保局坚持以人民为中心，依托全国统一的医保信息平台，统筹规划了医保服务的统一入口，即国家医保服务平台，包含 PC 端网厅和移动端 App，是医保公共服务的基础渠道，加载了医保电子凭证、跨省异地就医备案、医保信息查询、药品目录调整申报、医保移动支付、地方特色服务专区等功能模块，为参保群众提供了信息查询、业务办理、待遇申请等线上综合医保基础服务，其中地方专区模块是医保专属小程序生态，地方按照对接规范和要求，可在建设中突出本地特色，接入其余业务。2024 年，国家医保服务平台实名用户达 4.5 亿人，上线 32 个地方专区，涵盖 100 余项服务功能。① 为方便老年人等特殊群体获取并使用掌上医保服务医保 App，平台先后上线亲情账户、大字版、语音助手等功能，不断提升适老化服务水平。

第三方小程序。国家医保局建设了医保专有的小程序生态，主要包括微信公众号和小程序、支付宝小程序等，专项服务以点带面，小程序生态丰富医保服务线上化途径，各地可根据本地特殊要求构建本地医保服务小程序，在充分丰富地方和国家医保服务功能的同时，对医保公共服务的业务拓展提供更多可能性。

政务服务平台。通过与国办政务服务平台和跨部门的协作共享，可以补上短板，进一步优化用户体验，助力医保及相关行业持续健康发展。一是积极开展医保信息平台与全国一体化政务服务平台互联互通工作，参保人可通过全国一体化政务服务平台进入各级医保服务网厅，实现医保政务服务事项"跨省通办""一网通办"。二是医保电子凭证已于 2020 年 6 月纳入全国一体化在线政务服务平台电子证照库，实现了《中华人民共和国医保电子凭证》电子证照的签发、共享、应用。三是医保电子凭证申领、异地就医备案、医保定点医疗机构查询等高频医保服务事项已接入全国一体化政务服务

---

① 资料来源：《全国医保码用户已超 11.2 亿人》，北京市人民政府门户网站，https：//www. beijing. gov. cn/ywdt/zybwdt/202404/t20240424_3634256. html，2024 年 4 月 24 日。

平台，异地就医定点医疗机构、异地就医经办机构、异地就医统筹区、电子凭证激活查询等相关数据查询接口已接入国家数据共享服务平台。2021 年，国家医保局联合人力资源社会保障部印发《电子社保卡和医保电子凭证并行使用方案》（人社厅发〔2021〕50 号），推动电子社保卡和医保电子凭证并行使用，并于 2021 年底完成了部门间"总对总"对接；按照国办有关通知要求，配合开展社会保障卡居民服务"一卡通"应用试点工作。目前，医保服务领域已可支持实体卡、二维码、生物特征识别等多种身份识别方式，参保群众可根据使用习惯自主选择并享受方便快捷的医保服务。

2. 医保移动支付

做好"互联网+"医疗服务医保支付工作是落实以人民为中心理念的突出体现，进一步满足人民群众对便捷医疗服务的需求，提高医保管理服务水平，提升医保基金使用效率，提升服务效率。医保部门积极推动医疗支付手段，从线下支付逐步转移到线上支付。

医保移动支付是参保人使用国家医保服务平台 App 或国家医保局授权的第三方渠道，通过线上支付方式完成医保待遇结算和个人负担部分支付。医保移动支付中心是依托全国统一的医保信息平台，由国家医保局统一建设、统一下发，在国家和省两级部署、实现医保移动结算的医保信息业务中心，是输出医保线上结算能力的唯一通道。

医保移动支付中心遵循统一设计、统一标准、统一技术架构、统一业务规范的原则，基于全国统一的医保信息平台为参保人提供便捷可靠的医保移动支付解决方案。地方医保业务、第三方渠道、定点医药机构接入医保移动支付中心后，参保人可使用国家医保 App 或第三方渠道完成医保基金和个人自费/自付资金的线上支付，无须到缴费窗口。同时，医保移动支付中心为参保人或普通用户提供便民缴费、待遇发放、就医报销等能力支撑，推动医疗保障结算支付移动化、智能化。地方医保部门统一对外提供医保移动支付能力，参保人使用医保码身份验证，医保移动支付相关操作统一通过地方医保移动支付中心向地方医保信息平台经办系统发起请求。

目前，医保移动支付已经增加第三方支付渠道，即参保人还可以通过微

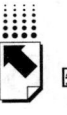

信/支付宝完成医保待遇结算和个人负担部分支付，更进一步贴近了参保人消费习惯。医保移动支付在全国的建设和推广，能提供更便捷的医保支付服务，让"群众少跑腿、数据多跑路"。

目前，医保移动支付已实现3种应用模式。

一是线下就诊线上支付。将线上医保移动支付和线下就诊流程打通，参保人挂号、诊间支付、检查预约等环节使用医保移动支付，不需要在窗口、自助机排队进行支付，极大地提升了效率。通过与医疗机构对接，将线下就诊导引单（包含就诊地点、服务内容等信息）推送到线上，参保人可在移动端使用医保移动支付后，直接基于导引单开展检查、取药、取报告等事项。

二是线上就诊线上支付。把医保移动支付与"互联网医院"紧密结合，构建起在线咨询、诊疗开方、在线支付医保基金、线下配送的医保服务生态圈，有效破除互联网医院业务开展中医保基金支付瓶颈，大大提高远程医疗服务、互联网诊疗服务、互联网药品配送等医疗卫生服务新模式新业态的发展速度。

三是线上购药付费。建设线上购药场景应用，与互联网诊疗和电子处方流转平台打通，使参保人可以在移动端自行选择合适的定点药店购买处方药和OTC药品，医保基金线上支付，并由第三方平台配送到家。

3. 医保电子处方中心

为响应国务院深化医改医药分开的相关精神，落实好关于双通道药品管理机制政策要求，完善门诊用药保障机制，医保部门积极推进医保电子处方中心建设落地，通过拓展参保患者用药渠道，更好地满足广大参保患者的合理用药需求，提高医药供给服务能力，助力解决国谈药品进院难问题。

医保电子处方是指由定点医疗机构的医保医师在诊疗活动中使用医院管理信息系统为参保人开具，经本机构医保药师审核，能实现存储、管理、传输和重现的，可作为用药凭证的数字化医疗文书。医保电子处方中心按照全国统一的医保信息平台技术标准与医保信息业务编码标准建设，在国家和省级两级分公共服务区、核心业务区进行部署。全国范围内的定点医药机构通过医保电子处方中心统一的技术规范标准接入，可以为参保人提供合规有效、来源真实的电子处方，依托医保码全国通用的身份认证与核验能力，深化医保码在电子处方流转等就医购药场景的应用，实现全国定点医药机构的处方标准互认和处方流转。

医保电子处方具备三个"通用"的特点：处方标准通用、业务场景通用、异地流转通用。处方标准通用即通过全国统一的医保信息业务编码，在定点医药机构及渠道应用之间实现处方标准互认。异地流转通用即基于全国统一的医保信息平台，实现全国范围的医保电子处方流转。业务场景通用，即执行统一的渠道应用接入标准、业务流程规范，服务于线下线上购药取药、互联网医疗、慢性病续方、药师咨询等业务场景。通过医保电子处方信息，参保人可自主选择定点医药机构实现处方比价购药，降低院外购药费用，享受便捷的医保+互联网医药公共服务。结合医保移动支付的应用，可实现诊疗、处方、交易、配送信息全程追溯，保障医保基金安全，通过处方流转、医保线上支付、送药上门一体化服务，提高医保公共服务的可及性，提升参保群众医保就医购药服务体验及满意度，增强对医保公共服务的获得感。

4. 医保业务综合服务终端

医保业务综合服务终端是执行医保统一的技术规范，支持通过医保电子凭证扫码、人脸识别、身份证读取等方式核验身份，进行医保结算的硬件设备。按照功能可划分为三类：第一类仅支持医保电子凭证扫码；第二类支持医保电子凭证扫码和人脸识别；第三类支持上述 3 种身份核验方式。医保业务综合服务终端为医保全业务流程设计，能够快速结合医保电子凭证进行各场景应用，办理医保相关业务，广泛适用于医院药店经办机构窗口、自助机、医生工作站、药房、检验检查科室等就医购药场景。可通过安装经过医保部门认可的第三方 App 拓展在医院、药店、经办机构等的多种功能和应用场景。

（五）信息化引领医保高质量发展

习近平总书记强调，要"让人民群众在信息化发展中有更多获得感、

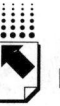

幸福感、安全感"。医保公共服务平台的全国统一，标志着我国医保信息化建设迈出了历史性的一步，采用新架构、新技术、新模式、新标准的医保信息平台功能全面覆盖医保业务经办、实时结算、公共服务、药耗招采、智能监管、支付方式改革等医保业务，是新时代医疗保障工作的重要"数字底座"，对提升医保服务质效、推进推动三医协同发展等具有重要意义和作用，是推动医保服务标准化、规范化、便利化的基础和支撑，是引领医保高质量发展的重要驱动力。

1. 提升医保服务质效

目前，平台覆盖了全国13.4亿参保人，日均结算约1800万人次①。新平台的上线，大幅提升医保服务能力和服务水平，医保业务编码标准统一、医保数据规范统一和医保服务体系的统一，为全国医保业务办理标准化、监督管理智能化、公共服务便捷化、决策分析精准化提供全面支撑。

在跨省异地就医方面，平台支撑全国跨省异地就医直接结算业务的正常、高效运行，目前住院、普通门诊费用跨省直接结算已实现全统筹区全覆盖，实现门诊慢特病费用跨省直接结算的定点医疗机构达6.60万家、定点零售药店39.61万家。2024年上半年，全国跨省异地就医直接结算为参保群众减少资金垫付918.53亿元，较2023年同期增长32.88%，②回应了参保群众异地就医越来越高的迫切期盼，保障群众的切身利益。在数据归集使用方面，平台每天归集各地的参保、缴费、招采、结算、支付等数据超过5400亿条，为分析全国医保运行形势、完善医保决策和推动改革提供大数据支撑。在线上服务方面，医保电子凭证、医保服务网厅、App、跨省异地就医备案服务、开通医保亲情账户等为群众提供了便捷的医保服务，医保码日均展码量近1亿次③，国家医保服务平台App日均活跃用户约140万，超

---

① 资料来源：2023年6月9日国务院政策例行吹风会。

② 《全国医疗保障跨省异地就医直接结算公共服务信息发布（第六十一期）》，国家医疗保障局网站，https://www.nhsa.gov.cn/art/2024/8/1/art_114_13419.html，2024年8月1日。

③ 《全国统一医保信息平台建成以来，"互联网+医保服务"不断取得新突破 医保电子码让就医更方便》，中国政府网，https://www.gov.cn/xinwen/2022-11/01/content_5722899.htm，2022年11月1日。

153 万人通过国家医保服务平台完成异地就医备案，开通亲情账户数超过 1 亿个，为群众的就医购药、医保结算提供了更加便捷的服务，群众的获得感与幸福感得到不断提升。

2. 助推医保统筹层次提高

面对我国人口流动和就业形式多样化的挑战，为增强医保基金的抗风险能力，促进区域经济均衡发展，提高医保统筹层次迫在眉睫。《"十四五"全民医疗保障规划》中提出，要巩固提高基本医疗保险统筹层次、提高基金统筹层次，全面做实基本医疗保险市地级统筹，推动省级统筹。

首先，全国统一的医保信息平台通过实现全国范围内国家、省、市、县四级医保信息的互联互通，打破了地域壁垒，使得中央与地方之间、各省份之间的信息不对称情况大大降低，为医保资金的合理流动与高效配置提供了坚实的技术支撑。其次，标准化的平台功能倒逼医保制度和医保业务的统一和规范，统一规范的编码标准、数据集、数据字典，在实现数据有序共享的同时也促使各地医保政策、待遇清单、目录执行、经办流程等逐步实现统一。例如，药品目录执行方面，在平台上线前，各地自行给药品编码并匹配医保目录，各省区市在执行时不可避免地存在执行差异，地方甚至能够自行设定"小目录"，而现在，药品编码和目录匹配工作由国家医保局统一完成并通过医保信息平台下发给各地执行，地方自由裁量权的限制确保了药品目录执行的一致性和公平性。此外，依托全省统一的平台，河北、江西等多个省份已经推动实现"省内无异地"，在经办执行上实现了实践层面的"省级统筹"。平台在推动医保资金的合理流动与高效配置、提高医保服务的可及性和便利性、提升医保统筹层次方面提供了有力保障。

3. 推动三医协同发展和治理

促进"三医"协同发展和治理的核心目的是持续增进人民群众健康福祉，真正实现以人民健康为中心的改革目标。全国统一的医保信息平台在顶层设计上高度重视数据标准，这种标准化提高了数据的可比性和可分析性，为后续的数据处理、分析和利用打下了坚实的基础。平台的建成应用打破了原有的信息孤岛和数据壁垒，使得医保、医疗、医药三大领域的数据互通与共享成为可能。数据作为新型生产要素，正深刻改变着生产方式、生活方式和社会治理方式，也是三医协同发展和治理的"基础设施"和"基础能力"。平台14个子系统全面支撑了医保重点领域改革的纵深推进，全国大部分地区开展了医保支付方式改革，激励定点医疗机构主动控制成本，提高医疗服务质量；药品耗材集采稳步扩面提速，持续压缩医药"带金销售"空间；开展挂网药品价格治理，整治部分药品不公平高价，支持定点药店药品比价，采集比对药品耗材追溯信息，保证参保群众能够买到放心药、便宜药；加强智能监控，运用大数据模型开展医保反欺诈监测，信息化、数字化、智能化全面赋能医保基金监管，维护医保基金安全，保障人民群众医疗保障合法权益。此外，通过医保、医疗、医药信息联通，充分利用数据赋能，可以更加精准地评估改革成效和存在的问题，有助于深化以公益性为导向的公立医院改革，完善公立医院治理，健全薪酬制度，加强医德医风建设，均衡布局优质医疗资源，实现医保、医疗、医药高质量发展。

三　医保公共服务平台建设应用的地方经验

2021年全国统一的医保信息平台陆续上线运行后，各地区聚焦"急难愁盼"问题，不断围绕医保公共服务从"能办"转向"好办"开展地方实践。

（一）浙江省：应用医保电子票据区块链，重塑医疗费用零星报销模式

2023年2月，浙江省获批国家电子票据区块链应用试点，全面开启应用场景建设。浙江省构建医保和财政协作模式，省财政厅、省卫健委、省医保局联合印发《浙江省财政厅 浙江省卫生健康委员会 浙江省医疗保障局关于全面深化医疗收费电子票据管理改革的通知》（浙财综〔2022〕12号），统一了医疗收费电子票据式样，并要求采用省集中模式，统一由省财政票据

管理平台开具医疗收费电子票据;完善票据接口规范,推进财政电子票据接口改造及服务升级;联合召开相关培训共同推进电子票据工作。2023年3月15日,浙江省完成试点5市1县共计27家医疗机构正式上线,成为全国第一个上链省。

通过电子票据区块链的应用,改造公共服务子系统和业务基础子系统,延伸报销业务触角,由人工提交资料申请转变为"智能采集";改造医保基金监管子系统,通过自动识别精准比对,由人工逐条审核明细转变为"智能审核",由人工核验票据转变为"智能核验",实现智能采集、智能审核、智能核验"三智一体"的医疗费用零星报销"一站式"结算模式,提升经办机构工作效率,减轻群众报销负担。应用医保电子票据区块链技术,主要实现了以下方面的改进。

一是数据跑路,全面加速报销流程。建设省级电子结算凭证中心,部署区块链中心和区块链节点,与国家医疗保障信息平台做好系统连接。完成医保业务基础、公共服务和智能监管等子系统改造,实现医保电子票据区块链在智能零星报销场景的应用。群众办理零星报销业务时,只需在浙里医保应用一键申请,医保经办部门会在后台自动审核,报销时间由传统窗口的12个工作日缩短为2~3日,小额医疗费用实现"秒办"。

二是数字加密,基金监管提质增效。使用统一数字加密技术,在医疗收费票面上打印加密数字二维码,形成"数字指纹",实现票据真伪"秒速"查验,大幅减轻医保经办部门的查验压力。依托区块链存证应用,当医保电子票据作废、报销后状态发生改变时,在区块链上同步增加新的票据状态,可杜绝参保人的重复报销行为,有力防止骗保事件发生,保障医保基金安全。

三是数据归集,有效降低管理成本。实施传统票据电子化改造,通过医疗机构接口升级,全量归集医保电子票据数据至数据中台进行存储,助力票据管理部门节约票据印刷、运输、保管、销毁等成本,有效解决纸质票据对账难、易出错等问题,同时帮助医疗机构大幅减少收费窗口打印票据人员和纸质票据的管理成本。医保电子票据区块链应用上线以来,39家医疗机构收费窗口前要求开票而排队的人数显著减少。如杭州市第二人民医院在接入应用之前，纸质票据日均开票量为 2010 张，占结算总量的 24.08%，应用上线后，纸质票据日均开票量降至 815 张，占结算总量的 9.89%，下降 59.5%。[①]

（二）山东省：建设医保定点协议电子化管理模块，提升"两定机构"规范化服务管理水平

1. 系统集成，推动定点医药机构协议管理更加协同高效

山东省医保局统筹谋划、协调推进定点医药机构协议管理服务、监督考核工作，强化定点协议管理业务与业务编码维护、就医结算、基金拨付、稽查审核、信用评价、基金监管、绩效评估等医保业务联动，探索将定点医药机构协议管理与分级诊疗、医疗控费等医药卫生体制改革相衔接，增强改革系统性、协同性和整体性。同时以协议电子化为抓手，集成电子材料、电子签章，实现申请材料、协议文本的安全有序流转和溯源。山东省已经采集 3 万余家医药服务机构电子签章，占全省总数的 44%，线上签订协议近 6 万家，一年平均节省纸质材料 1150 万张。

2. 数据赋能，提升定点医药机构协议管理服务质效

针对以往协议签署跑腿多、材料多、盖章多、周期长、不透明等问题，山东省运用"互联网+"思维，强化信息技术支撑，再造业务流程、量化评估标准，加强大数据辅助分析。通过信息系统支撑，实现从申请、受理、签署和通告等全流程电子化。将纸质审核细则转化为电子审核点，结合现场检查取证材料，对医药机构专业水平、医疗服务质量等进行量化打分，规范定点准入。对历史数据进行分析，初步确定定点协议涉及的总额控制指标、服务量、平均住院日、费用结构、超支分担比例、拨付比例等指标值，辅助协商谈判，确保定点协议内容可执行、可考核。通过流程再造，全省各统筹区内协议签署工作由原来的 7 个环节精简为 3 个环节，新增定点医药机构协议

---

① 资料来源：浙江省医保局。

签署办理时限压缩 50% 以上。

3. 动态管理，建立定点医药机构协议管理新机制

为进一步规范定点医疗服务行为，山东省以控制医疗费用和保证服务质量为重点，制定定点医药机构协议管理考核方法，量化考核方式、内容、标准及分值，根据考核评分、动态管理协议状态进行协议状态源头更新。医保经办机构根据政策变化和定点运行情况，调整已签署协议的一些主要参数，及时签署补充协议或短期协议等，实现协议内容动态调整。对违反协议或基金监督条例的机构，及时暂停或取消协议，实现协议动态管理，确保定点医药机构能进能出、有奖有罚，提升协议管理质量。

（三）贵州省：搭建招采管理全流程引导，为企业提供高效便捷优质服务

贵州省在医保公共服务平台建设中，着力搭建招采管理全流程引导系统，旨在为药耗企业提供高效、便捷、优质的服务。该引导系统包括工作台、企业资质项目管理、产品资质项目管理、挂网药品委托授权管理、带量采购管理、新产品挂网申报管理、已挂网产品项目变更管理、挂网产品状态调整管理、产品挂网项目管理等 9 大模块，涵盖了从招标、采购到结算等全流程的管理，通过数字化技术和智能化平台，实现了信息的实时共享和透明化管理。药耗企业可以通过该系统快速了解医保服务需求，参与招标竞争，提高服务质量和竞争力。医保部门也可以通过系统监控招标过程，确保招标活动公平公正，优选服务商，提升服务水平。

招采管理全流程引导系统不仅简化了药耗企业的业务流程，降低了交易成本，还提高了服务效率和质量。药耗企业根据医保平台发布的信息，能够及时了解服务需求，提前准备，提高中标概率。医保部门可以通过系统实时监控招标过程，及时发现问题并进行处理，确保招标活动的公平公正，保障医保资金的有效使用。通过搭建招采管理全流程引导系统，贵州省有效整合了医保服务资源，优化了服务流程，提高了服务效率，为药耗企业提供了更加便捷、高效的服务。这种创新模式的成功实践为其他地区提供了宝贵经

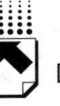

验,推动了医保公共服务平台的数字化转型和智能化发展,为医保行业的规范化和现代化建设树立了典范。贵州省在医保公共服务平台建设中的这一举措,不仅推动了医保服务的标准化和规范化,也为医保行业的未来发展指明了方向,促进了医保公共服务平台的智能化和优质化建设。

四 进一步完善医保公共服务平台的思考与建议

在深化医疗改革、推进数字政府建设的背景下,医保公共服务平台的完善不仅是提升医疗服务效率的关键,也是增强人民群众获得感、幸福感的重要途径。以下是对如何进一步完善医保公共服务平台的详细思考与建议,旨在通过系统化、精细化的策略推动医保服务迈向新高度。

(一)统一医保服务事项,推动医保公共服务标准化、规范化

在医保公共服务平台建设中,统一医保服务事项是推动医保公共服务标准化、规范化的关键一环,是提高医保系统的效能和服务一致性的首要任务。这就要求从国家层面制定统一的医保服务标准,包括服务流程、费用结算、待遇审核等各个环节,确保不同区域、不同层级的医保机构能够按照规范进行操作,实现医保服务标准化。通过建立和完善医保服务事项清单可以明确服务项目,减少地区间的服务差异,降低群众理解成本和具体经办操作复杂度。同时,加强对医保工作人员的培训和考核,确保标准化流程的有效执行。

1.明确服务清单,实现全国一盘棋

细化服务事项。需在全国范围内开展详尽的医保服务事项梳理工作,包括但不限于参保登记、缴费查询、待遇支付、异地就医备案、医疗费用报销、医保政策咨询等,确保每一项服务都有明确的定义、标准和流程。参保人员在不同地区享受医保服务时,能够获得相似的待遇和服务质量,提高医保服务的公平性和可及性,避免由地区差异导致的服务不平衡和不公正现象。

动态调整机制。建立医保服务事项清单的动态调整机制，根据国家政策变化、技术进步和群众需求，定期评估并更新服务事项清单，确保服务的时效性和针对性。

2. 制定标准化服务规范

服务标准制定。针对每一项医保服务事项制定详细的服务标准，包括服务时限、服务质量、服务态度等方面的要求，确保全国范围内的医保服务都能达到统一的高标准。统一医保服务事项还有利于提升医保服务的透明度和可监督性，便于监管部门对医保服务的质量和效率进行监督和评估，不仅有利于提升医保公共服务的整体水平，也有利于提升医保服务的公信力和可持续发展性。

培训与考核。加强对医保服务人员的培训，确保他们熟悉并掌握服务标准，同时建立考核机制，定期对服务人员的服务质量进行评估，激励他们不断提升服务水平。

3. 强化服务流程优化

流程再造。对现有的医保服务流程进行全面梳理，识别并消除冗余环节，简化办事程序，提高服务效率。例如，通过引入电子签名、在线支付等技术手段，实现部分服务事项的"零跑动"。

一站式服务。推动医保服务与其他相关服务的深度融合，如与医疗机构、银行、社保等部门建立紧密合作，实现医保服务的"一站式"办理，减少群众跑腿次数。

（二）优化协同共享机制，推动医保公共服务向"一张网"转变

目前，我国政府公共服务部门间的系统分割和信息壁垒仍然存在。统一的医保信息平台已经实现了跨区域间的协同，因此优化跨部门间的协同共享机制显得尤为重要。在"放管服"改革和"互联网+政务服务"的推动下，我国政府正致力于实现"高效办成一件事"的便民目标，建议国家层面能够依托全国一体化的政务服务平台，构建智能、普惠、高效、协同、共享、安全的数字医保新业态，服务三医协同发展与治理；同时，探索联动大健康

产业，以数字科技赋能行业升级，创新"供应链+医保+医疗+医药"服务新模式，为"三医"协同发展和医药产业发展提供新的引擎。在此基础上，推动医保服务从"一条线"向"一张网"服务模式转变，即让参保人员在全国范围内任何地点都能享受到无缝衔接的医保服务，并且能够与相关业务合并办理。

1. 加强跨部门协同

建立联席会议制度。成立由医保、卫健、财政、民政等相关部门组成的联席会议，定期召开会议，协调解决医保服务中的跨部门问题，推动政策制定和实施的协同一致。

明确职责分工。在联席会议框架下，明确各部门的职责分工，确保各项任务得到有效落实。同时，建立信息共享机制，实现部门间数据的实时交换和共享。

2. 大力推进"高效办成一件事"

2024年7月16日，国务院办公厅关于印发《"高效办成一件事"2024年度新一批重点事项清单》的通知发布，在加快推进2024年度第一批13个重点事项落地见效的基础上，统筹推进新一批重点事项清单实施，持续推动在更多领域更大范围实现"高效办成一件事"，进一步提升企业和群众获得感。

3. 促进数据共享与应用

数据治理。加强医保数据的治理工作，建立数据质量监控体系，确保数据的准确性、完整性和时效性。同时，加强数据安全管理，防止数据泄露和滥用。

数据应用。深入挖掘医保数据的价值，开发各类数据分析模型和算法，为医保政策制定、基金监管、服务优化等提供有力支持。例如，通过数据分析预测医保基金的使用趋势，为政策调整提供依据；通过监控医疗服务行为及时发现并纠正违规行为。

（三）深挖数据赋能应用，推动医保服务更便捷、更优质、更高效

在适应新经济、新业态发展需要的前提下，医保部门要充分发挥医保连

接医疗、医药领域供需双方的优势，以医保数字化改革为驱动，以数字化变革为引领，做优做强医保数据底座，提供安全可控的数据共享服务、跨链融合服务，推动医保服务更便捷、更优质、更高效。

1. 智能化服务：技术引领，重塑服务体验

在智能化服务方面，积极拥抱大数据、人工智能等前沿技术，致力于以科技力量开发一系列重塑健康保障服务体验的创新应用。具体包括智慧咨询系统，实现医保政策的智能问答和解读，利用自然语言处理和机器学习算法，让群众在任何地点都可以方便地获取准确、权威的健康保障资讯。引入智能化审核机制，将医疗费用报销等事项通过算法模型自动化初审，不仅审核周期大幅缩短，审核精准度和效率也明显提高，人工审核压力有效降低。我们还建立了对医保基金使用、医疗服务行为等实时监测预警的智能监控系统，确保每一笔资金都用在刀刃上、每一项服务都达到标准化要求。

2. 个性化服务：数据驱动，满足多元需求

在个性化服务方面，针对不同群体量身定制健康保障服务方案，充分运用数据分析技术，深入挖掘用户需求和行为特点。针对老年群体，推出了网上预约挂号、费用结算等便民服务，降低了老年人使用数字技术的门槛，通过简化操作流程、优化界面设计等手段，让老年人也能享受到智能化带来的便捷。针对慢性病患者，通过定期推送健康信息、用药提醒、复诊通知等方式，为患者更好地管理自身健康、提高生活质量提供持续的健康管理服务。这些个性化服务在满足群众多样化需求的同时，也使医保服务的针对性、实效性得到进一步加强。

3. 精准化管理：数据洞察，守护基金安全

在精准化管理上，充分运用数据分析深入分析、精准监管医保资金使用和医疗服务行为。通过构建数据分析模型，对过度医疗、虚假报销等违规行为及时纠正，有效遏制了医保资金浪费、滥用的现象。同时，运用数据分析结果，对政策制定和调整进行指导，不断优化医保服务流程和资源配置，确保广大参保群众真正从医保基金中得到实惠。这种精准化管理模式的推行，在保障医保基金安全稳定运行的同时，也使医保服务的质效得到了新的提升。

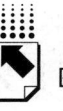
4. 系统化保护：科技筑墙，保障数据安全

习近平总书记指出："没有网络安全就没有国家安全，没有信息化就没有现代化。"[1] 数据安全是事关国家安全和经济发展的重大问题，也是医保公共服务数字化转型的首要前提。建议严格对照《数据安全法》及《个人信息保护法》等法律法规，建立健全数据安全管理体系，强化全国医保系统网络安全防护和监测管理。同时，对参保群众的个人隐私信息进行严格保护，实施数据分类分级管理，加强医保数据安全管理和规范共享，强化数据安全监测预警和应急处置能力建设，做好风险监测、事件处置和报告工作，为医保数字化转型保驾护航。

（四）依托统一医保信息平台，加快优秀做法全国推广

为了充分发挥其信息汇聚与资源共享的优势，建议依托全国统一的医保信息平台，进一步加快医保服务领域优秀做法的全国推广进程，以点带面，促进整体服务效能的飞跃。

1. 案例收集与评估体系的深化

建立健全广泛收集医保服务创新案例机制，把各地在医保服务创新中实践探索的情况全面捕捉下来。对征集到的案例，将按照服务效率、群众满意度、成本控制等多个维度进行严格的考核筛选，组建专业的考核团队，确保评选出的优秀案例具有一定的代表性和可复制性。建立案例库，对优秀案例进行定期更新和公开，供全国医保系统借鉴。

2. 经验分享与交流平台的搭建

充分利用线上线下相结合的方式，打造高端平台，分享和交流健康保障服务创新经验。深入剖析成功案例背后的逻辑和策略，探讨可推广的路径和方法，通过举办全国性或区域性研讨会和论坛，邀请专家学者、优秀案例代

---

① 《在中央网络安全和信息化领导小组第一次会议上的讲话》（2014年2月27日），《人民日报》2014年2月28日。

表等共同参与。开展灵活多样的活动，如网上培训班、直播分享会等，打破地域限制，让更多的医保工作者便捷地获取前沿资讯，推动快速传播和运用知识。

3. 政策引导与支持力度的强化

从政策层面出发，制定一系列针对性强的政策，为创新医疗保险服务提供坚实的制度保障。对创新实践活动成效显著的地区和单位，在试点申请、转移支付等资源或政策支持方面给予充分肯定。此外，应加大政策宣传解读力度，提高各级医保部门对创新工作及跟进相关创新做法重要性的认识，形成上下联动、齐抓共管的良好态势。通过政策的积极引导和大力支持，推动在全国范围内快速复制、有效落地的优秀医疗保险服务创新做法，推动我国整体医疗保险服务水平的全面提升。

B.4
医疗保障信息共享发展报告

翟绍果*

摘　要： 在保护个人隐私的前提下，打破"信息孤岛"，实现医保数据资源的共享，是推动我国医保高质量发展的方向之一。全国统一的医保信息平台能够汇集各地医疗保障信息，在依法依规和安全可控的前提下，提供信息共享的技术支撑，实现国家和省份两级数据集中，提高数据共享层级，打通部门、区域、行业之间的数据共享通道，实现对个人全生命周期的医疗信息管理，满足群众多元化保障需求，促进全民健康信息共享。本报告回顾了国家与地方之间、医保部门与其他部门之间、医保行政部门与医保经办部门之间以及多层次社会保障体系与三医联动下的医疗保障信息共享现状，并选取了医保电子凭证、医保服务网上营业厅、互联网个人大病求助平台等具体实践，结合广东、山东、安徽等地实践案例，讨论了医疗保障信息共享的发展进程。然而，目前我国医疗保障信息共享仍存在政策法规不健全、权责划分不明晰、技术标准不统一、监管机制不健全、区域发展不均衡等问题，不利于医疗保障信息共享的长足发展。据此，本报告提出注重顶层设计、统筹资源配置优化、多主体协商共治、构建全面标准化框架、全方位监督数据安全等对策建议，推动建立数字化、智能化的全民医保大服务新格局。

关键词： 医疗保障　医保信息共享　医疗信息管理　信息化

---

* 翟绍果，西北大学公共管理学院教授、博士生导师，主要研究领域为医疗保障。本报告写作过程中，西北大学公共管理学院讲师王昭茜、厉旦，陕西省医疗保障技术服务中心丁一卓参与了报告讨论，西北大学公共管理学院硕士生田雨浠、陈爽、刘淼、刘宇婷、吴雨蔚、刘浩洋协助进行数据收集和材料整理，谨致谢意。

　　作为医疗体系现代化建设的重要一环，医疗保障信息共享在提升医疗服务效率、优化医疗资源配置以及推动三医联动、促进医保制度可持续发展方面具有重要意义。但是，长期以来地区分割、部门分割条件下形成的医疗保障服务和标准不统一、信息不共享、系统分割、信息孤岛等问题，难以适应新形势、新任务的要求，已经成为制约医保公共服务、医药服务价格改革、医保支付方式改革、基金监管等重点改革和工作开展的瓶颈，为我国现代医疗保障体系的发展带来了诸多不利影响。这不仅影响医疗服务效率和质量，更威胁到医疗资源的合理配置、医保基金的安全性和公众健康保障水平。因此，需要坚持标准先行，加强标准化与信息化融合，从参保数据、基金收支、待遇政策、医疗费用等各方面进行系统治理。破除数据鸿沟、信息孤岛、技术壁垒、部门藩篱等信息阻碍，以信息共享支撑国家与地方医保系统统一规范、管理高效，既是新时期医保改革的必然趋势，也是提升医疗保障服务水平、保障公众健康的重要举措。

　　基于此，国家一直将医保信息化、标准化建设列为优先的重大工作任务并全面推进。2020年国务院发布《关于深化医疗保障制度改革的意见》，提出要"统一医疗保障业务标准和技术标准，建立全国统一、高效、兼容、便捷、安全的医疗保障信息系统"，此后陆续出台了《"十四五"全民医疗保障规划》《国家医疗保障局关于加强网络安全和数据保护工作的指导意见》《国家医疗保障局关于进一步深化推进医保信息化标准化工作的通知》《关于进一步深化医保信息平台便民服务应用的通知》等文件，深入推进"公平医保、法治医保、安全医保、智慧医保、协同医保"建设，全面提高医疗保障政策规范化、管理精细化、服务便捷化、改革协同化水平。经过两年多时间，全国统一的医疗保障信息平台已基本建成，促进了全民参保、就医等健康信息跨部门跨区域互联互通共享，这既是提升医疗保障服务水平和治理能力的需要，也是实现医保制度统一规范和推进医疗保障事业高质量发展的必然要求。

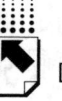

一 医疗保障信息共享现状

医保信息共享是一个全方位的系统工程，在政府内部既包括纵向中央与地方之间的信息共享，也包括横向医保部门与其他各部门之间的共享；在医保各要素体系中，医保行政与经办之间、多层次社会保障体系内以及三医联动下各参与行为主体间都存在各种形式的信息互动与共享。医保信息平台形成了标准全国统一、数据两级集中、平台分级部署、网络全面覆盖、项目建设规范、安全保障有力的平台格局，支撑医保跨区域、跨层级、跨业务、跨部门、跨系统的信息共享、业务协同和服务融通，实现医保业务"一网通办""一窗办结"①，提升了我国医保数字治理能力，推动了我国医保高质量发展。

（一）中央与地方间的医疗保障信息共享

过去 20 多年的实践表明，多部门分割管理的格局是影响医疗保障制度改革与制度建设的重大体制性障碍，既直接损害了医疗保险制度的统一性与公平性，弱化了医疗保险的保障能力，又造成了医疗保险业务经办不一、信息系统不一等弊端，导致了制度运行的低效率与资源浪费现象，甚至不同部门的相关政策还存在着效果对冲，漏保、断保、重复参保及医保领域欺诈现象时有出现，进而直接制约了医疗保障制度改革深化与医保治理现代化。2018 年国家医保局成立后，针对上述医疗保障工作中存在的困难，推动建设全国统一的医保信息平台，提升医保信息化建设水平，以满足群众需求、适应医保事业改革发展的需求。全国统一的医保信息平台按照标准全国统一、数据两级集中、平台省级部署为主、网络全面覆盖、项目规范建设、功能高效便捷、安全保障有力的要求建设。在各级医保部门的共同努力下，

---

① 《全国统一医保信息平台建成》，中国政府网，https：//www.gov.cn/xinwen/2022-05/12/content_5689783.htm，2022 年 5 月 12 日。

2020 年 10 月国家医保信息平台主体建设顺利完成，为建成全国统一的医保信息平台奠定坚实基础；2020 年 11 月，国家医保信息平台在广东汕尾率先落地应用①。经过 2 年多的试点，全国统一的医疗保障信息平台已基本建成，涵盖公共服务、经办管理、智能监控、宏观决策四大类医保业务，具体设计了异地就医结算、支付管理、价格招采、基金监管、基础信息与应用支撑等 14 个子系统，实现了标准全国统一、数据两级集中、平台分级部署、网络全面覆盖、系统安全可控，实现了国家、省、市、县四级医保信息互联互通、数据有序共享，医保与多部门及医疗机构、药店等单位的信息共享，为实时结算、经办服务、异地就医、待遇确定、清单规范、乡村振兴、目录调整、支付改革、定点管理、药耗招采、价格管理、基金监管、内部控制、统计分析等医保业务提供强有力的支撑和引领。

全国统一的医保信息平台的建设为医疗保障信息共享提供了重要的技术支撑和保障，中国的医疗保障体系迈向了数字化、智能化的新阶段。全国统一的医保信息平台能够整合各地医疗保障信息，实现不同地区的医疗保障信息的统一汇集和整合，提高不同地区医疗保障数据的统一性和标准化水平，促进全国范围内的医疗保障数据的一体化管理和共享。同时，在依法依规和安全可控的前提下，能够提供信息共享的技术支撑，实现国家和省两级数据集中，提高数据共享层级，实现了国家级和省级医疗保障信息的集中管理和共享，增加了中央和地方医保信息共享的深度和广度。借助全国统一的医保信息平台，政府可以更好地对医疗保障数据进行分析和应用，从中发现问题、调整政策，提高医保服务的精准性和针对性，满足不同地区和群体的多元化保障需求。

（二）医保部门与其他部门间的信息共享

得益于统一的医保信息业务编码，医保信息管理更加规范化和标准化，

---

① 《如何建成全国统一医保信息平台？》，健康界，https：//www.cn-healthcare.com/articlewm/20210813/content-1252479.html，2021 年 8 月 13 日。

促进了医保系统内部和与其他系统的信息交换与共享。

在新型城镇化背景下，人口跨区域流动、向中心城市集聚成为常态。当前，我国跨省流动人口超过1.25亿人，每年异地就医超过1亿人次，参保群众对医保业务"跨省通办"需求强烈。医保信息化建设正是有效满足跨省异地就医直接结算需求的答案，真正实现了"百姓少跑腿、数据多跑路"。2020年5月率先上线异地就医管理子系统，实现了跨省异地就医直接结算和线上备案。截至2022年10月底，全国住院费用跨省联网定点医疗机构6.17万家，累计直接结算1639.23万人次，当年内全国住院费用跨省直接结算473.83万人次，基金支付628.80亿元①。另外，依托全国统一的医保信息平台，参保人可下载国家医保服务平台App，实现参保信息变更、关系转移接续等医保业务"跨省通办"。通过全国统一的医保信息平台，进行就医地治疗费用与参保地报销金额的计算，财政部门则根据后台数据，及时划拨异地就医资金，确保账账相符、账款相符。

精细化管理是我国基本医保体系应对发展不平衡不充分、人口老龄化、疾病谱变化等挑战，更好地保障人们日益增长的需要的重要手段②。通过全国统一的医保信息平台，实现医保部门与卫生健康部门的信息共享，医保部门可以更好地了解医疗资源的分布情况和医疗服务能力，有针对性地提供医疗保障服务，从而优化医疗资源的配置，提高医疗服务的覆盖范围和质量，满足公众的医疗保障需求。

医保基金是人民群众的"救命钱"，现实中骗保问题屡屡出现。依托全国统一的医保信息平台，通过智能监管子系统，动态采集分析业务数据，可实时筛查医保异常结算情况，精准定位虚构就诊记录等欺诈骗保行为，做到全方位、全流程、全环节智能监控，助力事前提醒、事中预警、事后审核，

---

① 《全国医疗保障跨省异地就医直接结算公共服务信息（第五十三期）》，中华人民共和国中央人民政府，https://www.gov.cn/xinwen/2022-11/29/content_5729325.htm，2022年11月29日。
② 《完善体制机制，提高精细化水平，满足多元医疗需求——全民医保 广覆盖迈向高质量》，中华人民共和国中央人民政府，https://www.gov.cn/xinwen/2020-01/20/content_5470885.htm，2020年1月20日。

切实打造守护医保基金安全的"电子眼"和"顺风耳"，提升医保智能监管能力和监管效能，促进基金有效使用。通过与公安部门数据共享，形成工作合力，高压打击欺诈骗保行为。2018~2021年，全国共检查定点医药机构超过240万家次，处理近115万家次，累计追回医保基金583亿元。利用全国统一的医保信息平台，可以有效提升医保基金监管的智能化、决策分析的精准化，精准打击大处方、滥用药、违规骗保等行为，医保基金监管工作将更加科学合理，进一步促进医保基金使用的规范化、透明化①。

（三）医保行政与医保经办间的信息共享

作为我国医保运行体系中的重要环节之一，医保经办不仅会深刻影响基金管理的效率，更事关人民群众能否便捷享受医疗保险待遇。将信息化建设纳入医保经办服务中，着力打破医保行政与医保经办间的信息壁垒是信息化时代背景下医保体制改革的必然要求。此前，医保行政与医保经办在信息共享方面存在诸多问题，这些问题可以集中概括为几个方面：其一是数据整合与共享机制不够健全完善，导致部门间甚至是各部门内部的数据交换与沟通共享存在障碍；其二是不同部门间由于利益、职责以及管理范围的差异，存在信息壁垒，信息流通不畅；其三是医保数据质量参差不齐，影响了医保行政与医保经办间信息共享的准确性与可靠性；其四是在医保行政与经办部门进行信息共享的过程中由于安全意识不足或是存在技术风险而出现数据丢失、损坏以及滥用，影响信息共享的顺利进行。

针对以上各类问题，2023年12月1日起施行的《社会保险经办条例》规定"应当强化社会保险经办服务能力，实现省、市、县、乡镇（街道）、村（社区）全覆盖"②，利用互联网、大数据等信息技术，推进医保行政与医保经办间的信息互通共享，可以让医保经办机构更快获取医保行政管理的相关数据信息，更好地了解患者需求，从而提高医保服务的效率，进一步惠

---

① 《深度关注 ｜ 全国统一医保信息平台将带来什么》，中央纪委国家监委网站，https://www.ccdi.gov.cn/toutiaon/202205/t20220527_195296.html，2022年5月27日。

及人民群众。

医保行政机构与医保经办机构进行信息互联互通，可以在很大程度上为医保行政机构对医疗服务供方以及医保经办机构的监管提供数据支持，以保护医保基金的安全。在此前两者信息流通不畅的背景下，医保欺诈行为对医保基金的安全构成了严重威胁。在医疗服务过程中，医疗服务较强的专业性以及疾病治疗的不确定性使得医患之间存在明显的信息不对称，医疗服务供方掌握主动权，这在很大程度上会产生供方诱导需求，在造成医保基金浪费的同时还会引发信任危机，加剧医患矛盾。与此同时，欺诈骗保的现象往往不仅存在于医疗服务过程中，在医保经办中也时常出现。由于工作的特殊性，部分医保经办机构的工作人员可能会通过为在医疗保障范围之外的人员办理医保待遇手续、在违反规定的情况下支付医保费用等行为骗取医保基金；通过信息共享系统，医保行政机构可以实时查看医保经办机构的业务数据，了解医保基金的使用情况，帮助医保行政部门降低监管成本，同时提高其监管效率，更快速地识别医疗与医保经办服务中已经或是可能存在的道德风险并对其做出快速反应。

（四）多层次社会保障体系下的信息共享

1. 基本医疗保险与医疗救助的信息共享

近年来，随着我国多层次医疗保障体系的不断发展与完善，各地逐渐构筑起以基本医保为主体、商业医保及其他补充医保为补充、医疗救助为托底的综合保障体系，其中作为主体的基本医保与作为托底的医疗救助之间有着紧密的联系。根据参保人群类型，我国的基本医疗保险可以分为面向全体公民的城乡居民基本医疗保险和面向企事业单位职工的城镇职工基本医疗保险，在参保人患病就诊发生医疗费用时给予一定的经济补偿。但由于保障的基本性、疾病风险的不确定性以及居民医保和职工医保间的待遇存在差异等一系列因素的影响，基本医疗保险无法很好地满足低保人员、低保边缘人员、因病致贫返贫人员及其家属的需求，因此需要利用医疗救助为此类人群托底。想要满足不同人群对于医疗服务的需求，就必须做好基本医疗保险与医疗救助的衔接。依托新时代背景下的信息优势，可以通过信息共享更好地实现制度衔接。一方面，基本医疗保险可以为医疗救助机构提供参保者的个人信息，帮助其准确识别受助群体，并为其提供相应的物质与经济支持；另一方面，医疗救助可以为基本医疗保险管理机构等提供医疗救助执行情况的相关信息，帮助其快速识别基本医保体系中存在的风险与不足，以及时做出风险规避与政策调整。

2. 基本医疗保险与商业健康保险

2020 年，中共中央、国务院印发了《关于深化医疗保障制度改革的意见》，其中明确提出，需要加快发展商业健康保险，丰富健康保险产品供给，以进一步推动我国多层次医疗保障体系发展[1]。作为我国多层次社会保障体系的重要组成部分，商业健康保险对基本医疗保险起到了重要的补充作用，它可以帮助满足人民日益增长的美好生活需要。经济的不断发展使得人们对于商业健康保险的需求也逐渐得到了释放——商业健康保险保费收入由 2012 年的 863 亿元增长到了 2020 年的 8173 亿元，年复合增长率超过了 30%[2]。

近年来逐渐兴起的普惠险是基本医疗保险与商业健康保险相结合的一种具有创新性的保险产品，它有着"政府支持、普惠特色、市场融资以及商业运作"的显著特点。2022 年，全国普惠险累计保费规模约 320 亿元，参保规模达到了 2.98 亿人次[3]，已成为我国参保规模最大的商业健康保险险种。

但由于信息壁垒的阻碍，基本医疗保险与商业健康保险在此前的合作交流中存在着衔接不够紧密、合作缺乏效率等问题，这导致了商业健康保

①《中共中央 国务院关于深化医疗保障制度改革的意见》，中央人民政府，https：//www.gov.cn/zhengce/2020-03/05/content_5487407.htm，2022 年 3 月 5 日。

②《商业健康保险如何在多层次医保体系下乘风破浪？》，中国保险网络大学微信公众号，https：//mp.weixin.qq.com/s/VnmP_nVZ2C04MLWHVWFlaw，2021 年 3 月 27 日。

③《南开大学与圆心惠保达成产学研合作 重磅发布〈惠民保发展模式研究报告〉》，中国银行保险报网，http：//www.cbimc.cn/content/2023-03/29/content_480403.html，2023 年 3 月 29 日。

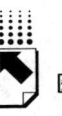

险市场出现了产品结构不够丰富、具有较高的逆选择风险以及骗保现象频发等一系列问题。2023年6月21日，国家金融监管总局和国家医保局起草了《国家金融监督管理总局与国家医疗保障局关于推进商业健康保险信息平台与国家医疗保障信息平台信息共享的协议（征求意见稿）》①，意在打破信息流通障碍，破除"信息孤岛"，实现两者间的信息共享。通过信息共享，保险公司可以进一步分析医保数据，使其对疾病的发病率以及疾病的花费有更加全面的了解，进而更准确地为不同的商业健康保险产品精算定价；通过信息共享，保险公司的数据处理效率能够得到更大的提升，在加快案件处理速度的同时还可以为保险公司节省成本，为保险受益人节约时间；除此之外，信息共享可以使保险公司对医疗成本有更精准的掌握，鼓励其更加注重研发一些覆盖范围更广、更具有市场潜力的健康保险产品，以适应更多"非标"用户的需求，从而吸引更多有相关需要的客户投保，为保险市场注入活力。

（五）三医联动下的医疗保障信息共享

三医联动指医疗、医保与医药围绕治病救人这一共同目标和各方不同利益诉求而进行合作与博弈，以实现整体目标最大化的过程。其中，医保是整个三医联动的纽带，为"三医"提供了资金来源并作为桥梁连接起医疗、医药和参保人。医保、医疗与医药协同联动也因此成为我国医药卫生体制改革的重要抓手。

卫生经济学理论认为，医疗服务市场最大的特点是信息不对称，依托信息化建设，能够更好地联动起医保、医疗、医药各利益相关方，有助于有效解决各方的信息不对称，对公立医院改革、支付方式改革、药品价格改革、医疗服务价格改革等难点领域形成倒逼机制，发挥引导作用，更好地促进三医联动。

---

① 《两部门发文推动平台信息共享 商业健康险有望打通数据壁垒》，中国金融新闻网，https：//www.financialnews.com.cn/bx/bxsd/202306/t20230628_273761.html，2023年6月28日。

2022 年 5 月 12 日，我国建成了全国统一的医保信息平台①，通过信息共享的途径，在异地就医结算、支付方式改革、医保智能监管、药品集中采购、医药价格监测等领域发挥了重要作用。从参保人就医角度来看，该平台通过实现跨区域的信息流通与共享，极大地简化了其在不同地区的就医和保险关系转移流程，特别是在异地就医结算时为参保人带来了极大的便利；从药品价格管控的视角出发，在该平台信息互通下，药品耗材可以实现"应挂尽挂"，提升网采率，进一步促成药品集采、药品价格监控以及医疗服务价格协同管理等形成全国统一一盘棋；就医保支付改革推进而言，平台支付方式管理子系统 DRG/DIP 功能模块上线，基于该功能模块，可以方便开发满足管理要求的监测分析指标和可视化大屏，可以用于国家、省级层面支付方式改革的实时监测、分析等。此外，依托省级医保信息平台，还可以实现挂号、诊间身份核验、支付、取药和取报告等医保电子凭证的全场景、全流程应用。与此同时，标准化的信息共享平台可以促进不同医疗机构、医保系统、药品信息等多方之间的信息流通，一方面可以作用于供给端，提高医保目录范围内药品、医疗项目与服务的报销效率，使医保服务更加方便快捷；另一方面可以作用于需求端，方便参保人员进行医保结算与报销。未来可以依托这一信息平台，进一步加快信息技术的研发与创新，包括电子病历技术、医保结算技术、药品信息管理技术等，不断提高信息共享的效率和安全性。

二 医疗保障信息共享的实践探索

（一）以医疗保障国家信息平台为代表的国家探索

自 2018 年正式挂牌成立国家医疗保障局并审议通过《国家医疗保障局

---

① 《全国统一医保信息平台建成》，中国政府网，https：//www.gov.cn/xinwen/2022-05/12/content_5689783.htm，2022 年 5 月 12 日。

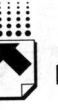
医疗保障信息平台建设工程实施方案》起，我国开启了医保信息化的发展历程。为推动形成自上而下的全国医保信息化"一盘棋"格局，国家医保局积极谋划部署、深入调研，印发了《关于医疗保障信息化工作的指导意见》，明确建设全国统一的医保信息平台，以及搭建国家和省级两级医保信息平台。自2021年全国统一的医保信息平台主体建成以来，"互联网+医保服务"不断取得新突破，群众医保服务体验与获得感日益提升。

1. 医保电子凭证全覆盖

2021年我国各省区市完成了医保信息平台的基础建设，全面实现了医保信息标准化，已制定疾病诊断和手术操作、药品、医用耗材等15项医保信息业务编码规则和方法，形成跨区域、跨层级、跨部门、跨业务的全国医保"通用语言"，各省都实现了搭建国家和省两级医保信息平台的整体目标①。

截至2023年6月，全国统一的医保信息平台已接入约80万家定点医药机构，覆盖全国13.6亿参保人②。据不完全统计，医保电子凭证全渠道授权用户已经超12亿，日均展码量约1亿次，全国31个省区市和新疆生产建设兵团均已支持使用医保电子凭证，全国约40万家定点医疗机构、40万家定点药店开通电子凭证结算服务，医保服务迈入"码时代"③。按照标准全国统一、数据省级集中、平台分级部署、网络全面覆盖的医疗保障信息化建设要求，目前，我国所有职工医保和居民医保参保人员均可通过国家医保服务平台App和国家医保局微信公众号实现跨省异地就医线上备案，形成全国层面、区域层面的大数据覆盖网络。

2. 医保平台业务应用广

国家医保局持续优化完善医保服务网上营业厅和App，为群众提供"搬

---

① 《国家医保局：医保信息业务编码标准化建设取得显著成果》，中国政府网，https：//www. gov. cn/xinwen/2021-07/20/content_5626231. htm，2021年7月20日。

② 《全国超80万家定点医药机构支持使用医保码》，中国政府网，https：//baijiahao. baidu. com/s？id=1734073586623694825&wfr=spider&for=pc，2023年11月24日。

③ 《全国统一医保信息平台建成以来，"互联网+医保服务"不断取得新突破 医保电子码让就医更方便》，浙江省人民政府网，https：//www. zj. gov. cn/art/2022/11/1/art_ 1229438165_ 59923757. html，2022年11月1日。

到家里的医保服务点"和"装在口袋里的医保服务厅",从而促进医保精细化、科学化管理,加快推进医保事业高质量发展。

全国统一的线上查询功能从跨省联网定点医药机构、医保经办机构咨询服务电话、停机公告大众化信息查询服务,逐步拓展到个人参保地门诊慢特病资格、门诊慢特病跨省联网告知书、个人跨省结算费用等个性化信息查询服务。此外,国家医保局正在指导各地医保部门积极推进医保电子凭证在就医购药领域的深化应用,仅凭医保电子凭证即可办理预约挂号、签到就诊、医保结算、报告查询、药房取药等服务。随着医保移动支付、医保电子处方流转、信用就医等便民功能推广,就医购药流程也进一步优化。截至 2023年 11 月,医保码上线 4 周年以来,医保码合作渠道包括支付宝、微信等互联网平台,农业银行、招商银行等银行渠道,以及定点医药机构渠道,总计已达 234 个,整体上医保码推广应用情况较好。① 目前,所有统筹地区都开通了普通门诊费用跨省直接结算服务和高血压、糖尿病、恶性肿瘤门诊放化疗、尿毒症透析、器官移植术后抗排异治疗等 5 种门诊慢特病相关治疗费用的跨省直接结算服务。②

3. 医保服务水平高效率

随着全国统一的医保信息平台落地应用,信息化建设成果在支撑医保管理决策、推进医保精细化管理、提升医保服务水平等方面已经发挥了积极作用。通过国家异地就医备案小程序和国家医保服务平台 App,所有统筹地区均可实现跨省异地就医线上备案,并于 2023 年第三季度累计成功办理备案213.65 万人次③。截至 2023 年 8 月,全国跨省联网定点医药机构 47.51 万家,比去年底增长 45.33%。2023 年前 8 个月,全国跨省异地就医直接结算7216.71 万人次,减少群众垫付 972.1 亿元,与上年同期相比,分别增长

---

① 《国家医保局召开"医保码全国用户超 10 亿"新闻发布会》,国家医疗保障局,http://www.nhsa.gov.cn/art/2023/11/24/art_52_11549.html,2023 年 11 月 24 日。

② 《全国医疗保障跨省异地就医直接结算公共服务信息发布(第五十六期)》,国家医疗保障局网站,https://www.gov.cn/lianbo/2023-05/06/content_5754372.htm,2023 年 5 月 6 日。

③ 《全国医疗保障跨省异地就医直接结算公共服务信息发布(第五十八期)》,国家医疗保障局网站,https://www.nhsa.gov.cn/art/2023/10/20/art_114_11408.html,2023 年 10 月 20 日。

245.1%和91.77%，越来越多的参保群众享受到直接结算的便利①。此外，新平台结算效率也得到了提高，日均结算超1800万人次，最高日结算量约为3476万人次，住院费用结算平均响应时间0.8秒，性能平均提升3~5倍，有效减少了窗口排队等候时间，降低了医疗机构运行压力和管理成本②。

（二）以落地国家医保信息平台为载体的地区实践

1.广东：全国统一医保信息平台上线为信息共享提供可靠经验

2020年11月，国家统一的医保信息平台在广东省汕尾市首次成功上线，标志着全国平台建设工作进入落地实施阶段。作为国家医保信息平台第一批上线试点省份，广东省全力推进上线工作，于短短十个半月内实现了国家医保信息平台在全省21个地市的整体落地、全部上线、全面应用，广州市也成为国内首个上线国家医疗保障信息平台的超大型城市③。国家医保信息平台自上线以来，为广东省1亿多参保人、3万余家定点医药机构提供了统一、高效、兼容、便捷、安全的医保服务，并且为国家统一医保信息平台成功落地贡献了广东智慧和广东经验④。

根据国家医疗保障局信息化建设的总体要求，广东省逐步构建起医保便捷可及"大服务"、规范高效"大经办"、智能精准"大治理"、融合共享"大协作"、在线可用"大数据"、安全可靠"大支撑"的信息化支撑体系。同时，全省实现了医保业务编码标准统一、医保数据规范统一和医保经办服务统一，为业务办理提供标准化支撑，为监督管理提供智能化支撑，为公共服务提供便捷化支撑，为决策分析提供大数据支撑。此外，依托全国统一的

---

① 《异地就医直接结算，群众异乡有"医靠"》，光明网，https://health.gmw.cn/2023-10/23/content_36912786.htm，2023年10月23日。
② 《多方合力 我国加强医疗保障基金使用常态化监管取得新成效》，光明网，https://m.gmw.cn/2023-06/10/content_1303401341.htm，2023年6月10日。
③ 《广东21个地市全面上线国家医保信息平台 医保结算比原来快4倍》，广东省人民政府，http://www.gd.gov.cn/gdywdt/bmdt/content/post_3497897.html，2021年8月27日。
④ 《广东省医疗保障局关于广东省十四届人大一次会议第1029号代表建议答复的函》，广东省医疗保障局，http://hsa.gd.gov.cn/zwgk/content/post_4206088.html，2023年6月25日。

医保信息业务编码，广东省统一拆分全省医疗服务价格项目，率先实现国家、省和医疗机构收费编码"三码合一"，并健全医保目录管理机制，第一次出台全省准入法统一管理的诊疗项目、医用耗材目录，进一步规范医保目录支付范围。

2. 山东：互联网医保大健康服务平台推动"码时代"进程

随着国务院加快推进全国一体化在线政务服务平台的建设，全国首张医保电子凭证于 2019 年 11 月 24 日在山东省济南市激活，标志着就医购药从"卡时代"开始走向"码时代"。2020 年山东省互联网医保大健康服务平台正式启动，该平台开通六大服务通道，打通医保数据，仅需 0.02 秒就能调取慢病患者近 3 个月历史用药信息，实现了医保认证、复诊核验、在线处方、送药到家等关键环节的无缝衔接①。

根据山东省医保局医保事业的发展要求，山东省提升医疗保障经办管理服务质量，统一规范经办规程，积极探索医疗保障业务一站式服务、一窗口办理、一单制结算，打造山东医保服务品牌，推动全、真、活、可用的数据实时汇聚，有效支撑全人群全生命周期健康服务。此外，山东省积极开展民生保障创新和医保扩面提标行动，在全国率先建成全省统一的医保短信服务平台，并于 2022 年 11 月 8 日正式开通运行山东省医保短信服务平台，对 7 项医保业务办理结果即时短信告知，提供更贴心、更暖心、更及时、更快捷的医保服务②。

目前，全省医保参保人数已接近 1 亿人，各级医保部门每天办理业务超 80 万笔，受理各类咨询、电话、信函或信息约 4 万件次，日均结算医保费用 6 亿余元，呈现出群众医保服务需求量大、办理频次高、涉及范围广、个性化较强的特点③。为更好满足群众医保服务需求，省医保局通过整合资源

① 《全国首个省级互联网医保大健康平台在济南启用》，澎湃新闻，https：//www. the paper. cn/newsDetail_ forward_7154547，2020 年 4 月 26 日。
② 《山东在全国率先建成全省统一的医保短信服务平台》，山东省医疗保障局，http：//ybj. shandong. gov. cn/art/2022/11/9/art_65412_10298485. html，2022 年 11 月 9 日。
③ 《山东省医保短信服务平台正式开通运行》，山东省人民政府，http：//www. shandong. gov. cn/art/2022/11/9/art_97560_562269. html，2022 年 11 月 9 日。

和流程再造，加快建设全省统一的医保短信服务平台，并继续拓展医保短信服务业务范围。

3. 安徽：国家医保信息业务编码为信息共享提供坚实基础

安徽省医疗保障局自 2018 年 11 月挂牌伊始，就明确坚持以数字化全面赋能新医保为发展方向，2021 年安徽省医保信息业务编码贯标工作顺利验收，标志着国家医保信息业务编码在安徽率先落地应用，成为首批掌握医保"通用语言"的省份，并实现了医保业务信息编码"纵向全贯通、横向全覆盖"①。

目前，安徽省已设置医保综合业务服务终端 2580 台，接入医保移动支付应用定点机构 334 家，"刷脸"结算日均超 2.4 万笔，医保服务正实现从"卡结算"到"卡码并行"，再到"刷脸办"的升级。截至 2023 年 9 月底，"安徽 e 保"皖事通渠道使用已超过 1 亿次，系统各项功能点击量 6.19 亿次②。同时基于新建的医疗保障信息平台，安徽医保局于 2023 年 10 月 12 日正式启用"安徽 e 保"便民服务全场景互联网生态应用，即通过全渠道应用为广大参保人、参保单位、定点医药机构、基层服务机构等对象提供全场景线上服务，实现医保高频业务全部"线上办""指尖办"，成为群众"24 小时不打烊"的线上经办窗口和掌上服务大厅③。

4. 浙江："智慧医保"助推医保全流程数字化服务

2022 年 3 月 7 日，浙江省"智慧医保"系统全域接入国家医疗保障信息平台上线活动在绍兴举行，标志着浙江省"智慧医保"系统正式在全省域上线运行，全面融入全国医保信息"一张网"，成功整合全省 54 套系统，正式实现了全省医保结算用同一套系统。同年 9 月，浙江"智慧医保"系统正式通过国家医保局验收，浙江成为全国首批通过验收的省份。作为国家医疗保障局主导的全国性医保信息系统，浙江省"智慧医保"系统是国家

① 《统一医保业务编码 推广"医保普通话"》，国家医疗保障局网站，http：//www. nhsa. gov. cn/art/2020/11/25/art_14_4009. html，2020 年 11 月 25 日。

② 《"安徽 e 保"上线！国家（安徽省）医保信息平台建设成果发布在蚌埠举办》，安徽省医疗保障局网，http：//ybj. ah. gov. cn/xwzx/ybyw/148792281. html，2023 年 10 月 13 日。

③ 《"安徽 e 保"便民服务应用 2.0 版启用》，安徽省人民政府，https：//www. ah. gov. cn/zwyw/jryw/564270871. html，2023 年 10 月 14 日。

医疗保障信息平台的重要组成部分，实现了数据的互联互通和医保业务跨系统、跨层级、跨部门的"一网通办"①。"智慧医保"建设加速推进，已为全省 5600 万参保人、2 万余家定点医药机构提供了统一高效、便捷安全的服务，改变了以往信息系统分割、难以共享、区域封闭的现状②。

根据浙江省医疗保障局的数据，截至 2023 年底，浙江省智慧医保系统日均结算量达 250 万人次，位居全国第一，医保码结算率达 46.25%。同时，浙江省通过智慧医保系统打通医院、药店系统，实现了电子处方流转，全省定点医药机构医保码使用覆盖率达 100%，智慧医保系统有效接入省内 2.51 万家定点医疗机构和零售药店，与省外 28.9 万家医疗机构联通③，充分发挥出数字化基础建设的优势，让线上线下的医疗健康服务高效联通运行，使医保真正做到便民惠民。

（三）数字赋能医保信息共享新探索

1. 互联网+医疗健康：数字化医保服务的实践与优势

2016 年 6 月，国务院办公厅印发《关于促进和规范健康医疗大数据应用发展的指导意见》，明确将健康医疗大数据应用发展纳入国家大数据战略布局，并部署推进国家健康医疗大数据中心建设。2018 年 4 月，国务院办公厅印发《关于促进"互联网+医疗健康"的意见》，提出到 2020 年，我国建成 900 家互联网医院，远程医疗协作网覆盖所有的地级市 2.4 万余家医疗机构，5500 多家二级以上医院可以提供线上服务④。2021 年，国务院办公

---

① 《浙江省"智慧医保"系统全省域上线运行》，中国政府网，https://www.gov.cn/xinwen/2022-03/08/content_5677875.htm，2022 年 3 月 8 日。

② 《浙江省"智慧医保"系统全省域上线运行 在同一套 系统实现全省医保结算》，中华人民共和国国家发展和改革委员会，https://www.ndrc.gov.cn/fggz/jyysr/dfjx/202203/t20220321_1319802.html，2022 年 3 月 21 日。

③ 《看病买药，"码"上搞定》，绍兴市医疗保障局，https://ybj.sx.gov.cn/art/2024/2/15/art_1229486021_58881184.html，2024 年 2 月 15 日。

④ 《国家卫健委：目前中国有 900 家互联网医院 远程医疗覆盖 2.4 万余家医疗机构》，百度网，https://baijiahao.baidu.com/s?id=1681796823574076709&wfr=spider&for=pc，2020 年 10 月 28 日。

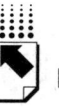

厅印发《"十四五"全民医疗保障规划》,明确建设智慧医保,并强调了推进大数据应用的重要性。2023年3月,中共中央办公厅、国务院办公厅印发《关于进一步完善医疗卫生服务体系的意见》,提出建设智慧医院,整合打通相关线上服务终端,扩大远程医疗覆盖范围。

目前,我国已确定五大医疗健康大数据区域中心,分别位于江苏、贵州、福建、山东和安徽,代表东、西、南、北、中部中心。贵州省于2017年获批国家健康医疗大数据西部中心建设和互联互通工作试点省。自2021年以来,贵州省不断加快推进国家健康医疗大数据中心及互联互通试点省和国家"互联网+医疗健康"示范省建设,全省14个"5G+医疗健康"应用成功入选国家试点,启动建设7家互联网医院,促进健康医疗数据的汇聚、共享、应用①。以"互联网+"为依托,贵州省在"一网络、一平台、一枢纽"远程医疗架构下,已全面建成省、市、县、乡四级远程医疗服务体系。2021年1~11月,全省远程医疗服务量77.1万例次,远程医疗累计服务超230万例次②。贵州省各医院积极推进"互联网+医疗健康"服务,坚持优质服务理念,精准对接患者需求,通过"互联网+远程医疗""互联网+远程会诊""互联网+远程科普"等方式,持续推动优质医疗资源下沉,为患者提供更有温度的医疗服务,不断增强患者的就医获得感和满意度③。

此外,我国各地在实践中积极探索"互联网+医疗健康"发展新路径。陕西省通过不断推进"互联网+医保服务",构建"智慧医保",探索医疗保障信息化与大数据、区块链等技术相结合,支持便民线上服务的开发应用,为参保群众提供更加便捷的"医保+商保"一站式即时结算服务。山东省则从纵向、横向两个维度开展相关工作,纵向上由省医保局统一开发相关功

---

① 《贵州大力推进"互联网+医疗健康"示范省建设》,中华人民共和国国家互联网信息办公室,http://www.cac.gov.cn/2021-12/16/c_1641254188177862.htm,2021年12月17日。
② 《贵州省14个5G+医疗健康应用成功入选国家试点》,百度网,https://baijiahao.baidu.com/s? id=1718597054869438249&wfr=spider&for=pc,2021年12月9日。
③ 《贵州省人民医院:"互联网+医疗"铺就"健康路"》,人民网,http://gz.people.com.cn/n2/2022/1117/c222152-40197872.html,2022年11月17日。

能，为市县医保部门开辟独立"数据专区"，满足其数据应用需求；横向上与公安、民政等 16 个部门建立常态化数据共享比对机制，实现省级"总对总"对接数据共享。

截至 2023 年 6 月，中国互联网医疗用户规模达 3.64 亿人①。"互联网+医疗健康"的模式能够突破时空限制，扩大信息覆盖范围，加速医疗保障信息的收集、整合和传播，使得患者、医疗机构、政府部门等主体能够更方便地共享医疗保障相关信息，促进多方信息共享与协作。

2. 互联网个人大病求助平台：数字赋能下的医疗互助新模式

互联网个人大病求助平台是近年来我国大病救助社会力量的重要组成部分，在医疗保险、商业保险之外形成了一条医疗资金供给的有效补充渠道。互联网个人大病求助平台已形成一套较为成熟的运作模式：患者本人或其家庭通过平台发起求助，并利用微信等社交软件作为传播媒介，在患者的人际关系网络内传播和扩散求助信息，进行筹款活动。据不完全统计，2014 年 9 月至 2021 年底，大病患者通过互联网个人大病求助平台发布求助信息累计超过 500 万人次，通过包括水滴筹在内的大病求助平台获得捐赠资金超过 20 亿人次，筹款规模超过 800 亿元②。

水滴筹平台自 2016 年 7 月上线，是国内互联网大病求助平台的领跑者，首创国内互联网个人大病筹款"边筹边取"服务。截至 2023 年 3 月 31 日，累计约 4.32 亿人次通过水滴筹平台向 286 万多名患者捐赠了约 584 亿元人民币，救助人数再创新高③。水滴筹平台基于互联网，整合求助资源、核查身份资格、透明展示信息，并借力社交媒体，加速信息的流动与交换。水滴筹平台致力于整合资源信息，并构建全国范围的数据库，通过该数据库，平台能够提供更准确、全面的资源信息，为求助者和捐助者提供便捷的渠道。

① 《世界互联网大会蓝皮书：数字技术深度融入百姓日常生活》，中国政府网，https：//www.gov.cn/yaowen/liebiao/202311/content_6914245.htm，2023 年 11 月 8 日。

② 《社会引领 | 〈个人大病求助互联网服务平台研究报告〉建议》，中国公益研究院，http：//www.bnu1.org/show_2741.html，2022 年 11 月 10 日。

③ 《水滴筹为急危重症患者开通取款快速通道》，百度网，https：//baijiahao.baidu.com/s？id=1772450179045300194&wfr=spider&for=pc，2023 年 7 月 26 日。

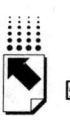

患者个人或家属可以在水滴筹平台上发起求助，详细描述病情和求助目标，上传相关医疗证明材料、检查报告等信息。水滴筹平台线上利用互联网科技优势，引入 NLP、OCR、推荐算法、核身鉴权等多项 AI 技术，对医疗收费票据、检验报告单、门急诊/出入院材料等进行核查，保障资料信息真实性[1]。平台借助微信等社交媒体平台，允许求助者和捐助者在自己的朋友圈或群组内扩散求助信息。社交媒体的互通机制有效促进了信息的传播和共享，增加了捐助者的感知度和响应率。

通过数字赋能，水滴筹平台成功实现了资源信息的共享和互通。以水滴筹为代表的互联网个人大病求助平台，既发挥了"救急难"的作用，加强了社会资源的整合，又强调信息的公开与透明，增强了公众对大病救助事业的参与意愿，促进了互联网大病众筹理念的构建。

3. 互联网+医保：数据赋能医保改革、管理和服务

2022 年，中共中央、国务院发布《关于构建数据基础制度更好发挥数据要素作用的意见》，强调数据作为新型生产要素，是数字化、网络化、智能化的基础，在社会服务管理中具有重要作用[2]。以数据质量为基础、数据安全为前提、制度规范为保障、数据有效使用为目标，充分发挥医保数据要素价值，深化医保数据应用赋能，提升医保数据要素赋能医保改革、管理和服务能力，实现医保数据纵向有效贯通、横向有序共享，系统业务有机融合。

（1）数据赋能医保改革

信息共享不仅推动医保支付方式、药品采购、医疗服务价格等关键领域的改革，还打破了医疗、医保、医药之间的信息壁垒，实现了三医之间的数据互通，促进了医保、医疗、医药协同发展和治理。这使得各方能够基于全面的数据信息进行决策，避免了"信息孤岛"导致的决策失误和资源浪费。

截至 2023 年 10 月，深圳市参保人员已经超过 1700 万人，全市医保定

① 《水滴筹发布年度数据报告，滴水可穿石，小善成就大爱》，中华网，https：//tech.china.com/article/20220225/022022_1017392.html，2022 年 2 月 25 日。
② 《中共中央 国务院关于构建数据基础制度更好发挥数据要素作用的意见》，中国政府网，https：//www.gov.cn/zhengce/2022-12/19/content_5732695.htm，2022 年 12 月 19 日。

点医药机构超过 8000 家。为深化数据要素市场改革，深圳医保局将数字化转型作为前瞻性、基础性工作来抓。近年来，深圳市全力推动建立医保数据中心，推动多源头数据整合。深圳市以数据促进医保支付方式改革，通过数据治理实现数据质量控制，发现错误数据进行实时记录、检索、溯源，分析错误数据发生情况、趋势变化、区域对比，促进全市医保结算清单填写质量有目标、有针对性地进行提升，为医保 DIP 支付测算奠定坚实基础。在此基础上，充分运用数据挖掘、机器学习等先进技术面向临床实际诊疗过程进行建模，基于高质量的结算清单数据挖掘分析不同人群、不同疾病、不同治疗方式下一般医疗服务、治疗、检验、检查、用药、护理、耗材、医疗费用等资源消耗特征，助力 DIP 支付实施[①]。

2020 年 12 月 31 日，海南省按照全省统一规划、业务分级提供、数据省级集中、网络全面覆盖的"三医"联动信息化建设思路，创新性提出"三室一厅"的顶层架构（三室：医疗、医药、医保三条业务主线，一厅："三医"联动业务大厅），正式启动"'三医'联动一张网"项目建设，围绕惠民、助医、辅政、促研四类业务，确保全省医疗、医药、医保"三医"数据汇聚在同一个中台，建立"三医"业务矩阵模型，通过信息联动和业务协同，推动"三医"行业治理，有效化解医改"深水区"难题。截至2022 年底，海南"三医"数据融合服务中台已整合医保、药监、医疗等 35个业务系统数据，"三医"数据中台已接入数据总量 60 多亿条，形成了 150多个数据资源条目，同时还为 1000 多万名海南居民建立了"三医"健康档案。"'三医'联动一张网"项目是海南省"小病不进城、大病不出岛"的关键抓手，项目实施以来取得了积极效果[②]。

（2）数据赋能医保管理

2022 年，全国基本医疗保险参保人数达 13.4 亿人，参保率稳定在 95%

---

① 《让数据说话！深圳构建智慧医保数据治理蓝图》，深圳市医疗保障局，http://hsa.sz.gov.cn/gkmlpt/content/11/11030/post_11030543.html#2427，2023 年 12 月 6 日。

② 《周长强："一张网"促数字健康提档升级》，海南省卫生健康委员会，https://wst.hainan.gov.cn/swjw/rdzt/hnsshyy/ygdt/202307/t20230720_3458470.html，2023 年 7 月 20 日。

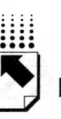

以上。职工医保参保人员异地就医 7299 万人次，异地就医费用 1931 亿元；居民医保参保人员异地就医 3751 万人次，异地就医费用 3285 亿元。跨省异地就医直接结算范围进一步扩大，住院和门诊费用跨省联网定点医疗机构分别达到 6.27 万家和 8.87 万家，跨省联网定点零售药店数量达 22.62 万家。这一系列的数字增长，不仅反映了我国医保数字化建设的快速推进，更彰显了数据互通在医保管理中的重要作用。数据互通是促进医保管理提质增效、便民惠民的重要抓手。数据的实时共享和高效流通，使得医保部门能够及时准确地掌握医疗机构的运营情况和参保人的就医需求。医疗保障基金智能审核和监控旨在通过实施大数据实时动态监控，构建事前、事中、事后全环节监管的基金安全防控机制。强化基金监管和实施异地智能审核是提升医保基金使用效率、防止医保基金滥用、保障医保基金安全的关键手段。

2022 年，深圳市医保局联手华为深入推进"首席数据官"项目，基于华为云原生数据湖+数据仓库、湖仓一体协同技术，以及华为数据治理方法论和一站式数据治理平台，搭建了深圳医保数据湖。深圳市在"首席数据官"项目中构建基金监管专题，实现基金异常结算的实时监测，通过全量数据分析，对比定点医药机构的医保结算数据，短时间内可快速发现定点医药机构项目串换等违规行为，实现医保基金智能监管，持续拧紧基金监管"安全阀"。"首席数据官"项目还有助于医保系统精细化管理。深圳医保经办工作人员百余人，面向全市 1700 多万参保人、100 万家参保单位提供公共服务，日均办件量约 7 万件，加上查询业务日均办件量达 13 万件，全年办件量达 5000 万件。之前报表的制作需要从多个系统拉数据、合并、分析，工期常以周为单位，现在在"数据湖"基础上，做报表的时间缩减到了以天为单位。有了这个数据底座，深圳市医保局用数效率提升 50%，业务办理更高效，测算更精准①。

天津市通过扎实推进医疗保障基金智能审核和监控知识库、规则库建

---

① 《让数据说话！深圳构建智慧医保数据治理蓝图》，深圳市医疗保障局，http://hsa. sz. gov. cn/gkmlpt/content/11/11030/post_ 11030543. html#2427，2023 年 12 月 6 日。

设，提升监管效能，促进基金安全高效运行。目前，天津市医保智能审核规则由 62 类增至 95 类，新制定医保结算清单质控规则 84 条，涵盖事前、事中、事后三个应用场景，全部规则面向医药机构进行公开公示，实现联网结算医疗费智能审核 100% 全覆盖[1]。此外，天津市通过监管子系统向数据异常的定点医疗机构发送询问函，及时规范诊疗行为，避免医保基金损失，并积极构建反欺诈数据模型，结合多年打击欺诈骗保的经验，对智能场景监控的数据进行深度融合分析，通过大数据分析识别欺诈行为和不合理支出，严守医保基金的安全防线[2]。

（3）数据赋能医保服务

在"互联网+"的时代背景下，数据的收集、分析和应用已经成为医保服务提质增效的关键所在。医保部门通过运用大数据、云计算等先进技术，实现对海量医保数据的深入挖掘和智能分析，从而推动医保服务向更加精准、高效和个性化的方向发展，有效解决群众看病难、来回跑等急难愁盼问题，不断提升群众的获得感、幸福感、安全感。

2020 年，山东省出台《医疗保障经办服务"六统一"流程再造实施方案》，明确提出全面推进医保经办事项名称、申办材料、经办方式、办理流程、办结时限、服务标准"六统一"，全面提升医保经办服务信息化、标准化、专业化水平。根据文件要求，医保部门对城镇职工医疗、城乡居民医疗、协议定点医药机构三大领域 18 类 34 项民生服务事项，进行全面流程再造、精简优化、统一标准。具体而言，申办材料整体精简 30% 以上，办理时限整体缩短 50% 以上，重点完成医疗保险关系转移接续、门诊慢性病异地联网结算、异地就医转诊转院备案报销等高频民生事项的业务流程优化再造，办理流程压缩 50% 以上，医保经办服务事项"网上办"和"掌上办"不低于 80%。"六统一"意味着群众在山东省任何地区办理医保业务，都将

---

[1]《用医保支付方式改革 切实提高参保人员医疗保障水平》，百度网，https://baijiahao. baidu. com/s? id=1790056235115108747&wfr=spider&for=pc，2024 年 2 月 5 日。

[2]《天津市医保局 2023 年度行政执法工作情况报告》，天津市医疗保障局，https://ylbz. tj. gov. cn/ztzl/fzzfjs/fzzfjs/202401/t20240117_6511909. html，2024 年 1 月 17 日。

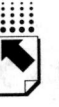

享受到统一标准、同等质量的服务，这不仅能提高人民群众的满意度，更为全面实现"网上办""掌上办""一网通办"、优化医保服务流程、提高服务效率、推进医疗保险省级统筹和全国联网结算奠定坚实基础①。

安徽省宣城市旌德县医保局通过大数据赋能大救助，将医疗救助工作与医保信息化平台有效衔接，依托信息化大数据，把"政策找人"落到实处，精准对接医疗救助的参保对象。一是勤对比，旌德县医保局深入筛查医保系统中的特殊慢性病患者，对在异地就医直接结算过程中无法按规定享受免起付线待遇的，通过手工二次报销确保患者享受应有的待遇。二是细受理，对符合大病保险待遇和医疗救助标准的，实行"一站式受理、一单制结算"，大幅提升医疗保障效能。对动态新增的医疗救助对象，第一时间将申请救助的具体办理流程和所需材料告知参保群众，防止因不了解政策不能及时享受待遇的现象出现。三是放权限，旌德县医保局将申请医疗救助初审权限下放至镇、村，这一创新举措使得基层单位能够更加迅速地响应并处理新增救助对象的申请，有效提高了服务效率。通过"政策找人"，截至2023年8月，旌德县医保服务中心共追补重复扣减起付线44人次，医保基金支付26.82万元，追溯动态新增医疗救助对象125人次，医疗救助资金支付49.52万元②。

（四）医保商保信息平台联动共享探索

2017年5月，国务院办公厅印发《关于支持社会力量提供多层次多样化医疗服务的意见》，明确要大力发展与基本医疗保险有序衔接的商业健康保险，建立信息对接机制，方便患者通过参加商业健康保险解决基本医疗保险覆盖范围之外的需求。2020年1月，《关于促进社会服务领域商业保险发展的意见》出台，支持探索国家医疗保障信息平台与商业健康保险信息平台推进信息共享，强化医疗健康大数据应用。2022年11月，党的二十大报

---

① 《34项医保经办服务"六统一"》，山东省人民政府，http：//www. shandong. gov. cn/art/2020/3/30/art_97564_353393. html，2020年3月30日。

② 《宣城旌德：数据赋能"政策找人"兜牢民生保障》，安徽省医疗保障局，https：//ybj. ah. gov. cn/xwzx/sxdt/148617761. html，2023年8月23日。

告提出，促进多层次医疗保障有序衔接，完善大病保险和医疗救助制度，落实异地就医结算，建立长期护理保险制度，积极发展商业医疗保险。医疗保障与商业健康保险之间的信息共享是衔接多层次医疗保障、满足人民健康需求的工作抓手。2022 年度我国基本医疗保险参保人数为 13.46 亿人，基本医疗保险基金（含生育保险）总收入为 3.07 万亿元（其中财政补助总额达 0.6 万亿元）、总支出为 2.44 万亿元，虽仍有结余，但随着人口老龄化的进程以及"医疗通胀"的压力，基本医保基金将面临较大的支付压力。2022 年商业保险公司承办居民大病保险业务覆盖 12.2 亿人，目前我国直接医疗支出中商业健康保险赔付占比仍较小，商业健康保险赔付支出占全国卫生总费用支出比例仅有 5.3%，仍有进一步提升空间①。在业务交叉的背景下，建设商保医保信息共享机制，助力医保减压、商保产品创新是现实需要②。

1. 国家引导：明确双平台数据共享机制互通方向

2023 年 6 月，国家金融监督管理总局与国家医疗保障局起草了《关于推进商业健康保险信息平台与国家医疗保障信息平台信息共享的协议（征求意见稿）》。文件指出，国家医疗保障信息平台和商业健康保险信息平台将在政策性业务、药品目录、支付结算情况等领域开展合作。具体来看，信息共享合作领域涉及六个方面：一是通过大病保险、长期护理保险等政策性业务领域的信息共享，支持医保部门和保险监管部门加强业务监测分析，提升保险公司承办（经办）服务能力，在做好历史数据分析基础上更科学地设计保障方案，保证政策有效落地实施；二是通过基本医保和商业健康保险在药品、医用耗材和医疗服务项目等目录，以及定点医药机构和医护人员等方面的信息共享，支持基本医保和商业健康保险在保障范围和保障水平等方面实现有效衔接；三是通过基本医保和商业健康保险历史数据汇总分析的信息共享，支持商业健康保险针对特定地区、特定人群开发产品，满足人民群众个性化

① 《2022 年全国医疗保障事业发展统计公报》，国家医疗保障局网站，http：//www.nhsa.gov.cn/art/2023/7/10/art_7_10995.html，2023 年 7 月 10 日。

② 《理性面对医保商保信息共享》，新浪财经，https：//finance.sina.com.cn/jjxw/2023-07-27/doc-imzeaqhz7767395.shtml，2023 年 7 月 27 日。

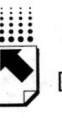

的健康保障需求；四是通过基本医保和商业健康保险在定点医药机构支付结算情况的信息共享，支持商业健康保险提高理赔处理时效，为人民群众提供快速理赔结算服务，提升人民群众的获得感；五是通过基本医保参保报销和商业健康保险投保理赔情况的信息共享，支持医保部门和保险公司在医疗费用管控方面开展合作，有效识别和控制不合理医疗费用，支持银行评估信贷风险，助力社会信用体系建设；六是双方同意开展合作的其他领域①。

医疗保障信息平台与商业健康保险信息平台之间的数据共享可以实现医保与商保的有机衔接，使两者的服务形成补充和协同效应。两个平台之间的信息共享有利于解决信息孤岛问题。一方面有助于保险机构参与医保经办承保，系统提升医保精算定价和运营管理的准确性，释放医保压力；另一方面，使得商业健康保险机构可以更好地了解参保人的健康状况、医疗服务需求以及医疗费用情况，这将有助于更多精细化、多样化的产品落地，满足群众多层次、多样化的保障需求。此外，平台联动有益于加强医疗反欺诈和风险管理。双平台可以相互比对参保人信息，及时发现异常的就医行为和费用情况，防止医疗保障基金的滥用和浪费，并促使参保人诚信就医，增强医疗保障制度的公平性和可持续性。

2. 地方探索：济南首创"政保通"医保商保信息平台

2020年，济南市在全国率先打通商业健康保险与基本医保之间的数据梗阻，首创"保医通"服务平台，破解了商业健康保险理赔服务"最后一公里"难题，实现了商业健康保险的快速理赔结算甚至即时结算②。

2022年，基于"保医通"服务平台的成熟经验，济南市依托市政务云和一体化大数据共享交换系统，升级打造"政保通"医保商保信息服务平台，持续推进医保数据共享和赋能经办服务的有效衔接。从具体流程上来

---

① 《两部门推进医保与商业健康险双平台信息共享 业界期待多层次医疗保障体系建设再提速》，证券日报网，http://www.zqrb.cn/jrjg/insurance/2023-06-26/A1687707425772.html，2023年6月26日。

② 《全国首个！"政保通"数据服务平台在济启动》，济南市人民政府，https://www.jinan.gov.cn/art/2022/10/26/art_1861_4931516.html，2022年10月26日。

说，参保人出院时完成基本医保的即时报销后，如有商业健康保险理赔需求，可以通过手机端"济南医保"小程序，线上查询个人医保报销的详细信息，并将数据授权给指定的商业保险机构查询使用。商业保险机构通过"政保通"平台获取到参保人的数据后，即可直接用于参保人的商业健康保险理赔，有效减轻了群众线下多方复印资料，医院、保险机构多次跑腿的烦恼，实现了广大参保群众商业保险的无纸化线上快速结算，普通健康保险平均赔付时间由 10 余天压缩到 1 天，最快赔付时间为 2 分钟，商保理赔效率大幅提升。特别是 2022 年济南市上线国家统一的医保信息平台后，又进一步优化了数据流通环节，依托区块链、电子认证等技术强化个人授权，加强了数据共享的全流程监管①。2023 年底，平台已经完成与中国人寿、平安人寿、太平洋人寿等 10 家主流保险机构的业务系统对接，累计完成行业服务超 100 万件，完成商业健康保险赔付金额逾 30 亿元②。

三　医疗保障信息共享的问题

目前，医疗保障信息共享虽然国家有安排、地方有实践、参保人有受益，但是受限于分割管理的制度惯性与相关软硬件设施配套的缺乏，还存在制度环境不健全、管理权责不清晰、技术标准难支撑、监管机制待完善、区域发展不均衡等问题。

（一）政策法规不健全，欠缺信息共享环境

在全面推进医疗保障信息共享的过程中，健全的政策制度建设是基础。国家在《"十四五"全民医疗保障规划》中提出要大力推进智慧医保的建设进度，以建成全国统一的医疗保障信息平台为基础，全面应用医保大数据和

---

① 《最快 2 分钟赔付！济南"政保通"平台打通医保商保线上赔付"快捷通道"》，鲁网，https：//jinan.sdnews.com.cn/sz/202309/t20230901_4283711.htm，2023 年 9 月 1 日。

② 《济南建设"政保通"数据服务平台 与 10 家主流保险机构业务系统对接》，百度网，https：//baijiahao.baidu.com/s？id=1785786208419175889&wfr=spider&for=pc，2023 年 12 月 20 日。

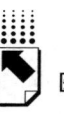

智能监控，从而提升医保管理的数字化、智能化水平。但当前医保信息化共享领域的相关政策和制度尚不完善，没有对医保信息化共享中的大数据应用制定详细的政策进行指引，新的行业准入门槛、远程互联网诊疗、在线支付收费与报销等相关制度标准也在建立初期，且由于各地的发展水平不同，当前的信息化程度也存在差异，对政策和制度的制定也存在一定挑战。在各地的政策落实方面，涉及的政策文件相对较少，并且缺少具体的政策执行标准，医保领域数字化转型以及医保数据开发利用的相关政策制度的普及度还不够，落实情况存在差异。

此外，我国医保信息共享的法治环境不够完备。2021年2月19日，我国的第一部医保监管法律文件《医疗保障基金使用监督管理条例》颁布，对医院医保基金的监管工作提出了全新的工作要求，但这也是至今为止唯一一部医保方面的法律。与此同时，随着全国医保的普及与共享，医保数据信息安全、隐私保护以及共享使用等问题日益引发思考，对于医保数据的管理与使用也缺乏相关的法律规定，因此亟须构建一个全方位、多层次的法律体系，通过营造适宜的法治环境推动医疗保障信息共享的长足发展。

（二）管理边界不清晰、权责划分不明晰，掣肘行政管理效率

现阶段医疗保险进入数字化转型新时期，涉及大量的数字化信息，包括患者信息、医疗费用、药品信息等，这些数字化信息的管理和使用需要更加明确的权责关系来进行规范。医保业务资源权责不明严重制约了医保数字化、智能化的改革进度。

在国家医疗保障局成立之前，医疗保障涉及发改、卫生、民政、人社等多个管理部门，政府各部门之间的职责分工不同，随着医疗保险制度的发展与重构，医保数据信息逐步整合到医疗保障局，但是由于部分数据信息的历史性原因，在整合数据过程中，数据模糊、数据重复甚至是数据丢失等情况时有发生。由于权责不明，各部门在数据采集、处理和使用过程中容易出现重复操作、误操作等问题，导致数据质量低下，影响医保信息化共享的进程。同时，由于登记信息标准的不统一，也很难将不同部门的数据信息整合

成为一份清晰的数据报告。

国家在开发设计全国医保统一信息平台时，整合了全国各省、市的基本医疗信息数据，但是对于其他涉及医保数据的部门并没有做到数据信息的整合与共享，所采集特定的数据信息也仅仅是进行了单方面的传输，数据信息的覆盖面过窄。同时，在国家医疗保障局成立之后，地方医保部门应当承担起整合与共享关于医疗保障领域所有的数据信息职责，由于各部门之间的权责关系不明确，很难建立起有效的激励机制，即使有共同的需求，也会因为权责不明而无法达成共识，使得各部门缺乏动力去推进医保信息化共享工作。

（三）标准体系支撑不足，降低信息使用能力

各地区的医疗信息化程度的不均衡导致医保信息系统技术标准不统一。一方面，各地区医保信息系统由多个公司进行建设和开发，每个信息系统的数据结构不同、功能不一致和界面结构差异使得医疗信息相互独立。各地医保信息数据库尚未形成统一的数据口径，病种编码、收费代码等基础数据库标准各自为战，录入标准和保存方式各异，难以实现信息共享①。同时，不同监管部门之间的共享渠道不畅通，联动机制尚未建立。医疗、药品、医保、科技等分属于不同的部门和机构管理，缺乏统一的数据信息共享平台。为了加强监管和促进发展，不同部门和机构之间往往需要数据共享，但实践过程却困难重重或效率较低；割裂的数据管理必然会对有关医疗行业全局的发展态势及趋势的判断和预测产生影响，不利于医疗行业的高质量发展②。另一方面，由于医疗信息的收集缺乏统一的标准，各地区、各平台数据收集标准不一，在进行数据整合和分析时，难以形成一套完整记录患者有效医疗信息的数据系统，可能会影响对患者临床决策的准确性和高效

---

① 杨红燕：《数字化时代的数字医保：内涵、价值、挑战与治理思路》，《华中科技大学学报（社会科学版）》2021年第2期。

② 敖虎山：《打通"数据孤岛"推动建立医疗行业"数据银行"》，《中国医疗保险》2022年第3期。

性，给患者就医带来极大不便，影响了患者满意度和医院的就诊率和服务效率。同时，不同地区的经办人员主观性差异较大，对于医保系统的问题处理，一些地区的经办机构或医院存在相互推诿、回应不及时、处理问题较慢等问题，这也制约了医保信息平台的使用效率。

（四）监管机制不健全，增加信息安全隐患

数字医保倡导信息共享理念，但医疗机构之间较高频率的信息传输、医患身份认证的缺乏以及薄弱的隐私保护意识都可能会威胁医患双方的信息安全。医保数据开放共享的过程中一旦发生信息泄露，个人隐私就会被暴露，甚至可能被第三方非法利用，不仅会对当事人的身心造成伤害，还可能影响社会稳定。

医保数据的开放共享过程中，参保者、政府、医保部门、医疗机构等都可能成为隐私泄露者。参保者使用手机、电脑等设备应用数据和处理数据时，可能受到恶意 App、网站的干扰造成信息泄露，导致隐私受到侵犯，而且参保者往往因为隐私保护意识淡薄，难以第一时间察觉；政府、医保部门、医疗机构等掌握着参保者的医保数据信息资源，但医保系统缺乏专业的信息安全部门应对复杂多变的数据环境，且自身信息化程度低、隐私保护缺乏技术支撑，难以解决复杂的网络问题。信息、网络、技术、人员以及故障处理等方面的限制导致隐私保护不到位，增加了隐私泄露风险[1]。医保信息包含了个人许多敏感的信息，如健康状况、就医行为、医疗费用、药品使用、基因遗传信息等，这些信息都属于个人隐私范畴，医保信息的专门性隐私法律的缺失阻碍了医保数据的开放共享，对相关隐私信息进行保护的完整性成熟性法律法规亟待形成。

此外，我国目前尚未出台专门针对医保数据保护的法律法规，现有的法律法规对于医保数据的定义、分类、权限、责任等方面缺乏明确和统一的规定，导致在实践过程中，医保数据的所有权和保障数据安全的责任主体不明

---

[1] 邓崧、洪润琴：《隐私保护背景下的医保数据共享开放研究》，《现代情报》2020 年第 8 期。

确。同时，我国在医保数据的监管方面也存在漏洞。随着互联网领域的快速发展，越来越多的设备接入网络，网络安全问题变得越来越突出，患者信息数据泄露的风险也在不断增加，但对于使用医保数据的参与主体还未能制定有效的监督检查和问责机制，在医保数据的利用方面还存在着道德伦理上的争议，对个人隐私权和知情权没有做到充分尊重和维护。

（五）区域发展不均衡，阻碍信息共享进程

目前，我国城镇职工基本医疗保险和城乡居民基本医疗保险大部分地区正在做实市级统筹，京、津、沪、渝 4 个直辖市和海南、福建、宁夏、青海等省区开展了省级统筹①。我国各个地区间的经济差异导致了不同区域间的医保政策差异、待遇水平差异，同时信息化建设水平也各不相同，这也是制约医保统筹层次的重要因素。东中西部之间、城乡之间在网络接入率、数字化基础设施规模和数字化服务的覆盖范围和供给质量、医保电子凭证持有率等方面均存在差距②。大部分一线城市医疗信息建设起步早、信息化程度高，大型三甲医院也均实现了信息化全覆盖；而二线、三线城市，农村和西部欠发达地区信息化进程较慢，甚至部分地区还处于传统的手工医疗信息处理阶段，使得自上而下的系统联网扩面进展缓慢。即使是同一地区内部，医疗信息化水平也存在差异，城市中大型医院信息化水平较高，而中小型医院，县（区）、农村等医院，公共卫生机构信息化水平相对滞后。

较低的统筹层次使得各统筹区域间的相关医疗机构信息共享不畅，大大降低了药品集采时的议价能力。在一些地区，由于人口老龄化、医疗资源不足等原因，药品需求量大，采购价格相对较高，而在其他地区则可能存在相

---

① 《国家医疗保障局关于政协十三届全国委员会第四次会议第 2844 号（医疗体育类 152 号）提案答复的函》，国家医疗保障局网站，http://www.nhsa.gov.cn/art/2021/10/26/art_110_7263.html，2021 年 10 月 26 日。

② 杨红燕：《数字化时代的数字医保：内涵、价值、挑战与治理思路》，《华中科技大学学报（社会科学版）》2021 年第 2 期。

反的情况。这种价格差异使得医疗机构在药品采购中难以形成统一的市场力量，从而影响了采购能力和议价能力。同时，由于统筹层次低，基金的调剂能力受到限制，地区间基金的余缺难以平衡也可能导致一些地区的医疗机构因缺乏足够的资金而无法采购到需要的药品。

此外，受制于长期以来的医保属地化管理制度，不同统筹地区之间、不同医保制度之间存在政策差异，异地就医的报销结算较为不便。先垫支再报销不仅增加了参保患者的经济负担和时间成本，也给医保经办服务与监督管理带来了诸多困难。

四　促进医疗保障信息共享的对策建议

针对当前医疗保障信息共享在制度环境、技术标准、监管机制和区域发展等各方面存在的问题，未来需要通过完善顶层设计、统筹资源配置、促进主体协同、规范技术标准、健全全面监管等方面予以完善。

（一）注重顶层设计，优化制度体系与安全管理体系

医疗保障信息共享是医疗保障信息从地方到全国、从个体到整体、从独立到统筹的重要设计展望，是牵涉每个人、每个家庭的民生大事；政府不仅要履行职责，更要主动作为，发挥主体作用，完善优化相关政策，提供制度性保障，促进制度规范统一。

一是建立健全法律制度和执行机制。推进医疗保障法、信息安全和隐私保护、大数据应用与管理、医保数据管理等医疗保障各方面的立法工作，夯实医疗保障事业改革和发展的法治基础，使法律保护覆盖医保全过程。

二是完善医疗保障信息共享领域的相关政策和制度。各地应以国家-地方为框架，根据国家主要政策，严谨制定符合地区实际情况的具体文件。加快建设包括行业准入门槛、远程互联网诊疗、在线支付收费与报销等政策制度标准，推进信息共享的发展提质增效。同时，各地应加大对于医保领域数

字化转型以及医保数据开发利用等相关政策的宣传力度，让政策普及度更高、影响力更大。政策的健全是医疗保障信息共享发展的保障，只有政策做到多层次、全方面、广覆盖，为真正实现医疗保障信息的共享化打牢制度基础，信息共享的愿景才能更快实现。

三是推进政策执行标准化规范化建设。力争构建统一的政策执行推荐性标准，各地可根据不同需求参照执行，在法治框架下，更好地保证标准有效落地，使我国的全民医保制度建设向高质量方向迈进，更好地满足发展的需要。

（二）统筹资源配置优化，落实数据层级化管理

从全民医保的大格局出发，有必要从县-市-省的层面逐步提高统筹层次，在更大范围内分散风险，实现医保公平性。打破医保制度"碎片化"的格局，对基本医疗保险制度进行整合是我国医疗保障制度建设的重要任务。当前，我国医疗保险主要以市级统筹模式为主，只有小部分地区实现了省级统筹；因此需要根据各地区实际情况来调整医保统筹层次，巩固市级统筹，并逐步提高医保统筹层次。建立基本医疗保险市级以下垂直管理模式，可以克服分级管理模式监管道德风险行为，更高的统筹层次可以排除市县政府对于医保的掣肘，市级和县级经办机构以分支机构定位，从很大程度上降低了医保基金监管中的道德风险，增强医保制度的公平性和统一性。

保持发展较快地区维持基本稳定现状，建立落后地区信息化快速完善机制，加大基础设施建设，投入更多精力，使较落后地区提升潜力，迅速追赶，并尽快同先进地区保持一致的发展步伐，避免因信息化程度差异过大导致的发展不协调不充分的问题产生。一是各统筹地区医保政策和经办服务体系要优先统一。各级医保部门要充分利用大数据、云计算等人工智能技术，共同建立起统一的医保信息系统，有效收集和整理参保信息，避免重复参保等问题的发生。二是扎实推进不同经济发展水平地区信息化建设差距缩小的具体目标和行动计划。支持针对特定地区、

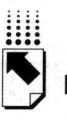
特定人群开展信息援助，打通信息共享渠道，在保证安全性的前提下最大限度开放数据共享权限以增强信息利用率，拓宽获取相关信息的通道。三是允许先建立区域间的医疗信息共享机制。利用统一的数据标准和数据接口，建立区域医疗信息共享机制，实现区域内医疗机构之间、管理部门之间的医疗信息共享和交换。

（三）多主体协商共治，构建跨部门数据协同共享新格局

医疗保障信息共享建设要想长远、稳定地发展，离不开各地区、各部门的携手合作。在总体规划、分工协作的基础上，强化统筹及合作能力，共探医疗保障信息共享化的发展前景。

一方面应加强组织领导，强化统筹地区的主体责任，牵头抓总，统筹推进医疗保障信息共享建设，确保取得实际应用成效。优化政府各部门权责清单事项的标准化体系。各级医保部门要充分认识医疗保障信息共享对于医保发展的重要作用。通过高层的行政部署，配置不同层级政府以及同一层级政府不同部门的权责清单事项，按照归口管理模式，统一权责清单中相关事项的类别划分，推动不同地区、不同层级政府权责清单事项的标准化制度体系建设。特别是厘清政府权责清单中关于交叉职责事项的划分，健全完善交叉职责事项的规制原则，明确事项名称、事项编码、设定依据、行使层级、实施主体、运行流程等结构性要素，协调处理交叉事项。压实工作责任，建立健全评价考核机制，明确执行主体、执行目标、执行方式等流程。将责任落实到具体的部门，坚持权力清单和责任清单明晰同步，以保证工作的具体执行。

另一方面应坚持分工协作的原则，既要发挥统一领导的主体作用，又要调动各部门的积极性、主动性和创造性。在权责划分的基础上，优先考虑并且保证部门联动，强化各职能部门之间的协调合作，加强涉及部门之间的工作交流，建立业务管理之间的沟通、协调、衔接机制。需要中央、省级、市级不同层级的部门共同努力，形成协调行动的良好局面，助力突破医疗保障信息共享建设的瓶颈。很多全局性问题比如政策完善、监督，就需要中央层

面来解决。地级市及以下政府部门是信息平台的实践者，决心决定成效。政策出台后，部门之间应该加强合作，形成合力。主动衔接卫生健康、民政、药品监管、公安等相关部门，加强信息交流和数据共享，实现联动响应，充分发挥各部门优势，强化部门合力。各级部门的通力合作、功能互补，才能助推深化信息共建共享、协同发展的过程。

（四）构建全面标准化框架，规范数据技术管理和应用

当前，新一轮科技革命深入发展，数字化转型成为大势所趋，有必要坚持以数字化为导向，充分发挥信息优势，激活信息要素潜能，不断增强关键技术创新能力以提供保障。首先，需要统一医疗保障业务标准和技术标准。积极促进建成全国统一、高效、兼容、便捷、安全的医疗保障信息平台，持续优化运行维护体系和安全管理体系，完善平台功能；设置统一技术标准，加强重点技术标准化工作，健全标准化信息机制，确保数据符合标准化要求；做好医疗保障数据分级分类管理，做到系统互通、资源共享，推进医疗保障部门与人力资源和社会保障、卫生健康、银保监、药监等部门的工作衔接，探索建立医疗保障部门与卫生健康、药监等部门信息共享机制，有效提升医保管理与服务能力。

其次，应持续提升医保信息数字化、智能化水平，加大医保信息化建设力度。建立完善基于大数据、人工智能、区块链等新技术的统计监测和决策分析体系，提升信息处理的精准性、独立性、协调性和有效性。由于系统信息来源的多样性、应用领域的复杂性和运行环境不确定性，要保证各模块功能独立运行，平台搭建与应用互不干扰。加强对医疗保障基础信息数据、结算数据、定点医药机构管理数据的采集、存储、使用，完善相关部门数据协同共享机制，为技术的应用提供坚实的基础，探索多维度数据校验，提升精细化数据管理水平。要不断结合先进的大数据计算水平和技术，保证信息收集渠道要全面，信息资源整合要充分，信息真实性可溯源，同时组织人员开展系统学习，反馈优化和升级建议，推动信息系统、平台的构建和成熟。

最后，要注重医保信息系统的人才建设。加强对技术人员、业务经办人员的培训。在大力培养技术型人才、扶持信息化人才的基础上，夯实技术人才根基，鼓励人才技术创新，为医疗信息系统提供技术支撑。同时，提高经办人员的业务能力和服务水平，强化对业务办理过程的监管力度，让业务经办有"温度"、服务更"温暖"，提高医保信息平台的使用效率。

（五）筑牢安全保障基石，全方位监督数据安全

在实现医保与其他部门医疗保障信息共享的过程中，需要夯实数据安全基础，建立健全信息共享机制和技术支持体系，促进不同部门之间的协作共赢，实现医保服务的高质量发展。

一是制定医疗保障数据安全法律法规或管理办法。明确医疗数据的定义、分类、权限、责任等方面的规范，落实数据分级分类管理要求，规范数据管理和应用权限，依法保护参保人员基本信息和数据安全。

二是建立规范化、科学化、常态化的审核和监控体系。在医保信息共享过程中，医保部门作为直接管理者，医院、药店等作为医疗保障信息系统最直接的使用者，多方参与直接影响着医疗保障信息的稳定性、安全性和效果，建议通过加强医保信息共享系统使用的监管来提高管理的质量和效率。完善信息化建设、智能化审核、大数据分析的全过程，形成日常审核与现场检查、大数据智能分析等多种方式的常态化监管体系，确保信息安全、合理使用。

三是在医疗保障信息设备高度互联的情况下，需要保证系统建设各环节的安全性。针对信息安全的实际需要，对信息系统进行改进完善，完善防护功能软硬件设置，强化医疗保障信息基础设施建设，为数据控制提供良好的基础条件，维护信息平台运行安全。确保数据安全需要对信息安全是否有效进行测试评价，及时发现薄弱环节，进而有针对性地进行改进完善。加强信息处理能力，实现日常运行自动化、规范化，紧急应对智能化、高效化，制定行之有效的风险防控方案，竭尽所能规避风险。

总之，医保信息共享是赋能医保高质量发展、提高参保人获得感的重要

措施，目前已经开展了丰富的实践探索，但仍受制于法律体系、地区差异、管理权责等方面的约束。未来，需要从优化顶层设计、协调区域发展、强化权责意识、统一技术标准、加强信息安全保护等方面，推动建立数字化、智能化的全民医保大服务新格局。

B.5
医疗保障数字安全建设发展报告

彭宅文 *

摘　要： 我国医疗保障数字安全建设伴生于医疗保障信息化和数字化建设之中。在地方政府社会医疗保险管理信息系统信息化、数字化转型时期，和国家医疗保障局自上而下推动的医疗保障数智化改革时期，从制度、技术和能力维度推动医疗保险数字安全建设都是医疗保障管理数字化转型与发展的重要内容。当前我国的医疗保障数字安全体系包括面向医保参保者的数字安全、面向医疗服务提供者的数字安全、面向基金监管与支付方的数字安全和面向医保大数据开发利用者的数字安全四个维度。医疗保障数字安全建设正面临中央统一管理与地方灵活应用、增加透明与保护私隐、积极利用与审慎安全等一系列挑战。随着人工智能驱动的医疗保障管理改革的深化，医疗保障数字安全建设的重要性愈发重要，因此，未来要努力从理念与法制、政策与技术、组织与能力等多个角度攻克提升医疗保障数字安全治理效能的关键任务。

关键词： 医疗保障　数字安全　数智化转型　数字安全治理

一　医疗保障数字安全建设的现状

（一）医疗保障管理数字化转型的历程

从历史的角度来看，我国医疗保障信息系统建设和数字化转型大致经历

---

* 彭宅文，博士，广西医科大学人文社会科学学院副教授，主要研究领域为社会保障、医疗保障、社会服务。

了两个阶段。在第一阶段，我国的社会医疗保险行政管理仍由人力资源和社会保障部负责，社会医疗保险的政策、经办以及信息管理系统仍与其他四大社会保险紧密结合。在这一阶段，社会医疗的信息系统建设与数字化转型肇始于地方社会医疗保险行政管理部门的社会医疗保险基金智能监管改革。随着城乡居民基本医疗保险的快速扩面，我国逐步建立了覆盖全体国民的社会医疗保险。为了解决参保患者的骗保，以及各类医疗机构过度医疗导致的社会医疗保险资金滥用问题，社会医疗保险智能监管通过大数据的方法建立社会医疗保险基金监管平台，通过自然语言模型和统计分析模型，在线识别出参保患者和定点医疗机构的风险行为，以此辅助线下的医保基金监管行动。医保智能监管是地方政府主导的，全国并没有建设统一的体系，并且医保智能监管一般通过政府购买服务的方式，委托给具有资质和能力的医疗健康信息技术公司。当然，社会医疗保险智能监管很好地提高了医保资金的使用效率，有效治理了参保患者的骗保行为和医疗机构的医保基金滥用行为。

在第二阶段，随着国家医疗保障局的建立，社会医疗保险的信息化、规范化和智能化开始加速。在这一阶段，国家医疗保障局自上而下地规划了社会医疗保险领域的标准化、规范化和信息化建设方案，这为医保标准的全国一体化打下了坚实的基础。区别于第一阶段地方政府主导的碎片化招标和建设思路，国家自上而下统一招标、整体规划与集中管理极大地促进了我国医疗保险信息化建设由信息化向智能化转型。

1. 地方政府医保智能监管驱动的医疗保障管理数字化转型

在第一阶段，我国医疗保障体系正处于快速发展与变革之中。随着城乡居民基本医疗保险制度的全面建立，参保人数激增，医保基金规模不断扩大。然而，这一快速扩面也带来了新的问题，如参保患者的骗保行为、定点医疗机构的过度医疗以及医疗保险资金的滥用等，严重威胁着医保基金的可持续性和公平性。为应对这些挑战，政府开始重视医疗保障信息化建设，尤其是社会医疗保险基金智能监管体系的建设，以期通过技术手段提升监管效能、保障医保基金安全。

智能监管体系的建设始于地方社会医疗保险行政管理部门的积极探索。

首先，各地政府意识到传统的人工监管方式已难以满足日益增长的监管需求，于是开始引入大数据、云计算等现代信息技术，构建社会医疗保险基金监管平台。这些平台通过收集、整合和分析医保业务数据，运用自然语言处理、统计分析等模型，实现了对参保患者和定点医疗机构行为的在线实时监控和风险评估。

智能监管体系的建设主要采取政府主导、企业参与的模式。政府负责制定政策、标准和规范，提供必要的资金支持；而具有资质和能力的医疗健康信息技术公司则通过政府购买服务的方式参与具体建设和技术支持。这种合作模式既发挥了政府的主导作用，又充分利用了企业的技术优势，推动了智能监管体系的快速形成和有效运行。此外，智能监管体系还具备数据共享、实时分析、风险预警等特征，能够实现对医保业务数据的全面覆盖和深度挖掘。

智能监管体系的建设对规范参保患者的就医行为和定点医疗机构的诊疗行为起到了重要作用。通过在线识别和预警风险行为，智能监管系统有效遏制了骗保和过度医疗现象的发生，减少了医保基金的浪费和滥用。同时，智能监管还促进了医疗服务质量的提升。一方面，通过数据分析，医保部门可以更加精准地掌握医疗服务的质量和效率情况，为政策制定提供依据；另一方面，智能监管也促使医疗机构加强自身管理，提高诊疗水平和服务质量，以赢得患者信任和市场竞争力。总之，第一阶段的医疗保障信息化建设为后续的智能化转型奠定了坚实基础，也为我国医疗保障事业的可持续发展提供了有力保障。

2.国家医保局医疗保障管理标准化、信息化、数字化改革推动的医疗保障数智化改革

随着国家医疗保障局的成立，我国医疗保障信息化建设进入了全新的发展阶段。面对医保制度分散、统筹层次较低、信息系统条块分割、衔接不畅等问题，国家医保局提出了构建全国一体化医疗保障信息平台的宏伟蓝图。这一阶段的信息化建设不再局限于地方性的探索与尝试，而是转向全国范围内的统筹规划、统一标准与集中管理。在此背景下，国家医保局

出台了《关于医疗保障信息化工作的指导意见》，明确了信息化建设的总体目标、基本原则、主要任务和保障措施。随后，一系列政策文件和技术标准相继出台，为医保信息化和标准化建设提供了坚实的制度保障和技术支撑。

国家医保局在信息化建设中高度重视标准化工作，通过制定和实施一系列数据标准、接口标准、业务标准等，实现了全国医保信息系统的互联互通和数据共享。这不仅提高了信息系统的兼容性和可扩展性，也为后续的智能化转型奠定了坚实基础。全国一体化医疗保障信息平台的建设打破了以往地方各自为政的局面，实现了从中央到地方、从医保经办机构到定点医疗机构和参保人员的全链条信息化管理。通过集约化建设和管理，有效降低了建设成本和维护成本，提高了信息系统的整体效能。在标准化和一体化的基础上，国家医保局积极推动医保信息系统的智能化升级。通过引入人工智能、大数据等先进技术，实现了对医保数据的深度挖掘和分析，为政策制定、基金监管、费用控制等提供了有力支持。同时，还通过开发智能客服、个性化推荐等功能，提升了参保人员的服务体验。

国家医保信息平台的建设遵循统筹规划、统一标准、分步实施的原则。平台采用两级架构（国家级和省级）进行部署，并构建了包括公共服务、经办管理、智能监控、宏观决策等在内的多个子系统。这些子系统通过统一的数据交换平台和接口标准实现互联互通和数据共享，共同支撑起全国医保业务的协同联动。通过构建高效的数据处理和分析体系，平台能够实时对医保业务数据进行监控和分析，为各级医保部门提供精准的数据支持。同时，平台还具备强大的安全防护能力，确保医保数据的安全性和隐私性。

在运行效果方面，国家医保信息平台显著提升了医保业务的办理效率和服务质量。参保人员可以通过手机 App、网上服务平台等渠道实现医保信息查询、费用结算等业务的自助办理；医保经办机构则可以依托平台实现业务数据的实时传输和共享，提高了工作效率和监管能力。此外，平台还为政策制定和基金监管提供了有力支持，促进了医保制度的可持续发展。

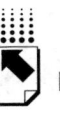

（二）医疗保障数字安全建设的现状

1. 架构体系：中央统一标准与省级政府统一运维

国家医保信息平台在层级结构上展现出鲜明的特征。该平台由国家医保局统一开发建设，实现了中央统一标准与省级政府统一运维的有效结合。这一架构确保了全国医保业务编码标准、医保数据规范和医保经办服务的三个统一，从根本上解决了原有医保信息系统标准不一、数据不互通、系统分割、区域封闭等问题。中央统一标准是国家医保信息平台高效运转的基石，它不仅推动了政策的统一，也为数字化转型和智能化运行提供了坚实的基础。

医疗保障数字安全体系则围绕国家医保信息平台构建，其特点主要体现在全面性和多层次性上。该体系涵盖了面向参保者、医疗服务提供者、医保基金监管与支付方以及医保大数据开发利用者等多个方面的安全保障措施。每个方面都有其独特的关注点，如参保者信息的隐私保护、服务提供者通过支付方式改革推动的绩效考核、基金监管与支付方在提高监管效率的同时保护私有信息，以及大数据开发利用者通过数据脱敏加强信息保护等。

国家医保信息平台以其统一的标准和高效的运维，为医疗保障数字安全体系提供了坚实的支撑。医疗保障数字安全体系则通过全面性和多层次性的安全保障措施，确保了医保数据的保密性、完整性和可用性，为参保者、医疗服务提供者、医保基金监管与支付方以及医保大数据开发利用者等各方提供了可靠的信息安全保障。

2. 面向参保者的医疗保障数字安全建设现状

面向参保者的医疗保障数字安全建设，是当前我国医疗保障体系中的重要一环，旨在提升参保者的服务体验与信息安全保障。其内容主要包括促进参保者积极利用医疗保险信息平台进行缴费参保、信息查询以及待遇支付等操作，同时严格保护参保者的个人隐私和信息安全。

这一建设的特点在于其综合性和针对性。综合性体现在它不仅关注技术层面的安全建设，如数据加密、访问控制等，还注重业务流程的优化和服务质量的提升，确保参保者能够高效、安全地使用信息平台。针对性则在于它特别关注参保者的隐私保护，通过严格的权限管理和数据脱敏措施，防止参保者的基本信息、财务信息、健康信息及诊疗信息被不当使用或泄露。

专栏 1　面向参保者的医疗保障数字安全治理案例

2020 年 7 月至 12 月，被告人徐某林在其妻已去世的情况下，仍使用其妻子的医保卡，在安徽省颍上县人民医院购买 16 盒奥拉帕利片并报销费用，骗取医保基金 12 万余元。后将药品销售给他人，违法所得 1.5 万余元。徐某林主动投案，所骗取的医保基金已全额退赔。安徽省颍上县人民检察院以徐某林犯诈骗罪提起公诉。颍上县人民法院经审理认为，徐某林隐瞒真相，骗取医保基金，数额巨大，其行为已构成诈骗罪。徐某林有自首情节，认罪认罚，退赃退赔，依法从宽处理。据此，依法认定徐某林犯诈骗罪，判处有期徒刑二年六个月，缓刑三年，并处罚金人民币五千元。判决已生效。

本案系冒用他人医疗保障凭证就医、购药骗取医保基金的典型案例。参保人员应当持本人医疗保障凭证就医、购药，冒用他人医疗保障凭证属于违法违规行为。参保人员在享受医疗保障待遇的同时，有义务维护医疗保障基金持续健康发展，不得冒用他人医疗保障凭证，也不得将本人医疗保障凭证交由他人冒名使用。以骗取医疗保障基金为目的，使用他人医疗保障凭证冒名就医、购药，构成犯罪的，依法以诈骗罪追究刑事责任。

案例来源：《"两高"关于依法惩治医保骗保犯罪典型案例》，最高人民检察院网，https：//www.spp.gov.cn/xwfbh/dxal/202403/t20240301_646839.shtml，2024 年 3 月 1 日。

面向参保者的医疗保障数字安全建设的作用显著。首先，它提高了医疗保险公共服务的水平和质量，使参保者能够更方便快捷地办理相关业务，享受更高效的医疗保障服务。其次，它增强了参保者对医疗保障体系的信任感和满意度，有助于提升医保政策的执行效果和覆盖面。最后，它也为参保者

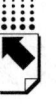

提供了更加安全的个人信息保护屏障，减少了因信息泄露带来的潜在风险，保障了参保者的合法权益。

3. 面向服务提供者的医疗保障数字安全建设现状

面向服务提供者（医疗机构）的医疗保障数字安全建设，是确保医疗服务过程中数据安全与合规性的关键环节，其内容主要包括以下几个方面：医疗机构需建立符合安全标准的信息系统，采用加密技术保护数据传输与存储过程中的安全，确保医疗数据的保密性、完整性和可用性；实施精细化的权限管理，确保只有授权人员才能访问敏感医疗数据，防止数据泄露和非法使用；数据脱敏与隐私保护方面，在数据处理和分析过程中，对敏感信息进行脱敏处理，减少个人信息泄露的风险，同时保障医疗数据的合法使用。另外，在服务医保支付制度改革过程中，数字安全建设也非常重要。通过数字安全建设，支持医保支付方式的改革，如 DRGs（疾病诊断相关分组）和 DIP（按病种分值付费）等，提高医保支付效率，同时推动医疗机构的绩效考核和薪酬制度改革。

专栏 2　面向医疗机构员工的医疗保障数字安全治理案例

吴某甲、吴某乙在广西南宁市江南区经营一家保健按摩中心，主要是向产妇提供服务。为扩大客源，吴某甲向南宁市某医院产科主管护师韦某提出，由韦某提供产妇信息，并承诺每发展一名客户就给韦某 50 元或 60 元报酬，若客户后续办卡消费则另外向韦某支付 10% 的提成。2018 年至 2020 年 6 月，韦某便以写论文需要数据为由，通过欺骗有权限的同事登录该医院"护士站"系统查询产妇信息后拍照发给自己，或者自行通过科室办公电脑查询该医院"桂妇儿"系统产妇信息后拍照，不定期将上述产妇信息照片通过微信发给吴某甲，吴某甲、吴某乙则利用上述信息安排员工通过电话联系产妇发展客户。经查，韦某向吴某甲、吴某乙出售包括产妇姓名、家庭住址、电话号码、分娩日期、分娩方式等在内的产妇健康生理信息 500 余条。

2020 年 7 月 10 日，公安机关对韦某、吴某甲、吴某乙提请批准逮捕。

2020 年 12 月 16 日，江南区人民法院采纳检察机关的指控事实和意见，认定韦某、吴某甲、吴某乙犯侵犯公民个人信息罪，分别判处韦某、吴某甲、吴某乙有期徒刑十个月、缓刑两年至有期徒刑六个月不等，并处罚金。针对涉案医院对公民个人信息管理不善、对从业人员纪律约束不强、法治教育不足等问题，江南区人民检察院制发检察建议，促进涉案医院倒查信息安全管理状况，完善患者信息安全管理措施与制度，从源头防范公民个人信息泄露。

案例来源：《关于印发检察机关依法惩治侵犯公民个人信息犯罪典型案例的通知》，最高人民检察院网，https：//www.spp.gov.cn/xwfbh/dxal/202212/t20221207_594973.shtml，2022 年 12 月 7 日。

面向服务提供者的医疗保障数字安全建设充分利用现代信息技术手段，如加密技术、区块链等，提升数据安全防护能力；紧密围绕国家医保政策和改革方向，确保数字安全建设符合政策要求；以提升医疗服务质量和患者满意度为目标，优化业务流程，提高服务效率。面向服务提供者的医疗保障数字安全建设的作用显著，不仅有助于保障医疗数据的安全性和隐私性，还能推动医疗机构的绩效考核和薪酬制度改革，提升医疗服务水平，促进医疗行业的健康发展。

4. 面向基金监管与支付方的医疗保障数字安全建设

面向基金监管与支付方的医疗保障数字安全建设，是医疗保障体系稳健运行的关键保障。其内容涵盖系统安全加固、智能监控预警、数据安全管理及权限审计等多个方面。通过采用先进的信息安全技术，构建全方位、多层次的数字安全防护网，确保医保基金的安全性与监管效率。

内容上，该建设不仅强化了信息系统的物理与逻辑安全，还引入了智能分析算法，对基金使用情况进行实时监控与异常检测，及时发现并防范欺诈行为。同时，建立了严格的数据管理制度，确保基金数据的完整性、保密性和可用性。特点方面，一是高度集成化，将安全技术与业务流程深度融合，实现监管与支付的无缝对接；二是智能化水平高，利用大数据、AI 等技术

提升监管效率与精准度；三是灵活性与可扩展性强，能够适应医保政策与医保基金管理的不断变化。

专栏3　医疗保障基金监管与数字安全治理案例

2014年1月至2019年8月，被告人赵某泽在领办某镇中心卫生院并任名誉院长期间，为骗取医保资金，利用经营管理卫生院职务之便，安排工作人员黄某超、张某华、钱某、吴某迎冒用具有执业医师资格的冯某功、乔某如、王某辉等人名义伪造住院病人病历，将住院病人真实使用的医保不能报销的药品替换成医保能报销的药品，并虚增住院病人所使用的医保范围内药品，用医保资金予以报销。安排闫某磊（另案处理）制作虚假购药发票374张用于平账，票面金额共2180万余元。被告人赵某作为卫生院副院长（主持工作）、法定代表人，明知其父赵某泽骗取医保资金，仍在范县参合农民住院确认单、范县新型农村合作医疗住院补偿票据、范县城乡居民医疗保险住院补偿票据上签字，用医保资金予以报销。二人套取医保资金1800万余元，已拨付至卫生院公共账户1600万余元，其中500万余元用于基础设施建设和医疗设备购置、更新，500万余元用于垫付2019年5月至8月病人住院费用，100万余元用于赵某泽和赵某购买家用汽车，80万余元用于赵某泽和赵某为自己和家人购买保险，90万余元留存在卫生院公共账户，其余用于赵某泽、赵某个人及家庭日常生活开支。案发后追回赃款580万余元。

河南省范县人民检察院以赵某泽、赵某犯贪污罪提起公诉。范县人民法院经审理认为，赵某泽作为名誉院长，利用其领办、经营管理某镇中心卫生院的职务便利，采取指使他人伪造住院病人病历、虚增住院病人医保用药、制作虚假购药发票等手段，骗取城乡居民基本医疗（原新型农村合作医疗）保险资金，数额特别巨大；赵某作为卫生院副院长，明知赵某泽采取上述手段骗取医保资金，仍在范县参合农民住院确认单、范县新型农村合作医疗住院补偿票据、范县城乡居民医疗保险住院补偿票据上签字，帮助赵某泽骗取医保资金，其行为均已构成贪污罪。在共同犯罪中，赵某泽系主犯；赵某系从犯，依法减轻处罚。赵某泽、赵某有坦白、部分赃款已追回等情节。据此，依法认定赵某泽、赵某犯贪污罪，判处赵某泽有期徒刑十年，并处罚金人民币五十万元；判处赵某有期徒刑三年，缓刑五年，并处罚金人民币十万元。

案例来源：《"两高"关于依法惩治医保骗保犯罪典型案例》，最高人民检察院网，https：//www.spp.gov.cn/xwfbh/dxal/202403/t20240301_646839.shtml，2024年3月1日。

面向基金监管与支付方的医疗保障数字安全建设一方面有效遏制了医保基金的违规使用与流失，保障了医保基金的安全与稳定；另一方面，提升了监管效率与透明度，增强了公众对医保制度的信任感。同时，也为医保政策的制定与调整提供了有力支持，推动了医疗保障体系的持续优化与完善。

5. 面向医保大数据开发利用者的医疗保障数字安全建设现状

面向医保大数据开发利用者的医疗保障数字安全建设，需要遵循"安全为先，合规使用，价值共创"的思路，旨在构建一个既保障数据安全又促进数据价值释放的生态环境。其强调在数据全生命周期中嵌入安全机制，从数据采集、存储、处理到共享、利用，每一步都需遵循严格的安全标准和法律法规。同时，鼓励开发者在保障隐私的前提下，挖掘数据潜力，推动医疗健康领域的创新发展。面向医保大数据开发利用者的医疗保障数字安全建设的内容，包括构建安全的数据共享平台，实现数据的脱敏处理与合规访问；制定详细的数据使用协议，明确开发者的责任与义务；加强数据安全监控与审计，确保数据不被滥用或泄露；提供技术支持与培训，帮助开发者更好地理解和遵守数据安全规范。

相关制度建设一方面有效保障了医保大数据的安全性与隐私性，避免了因数据泄露引发的风险；另一方面，激发了开发者对医保大数据的热情与创造力，推动了医疗健康服务的智能化、个性化发展。同时，通过数据共享与利用，促进了医疗健康资源的优化配置与高效利用，提升了整个行业的服务水平和竞争力。

二 医疗保障数字安全建设的关键问题

（一）中央统一管理与地方灵活应用中的数字安全风险

在医疗保障数字安全建设中，中央统一管理与地方灵活应用中的数字安全风险不容忽视。中央层面的统一规划、集中运行和标准化管理，旨在确保全国医保政策的连贯性和数据的一致性，这对于提升整体医保体系的运行效率和公平性至关重要。然而，这种高度集中的管理模式也带来了一定的挑战。一方面，地方政府在医保基金管理中的灵活性和创新性可能受到限制，因为它们难以迅速获取和处理本地化的医保数据，从而影响了监管和决策的时效性和精准度。另一方面，中央与地方之间的数据流通不畅，可能导致"信息孤岛"现象，使得医保政策在执行过程中难以完全适应地方实际情况，甚至可能出现政策偏差或执行不力的情况。因此，在推进医保数字安全建设的过程中，需要平衡好中央统一管理与地方灵活应用之间的关系，既要确保数据的集中管理和标准化，又要充分考虑地方政府的实际需求和特殊情况，建立健全的数据共享和协调机制，以应对潜在的数字安全风险。

（二）医保数字安全与参保者有效监督参与之间的关系处理问题

在医保数字安全领域，参保者有效监督参与的重要性日益凸显，但如何妥善处理其与数字安全之间的关系，成了一个复杂而关键的议题。一方面，随着信息技术的进步，参保者能够更方便地获取医保相关信息，包括基金运行状况、个人医疗费用明细等，这极大地增强了其监督能力。参保者的积极参与，不仅能够促进医保基金使用的透明度，还能及时发现并纠正潜在的违规行为，保障医保制度的公平性和可持续性。

另一方面，参保者有效监督参与也带来了数字安全的新挑战。首先，大量敏感数据的流通增加了信息泄露的风险，如果参保者的个人信息被不当使用或泄露，将对其个人隐私造成严重影响。其次，参保者在监督过程中可能接触到复杂的数据和政策信息，如何确保其准确理解并合理应用这些信息，避免误解或误导，也是一个亟待解决的问题。

因此，在推动参保者有效监督参与的同时，必须高度重视数字安全问题。一方面，应建立健全的数据保护机制，加强数据加密、访问控制等安全措施，确保参保者个人信息的安全。另一方面，还应加强对参保者的教育和引导，提升其信息安全意识和数据素养，使其能够在保障个人隐私的前提下，有效参与医保监督，共同维护医保制度的健康稳定发展。

（三）医保数字安全与医疗机构利用医保大数据提高管理效率之间的关系处理问题

在深入探讨医保数字安全与医疗机构利用医保大数据提高管理效率之间的关系时，我们不得不面对一个既充满机遇又蕴含挑战的双重局面。随着信息技术的飞速发展，医疗机构正逐步迈向智能化、精准化的管理模式，而医保大数据则成为这一转型过程中不可或缺的核心资源。

首先，医保大数据为医疗机构提供了前所未有的管理视角和决策支持。通过对海量数据的深度挖掘与分析，医疗机构能够精准掌握患者的健康状况、疾病分布、医疗资源利用情况等信息，进而优化诊疗流程、提高服务质量、降低运营成本。例如，基于大数据分析，医疗机构可以预测疾病流行趋势，提前调配医疗资源，减少患者等待时间；其次，还能对医生的诊疗行为进行监控和评估，促进医疗质量的持续改进。这种以数据为驱动的管理模式，不仅提升了医疗机构的运营效率，还增强和提升了患者的就医体验和满意度。

然而，医保大数据的广泛应用也对数字安全提出了更高要求。医疗机构在收集、处理、存储和传输医保数据时，必须严格遵守相关法律法规和伦理规范，确保数据的真实性、完整性和安全性。一旦数据泄露或被非法利用，不仅会对患者的个人隐私造成侵害，还可能引发社会信任危机，对医保制度的稳定运行造成严重影响。因此，医疗机构在利用医保大数据提高管理效率

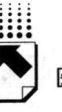

的同时，必须建立健全的数字安全管理体系，包括加强数据加密、访问控制、安全审计等措施，提升数据的安全防护能力。

此外，医疗机构还应注重与相关部门和机构的合作与共享。医保数据的价值在于其全面性和共享性，只有实现跨机构、跨地区的数据互联互通，才能充分发挥医保大数据的潜力。因此，医疗机构应积极与医保部门、卫生行政部门等建立数据共享机制，共同推动医保数字安全建设，促进医疗资源的优化配置和高效利用。

医保数字安全与医疗机构利用医保大数据提高管理效率之间存在着密切的联系和互动关系。在享受大数据带来的便利和效益的同时，我们必须高度重视数字安全问题，采取有效措施加强数据保护和管理，确保医保制度的健康稳定运行和患者的合法权益得到充分保障。

（四）医保数字安全与赋能医疗救助和医疗慈善之间的关系处理问题

在探讨医保数字安全的广阔领域中，赋能医疗救助与医疗慈善成了一个不可忽视的维度，其背后既蕴含巨大的社会价值，也伴随着一系列复杂的挑战。医保数字安全不仅关乎个人隐私与数据保护，更直接影响医疗救助与慈善事业的效率与公信力。

随着数字技术的深入应用，医保数据成为连接医疗救助需求与慈善资源的关键桥梁。通过大数据分析，能够精准识别出经济困难、病情严重的患者群体，为医疗救助和慈善组织提供科学的决策依据。同时，数字平台使得资金募集、物资调配、救助项目执行等流程更加透明高效，有效降低了传统救助模式中的信息不对称和效率低下问题。

然而，这一过程也伴随着数字安全的严峻考验。医疗救助与慈善事业涉及大量敏感信息，如患者的病情、家庭经济状况等，这些信息一旦泄露或被滥用，将对患者造成二次伤害，严重损害医疗救助与慈善事业的公信力。因此，在赋能医疗救助与医疗慈善的同时，必须建立健全的医保数字安全机制，确保数据的收集、处理、传输和存储均符合相关法律法规和伦理标准。此外，还应加强跨部门、跨领域的合作与协调，共同构建医疗救助与慈善事业的数字安全生态。政府、医疗机构、慈善组织、技术企业等各方应携手合作，共同制定行业标准、共享安全资源、加强监管力度，为医疗救助与慈善事业插上数字技术的翅膀，同时守护好这片充满爱与希望的净土。

（五）医保数字安全与合理开发医保大数据之间的关系处理问题

在医保体系的数字化转型进程中，合理开发医保大数据成为推动医疗服务优化与效率提升的关键一环，而与此紧密相关的是医保数字安全的问题。如果这一关系处理得当，不仅能解锁大数据的潜在价值，还能确保个人隐私与数据安全不受侵犯。

医保大数据蕴含着丰富的患者健康信息、医疗行为模式及费用信息等，通过高级分析技术，可以揭示出疾病发生规律、医疗资源利用情况等重要信息，为政策制定、医疗服务优化提供科学依据。然而，数据的合理开发必须建立在严格的安全保障基础之上。这意味着在数据收集、处理、分析、应用的全过程中，必须严格遵守数据保护法规，采取加密、脱敏、权限控制等安全措施，防止数据泄露、滥用或被非法获取。

为了实现医保大数据的合理开发与安全保障的平衡，首先需要构建完善的数据治理体系，明确数据权属、管理责任和使用规范。同时，加强数据技术人才的培养与引进，提升数据处理与分析的专业能力，确保大数据应用的科学性、准确性和高效性。此外，还应建立跨部门、跨领域的数据共享机制，促进医保大数据与公共卫生、社会救助等领域的数据融合，实现数据的最大化利用。

医保数字安全与合理开发医保大数据之间的关系处理是一项复杂而艰巨的任务。只有在确保数据安全的前提下，才能充分发挥大数据的潜力，为医疗服务优化、政策制定及社会治理提供有力支持。因此，我们必须持续加强数据安全保护意识，完善数据治理体系，推动医保大数据的合理开发与有效利用。

三 医疗保障数字安全建设的目标与路径

（一）医疗保障数字安全建设的目标

我国医疗保障数字安全建设应秉持"安全引领发展，科技赋能服务"的核心理念。这意味着在推进医保数字化进程中，始终把数据安全作为首要任务，确保技术创新与安全保障并重。通过构建坚固的数字安全防线，为医保服务的智能化、便捷化提供坚实支撑，让人民群众在享受高效医保服务的同时，也能感受到数据安全的保障。

医疗保障数据安全建设的目标：构建一套全面、高效、可持续的医疗保障数据安全防护体系。这包括建立健全的数据安全管理制度，提升数据安全防护技术水平，加强数据全生命周期的安全管理，确保医保数据的机密性、完整性和可用性。同时，促进医保数据的合规使用，打击数据非法获取、滥用等行为，维护医保秩序和社会稳定。

医疗保障数字安全建设的思路：在推进医疗保障数字安全建设时，应坚持"统筹规划、分步实施，技术引领、创新驱动，共建共享、协同治理"的原则。首先，从全局视角出发，制定符合国情的医疗保障数字安全战略规划，明确建设方向、重点任务和保障措施。其次，积极引入先进的信息技术，提升安全防护能力，推动医保服务创新。加大在数据加密、访问控制、安全审计等方面的技术研发和应用力度，提升安全防护水平。再次，完善管理机制，建立健全数据安全管理制度，明确各方责任，加强数据分类分级管理，确保数据使用的合规性。最后，加强跨部门、跨领域的合作与沟通，形成共建共享、协同治理的良好局面，共同推动医疗保障数字安全建设目标的顺利实现。

（二）医疗保障数字安全建设的路径

第一，以全民医保制度建设规划为基石，驱动数字医保、智慧医保与安全医保的技术规划全面升级。

在全民医保制度建设规划的宏伟蓝图下，我们需将数字医保、智慧医保与安全医保的技术规划视为实现这一蓝图的重要驱动力。这意味着，不仅要确保技术规划与医保制度建设的目标高度一致，还要前瞻性地预见并融入未来医保体系的发展趋势。具体而言，技术规划应紧密围绕医保筹资机制的多元化、待遇保障水平的精准化、基金监管的智能化、费用支付方式的创新化以及制度体系结构的优化升级等核心议题，通过大数据、云计算、人工智能等先进技术的深度应用，构建覆盖全民、高效便捷、安全可靠的医保服务网络。这一过程中，技术规划不仅要解决当前医保体系面临的现实问题，更要为医保事业的长期发展奠定坚实的技术基础，推动医保制度从"有"向"优"转变，实现更高质量、更有效率、更加公平、更可持续的发展。

第二，完善我国医疗保障经办体系，是强化经办机构能力、提升医疗保障数字安全建设综合效能的关键步骤。

面对医疗保障领域日益增长的数字化需求与复杂的安全挑战，我们必须从经办体系这一核心环节入手，全面推动其现代化转型。首先，要优化经办机构的组织架构，打破经办和外包之间的壁垒，促进跨部门协作，形成高效协同的工作机制。这不仅能提升服务效率，还能确保在数字安全建设中形成统一的行动指南和应急响应体系。其次，加强经办机构的技术装备与信息化建设，是提升综合效能的必由之路。引入云计算、大数据、人工智能等先进技术，构建智能化、自动化的经办系统，不仅能提高数据处理速度和准确性，还能通过智能预警、风险识别等功能，为数字安全建设筑起坚实的防线。再者，人员能力的提升同样不可或缺。通过定期培训、实战演练等方式，增强经办人员的专业素养、技术能力和安全意识，使他们成为数字安全建设的生力军。同时，建立科学的考核激励机制，激发经办人员的积极性和创新力，为医疗保障事业的持续发展注入强劲动力。

第三，在推进医保数据的有效利用与有偿共享进程中，我们必须精心构建一个平衡点，既要确保数据的价值得到充分释放，又要严格守护医保数据的安全防线。

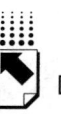

医保数据作为医疗健康领域的宝贵资源，其有效使用能够极大地促进医疗服务的优化、政策制定的精准化以及医疗创新的加速。然而，在这一过程中，数据的安全性与隐私保护问题同样不容忽视。为实现有效、有偿使用的目标，我们需要建立健全的数据管理机制，明确数据使用的权限范围、审批流程以及责任追究机制，确保数据在合法合规的前提下被合理利用。同时，加强数据加密、访问控制、审计追踪等安全技术手段的应用，构建多层次、全方位的数据安全防护体系，防止数据泄露、篡改等安全事件的发生。此外，还应注重提升公众对医保数据安全的认知与信任，通过宣传教育、案例警示等方式，提升社会各界对数据安全的重视程度，共同维护医保数据的安全与稳定。

四 提升医疗保障数字安全治理效能的关键任务

（一）处理好医保政策完善、医保信息系统健全与医保数字安全建设中的中央适度集权和地方合理分权的关系

在当前医疗保障体系深化改革的大背景下，处理好医保政策完善、医保信息系统健全与医保数字安全建设中中央适度集权与地方合理分权的关系，是提升整体治理效能、确保体系稳健运行的关键所在。

医保政策的完善是医疗保障体系发展的基石，它直接关系到人民群众的切身利益和社会公平。在这一过程中，中央的适度集权显得尤为重要。中央政府需要站在全局高度，制定具有前瞻性和统一性的医保政策框架，明确政策目标、基本原则和核心要素，为各地医保实践提供指导和规范。同时，中央还需加强对医保政策的监督和评估，确保政策得到有效执行和及时调整，以适应经济社会发展和人民群众健康需求的变化。然而，医保政策的实施离不开地方政府的积极参与和灵活应对。地方合理分权，意味着在遵循中央政策精神的前提下，地方政府可以根据本地实际情况，对医保政策进行细化和创新，以满足本地人民群众多样化的医疗保障需求。这种分权不仅有助于提

升医保政策的针对性和实效性，还能激发地方政府的积极性和创造力，推动医保事业不断向前发展。

在医保信息系统健全与数字安全建设中，中央与地方的关系同样需要得到妥善处理。医保信息系统是医保政策实施的重要载体，其健全与否直接关系到医保服务的效率和质量。中央应负责制定信息系统的总体架构、数据标准、安全规范等关键要素，确保信息系统的互联互通和数据共享。同时，中央还需加强对信息系统建设的指导和支持，推动技术创新和人才培养，为地方医保信息系统建设提供有力保障。地方在信息系统建设中则应承担起具体实施和运维的责任。地方应结合自身实际，制定信息系统建设计划和实施方案，确保信息系统的本地化部署和稳定运行。同时，地方还需加强信息系统安全管理，建立健全安全防护体系，确保医保数据在采集、传输、存储、使用等各个环节中的安全可控。此外，地方还应积极探索数字技术在医保领域的应用，推动大数据、人工智能等新技术与医保业务的深度融合，为医保服务提供更加便捷、高效、精准的支撑。

处理好医保政策完善、医保信息系统健全与医保数字安全建设中中央适度集权和地方合理分权的关系，是提升医疗保障治理效能、确保体系稳健运行的必然要求。只有中央与地方各司其职、协同合作，才能共同推动医疗保障事业持续健康发展。

（二）加强经办机构能力建设，逐步以自建系统、独立运维模式代替数字技术提供商的外包模式

加强医疗保障经办机构的能力建设，是推进数字化转型、提升服务效能与安全性的关键举措。在这一进程中，逐步以自建系统、独立运维模式取代数字技术提供商的外包模式，不仅是技术自主性的体现，更是确保数据安全、提升服务响应速度与质量的重要路径。

当前，许多医疗保障经办机构在信息系统建设上依赖于外部技术提供商，虽然这种模式在初期能够快速搭建起基本框架，但长期来看，却可能带来一系列挑战。首先，外包模式可能导致经办机构在技术层面缺乏自主性，

难以根据实际需求进行灵活调整和优化。其次，数据安全风险不容忽视，外部技术提供商的介入增加了数据泄露或被滥用的可能性。最后，服务响应速度和问题解决效率也可能受限于外部合作方的资源分配和优先级安排。

因此，加强经办机构能力建设，推动自建系统、独立运维模式的转型显得尤为迫切。这要求经办机构在人才培养、技术创新、流程优化等方面加大投入，构建一支具备自主研发、运维能力的技术团队。通过自建系统，经办机构可以更加精准地把握业务需求，实现系统的定制化开发，提升用户体验和服务效率。同时，独立运维模式能够确保经办机构对系统运行状态的实时监控和快速响应，及时发现并解决潜在问题，保障系统的稳定性和安全性。此外，自建系统、独立运维模式还有助于经办机构更好地掌握核心技术和数据资源，为未来的业务创新和拓展奠定坚实基础。通过技术积累和数据沉淀，经办机构可以深入挖掘医保数据的价值，为政策制定、服务优化提供更加精准的数据支持。

加强经办机构能力建设，逐步以自建系统、独立运维模式代替数字技术提供商的外包模式，是提升医疗保障服务效能、确保数据安全、推动数字化转型的必由之路。这一转型不仅是对经办机构自身能力的挑战和提升，更是对广大参保群众健康福祉的负责和担当。

（三）完善相关法制与政策，处理好数字安全与参保者监督、基金监管与支付、大数据开发的关系

完善相关法制与政策框架，以精细化的制度设计妥善处理医保数字安全、医保参保者监督、医保基金监管与支付以及医保大数据开发之间的微妙关系，是推动医疗保障体系高质量发展的核心任务之一。

在数字化时代，医保数字安全是首要问题。这要求我们不仅要在法律层面构建严格的数据安全保护体系，明确数据收集、存储、处理、共享的全链条责任与义务，还需通过技术创新提升数据加密、访问控制、风险预警等防护能力。同时，应建立数据泄露应急响应机制，确保在发生安全事件时能够迅速响应、有效处置，保障参保者个人信息安全无虞。医保参保者监督是保

障医保体系公正透明的重要环节。通过完善信息公开制度，让参保者能够便捷地获取医保政策、基金收支、医疗服务质量等信息，增强其参与感和监督能力。此外，还应建立便捷的投诉举报渠道，鼓励参保者对违规行为进行举报，形成全社会共同监督的良好氛围。医保基金监管与支付直接关系到医保体系的可持续运行。在加强基金监管方面，应利用大数据、人工智能等技术手段，实现对医保基金使用情况的实时监控和智能分析，及时发现并纠正违规行为。同时，应优化支付机制，推行更加科学合理的支付方式，如按病种付费、按人头付费等，以提高医保基金使用效率，减轻参保者负担。医保大数据开发则为医保体系的创新发展提供了强大动力。在保障数据安全和个人隐私的前提下，应充分挖掘医保大数据的潜在价值，通过数据分析为政策制定、服务优化、疾病预防等方面提供科学依据。同时，鼓励医疗机构、科研机构等各方参与大数据开发与应用，形成产学研用相结合的良好生态。

完善相关法制与政策是处理好医保数字安全、参保者监督、基金监管与支付以及大数据开发之间关系的关键。通过精细化的制度设计和有效的执行机制，我们可以为医疗保障体系的数字化转型提供坚实的法治保障和政策支持，推动其向更加安全、透明、高效、智能的方向发展。

B.6
医保基金监管数字化转型发展报告

吴庆艳[*]

摘 要： 数字化作为医保基金监管发展的重要趋势，在近些年受到广泛关注，得到迅速发展。本文结合医保基金监管发展的进程，系统阐述国家层面推动监管数字化的各类政策，进而探讨医保基金监管数字化的价值和实现机制；结合事实和数据，就 2018 年以来医保基金监管开展情况及数字化手段发挥的重要作用进行探讨，分析了当前数字化赋能医保基金监管的特点和优势。医保基金数字化监管仍然存在一些问题，如医保基金监管数据基础有待夯实、大数据运用效能有待提升、医保基金监管智能监控制度体系有待全面建立、数字化监管的医保改革赋能有待实现等。下一步将明确央地分责，落实数字化建设责任；落实部门责任，完善数据建设机制；建设元监管，完善数字化推进机制；加强监管人才培养，推动医保基金监管智慧化升级。

关键词： 医疗保障 医保基金监管 数字化 智能监控制度体系

一 医保基金监管数字化的推进历程

（一）医保基金监管方式的发展

医保基金监管对于医疗保障制度的运行至关重要，一直伴随着基金的运

---

* 吴庆艳，博士，广东药科大学副教授，主要研究领域为医疗保障。感谢中国联通智慧医疗军团马晓媛博士在本报告写作过程中提供的支持。

行而开展①。1998 年 12 月，国务院发布《关于建立城镇职工基本医疗保险制度的决定》，要求健全基本医疗保险基金的管理和监督机制，基本医疗保险基金纳入财政专户管理，专款专用，不得挤占挪用②。随着计算机、网络和信息技术在医保管理服务中的使用和普及，我国医保基金监管经历了从人工现场监督到信息化、再到数字化监管的发展历程③。

20 世纪 90 年代后期，医保基金监管主要采取人工现场监督。当时，虽然计算机逐渐被用于办公，实现了业务过程信息化，但在此阶段，信息存储设备主要使用 3.5 英寸软盘，通信为 2G 网络系统。2000 年，ADSL 技术实现了最高 1Mbps 的上行速度和 8Mbps 的下行速度。2006 年后，光纤技术逐渐普及，实现了 2~100Mbps 的宽带服务。在这一背景下的医保信息电子化，数据信息存储规模较小、信息联网支撑的网络系统速度相对较低，信息使用表现为相对静态。在建设举措方面，2003 年 12 月，劳动和社会保障部印发《关于全面实施金保工程统一建设劳动保障信息系统的意见》，提出了一系列建设目标，要求用五年左右的时间，以信息化手段支持社会保障基金的非现场监督，包括本级和上级非现场监督。2012 年 6 月，金保工程一期建设竣工验收，取得了系列成效，但是一期建设实现的仍然主要是单一市域、人社医保单一模块的信息，涉及人社其他业务领域时，与民政、医疗卫生等部门合作无法实现，以网络信息互联为基础的医保基金线上监督无法有效开展，基金监管多采用人工现场形式，根据实际出现的情况开展事后监管。

2010 年前后，数字技术的发展促进了医保基金的信息化监管。其中，2009 年 1 月 7 日，工业和信息化部发出 3G 牌照；2013 年底，4G 牌照正式发放。光纤技术的普及、宽带的速度提升，为信息化监管提供了网络通信支

---

① 郑功成：《中国医疗保障基金：政策演进，实践评估与可持续发展》，《江淮论坛》2022 年第 5 期。

② 《国务院关于建立城镇职工基本医疗保险制度的决定》，中国政府网，https://www.gov.cn/banshi/2005-08/04/content_20256.htm，2005 年 8 月 4 日。

③ 申曙光、吴庆艳：《健康治理视角下的数字健康：内涵、价值及应用》，《改革》2020 年第 12 期。

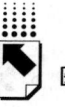

持。政府层面每年都印发相关政策文件，强调医保基金监管以及信息化在监管过程中的重要作用，要求推进医保智能监管的发展。2014年8月，人力资源和社会保障部印发《关于进一步加强基本医疗保险医疗服务监管的意见》，要求"优化信息化监控手段，建立医疗保险费用监控预警和数据分析平台"。当年，人社部社保中心提出了"一制四化"的电子社保建设目标。2015年4月，人力资源和社会保障部办公厅印发《关于全面推进基本医疗保险医疗服务智能监控的通知》，要求"用两年左右时间，在全国所有统筹地区普遍开展智能监控工作"。2016年7月，金保二期工程启动，提出目标是"跨业务协同、跨省区协作、跨层级监管的全国一体化服务"。随着工程的推进，更进一步实现了信息的互联互通，为医保基金监管的事中、事后监管提供了基础。但是，在全国范围内，医保信息系统多由各统筹区自建，且医保制度的碎片化明显，自下而上的信息互联互通质量不高，借助数字技术开展的医保基金监管仍然较为有限。

2015年，我国开始实施"提速降费"政策，2014年底宽带网络平均下载速率为4.25Mbps，2023年底大幅提升至83.88Mbps，增长近19倍。2019年，5G开始正式商用。数字通信技术的发展和应用的普及，为开展医保基金事前、事中、事后监管提供了基础。2018年5月，国家医疗保障局的成立为进一步推进信息技术在医疗保障领域的应用提供了坚强的组织保障，作为医疗保障治理数字化改革的核心政策机构，推动了一系列医保数字化改革，我国医保基金监管逐渐走向数字化。

（二）医保基金数字化监管的推进

医保基金数字化监管以全业务、全流程、全覆盖的医保信息化为基础，依赖于医疗保障信息平台的数据开展。医疗保障全面数字化建设的宏观政策方面，2020年2月，中共中央、国务院印发《关于深化医疗保障制度改革的意见》，作为全面建立中国特色医疗保障制度的纲领性政策文件，明确全面提升医保治理现代化水平的目标，强调发挥信息、数据的作用。2021年9月，国家医疗保障局发布《"十四五"全民医疗保障规划》，是医疗保障领域第一个五年规划，提出智慧医保是提升医保治理能力现代化的主要着力点之一。在宏观政策指引下，医疗保障信息系统建设、医保政务服务、促进医药服务以及加强医保基金监管等多方面政策出台，明确了数字化工作的开展方向，保障了医保数字化治理得到有效推进。

医疗保障信息系统建设方面，2019年1月，国家医保局印发《关于医疗保障信息化工作的指导意见》，对全国医保信息化平台建设进行了顶层设计。2020年10月，国家医保信息平台主体建设完成，平台建设重点开始转向地方落地应用。全国医保信息平台包括基础信息管理子系统、公共服务子系统、支付方式管理子系统、基金运行及审计监管子系统、内控子系统、医保智能监管子系统等14个业务子系统。这些系统实现了医疗保障业务全覆盖、全流程线上数字化开展，也为医保基金监管提供了基础信息平台支持。

医保信息载体方面，2019年11月，国家医保局正式推出医保电子凭证（俗称电子医保卡），医保电子凭证采用实名/实人认证，统一了参保人医保身份凭证。2022年，按照国家医保局办公室印发《关于进一步深化医保信息平台便民服务应用的通知》要求，办理业务中医保电子凭证实现了全流程应用，实现了医疗保障服务信息的全流程电子化记录，是数字化基金监管的核心数据来源。数据使用中的个人信息安全保护方面，国家层面出台《中华人民共和国数据安全法》《中华人民共和国个人信息保护法》等一系列数字治理法律法规。相应地，2021年4月，国家医保局出台了《关于印发加强网络安全和数据保护工作指导意见的通知》，以防范医疗保障系统数据安全风险为前提，为医保监管数字化发展中的数据合理安全开发利用提供了依据。

数字化基金监管方面，《医疗保障基金使用监督管理条例》的颁布实施，为医保基金数字化监管的开展提供了法律保障。2022年4月，国家医保局出台《医疗保障基金智能审核和监控知识库、规则库管理办法（试行）》，并于2023年5月公开发布国家1.0版"两库"，"两库"框架体系的形成为开展医疗保障基金数字化监管提供了工作基础和依据。2023年9

月，国家医保局出台《关于进一步深入推进医疗保障基金智能审核和监控工作的通知》，明确要求年底前全部统筹地区上线智能监管子系统。随着智能监管子系统在全部统筹地区上线，标志着医保基金数字化监管得以开展的重要系统支持在全国范围得以统一。

二 医保基金数字化监管的价值及实现机制

（一）医保基金数字化监管的价值

医保基金监管对于医疗保障制度的持久运行意义重大。2020 年，《关于深化医疗保障制度改革的意见》《关于推进医疗保障基金监管制度体系改革的指导意见》等文件为医保基金监管工作做出了顶层设计，明确指出必须始终把维护基金安全作为首要任务，织密扎牢医保基金监管的"制度笼子"。2023 年 5 月，国务院办公厅印发《关于加强医疗保障基金使用常态化监管的实施意见》，强调加强医保基金常态化监管对保障医保基金安全运行、提高基金使用效率、规范医疗服务行为、减轻群众看病就医负担具有重要意义。

医保基金数字监管是当前医保基金监管的重要手段，其利用数字信息技术将真实世界的就医环节、场景和活动在数字世界中进行映射，实现基金运作全流程的信息化，并依托数字技术对医保基金进行监督管理[①]。同时，在大数据等现代技术的赋能下，数字监管不仅能突破监管中人工审核的局限性，具有更加强大的运算能力，能够更加综合、全面地进行信息、数据处理，而且更能够推动监管知识库、规则库的进一步优化完善，从而推进更加科学的医保基金监管。在这一过程中，数字监管不仅在确保医保基金的安全、合理使用方面发挥重要作用，而且也通过

---

① 许金鹏、康正、石淇等：《面向公共价值创造的医保基金数字监管模型构建研究》，《中国医院管理》2024 年第 4 期。

监管规则的设定，发挥了促进医疗服务的规范化和质量提升，维护公众医疗和健康权益，维护医保体系的长期可持续性，促进社会公平、稳定等多层次作用①。

（二）医保基金数字化监管的价值实现机制

1. 以国家医疗保障信息平台的标准化为基础

2022 年 3 月底，国家医保信息平台已在全国 31 个省区市和新疆生产建设兵团上线，这标志着高标准全国统一、互联互通的医疗保障信息平台全面建成。全国统一的医保信息平台有 14 个子系统，涵盖公共服务、经办管理、智能监控、宏观决策四大类医保业务。标准化是信息化、智能化的前提，也是国家医保信息平台能够统一使用的重要保障。标准化涉及三大类任务，一是数据的标准统一，将全国医保信息系统进行联网对接，发挥出互联网+、大数据和人工智能等新技术的价值。统一标准化编码方面，国家医疗保障局《关于印发医疗保障标准化工作指导意见的通知》（医保发〔2019〕39 号）及《关于贯彻执行 15 项医疗保障信息业务编码标准的通知》（医保办发〔2020〕51 号）等文件，共制定 18 项医保信息业务编码标准，实现了各地业务系统信息标准统一。二是制度层面的统一，2021 年 1 月，国家医保局、财政部印发《关于建立医疗保障待遇清单制度的意见》，提出按照"杜绝增量、规范存量"的要求，各地原则上不得再出台超出清单授权范围的政策。对以往出台的与清单不相符的政策措施，由政策出台部门具体牵头，原则上3 年内完成清理规范，同国家政策衔接。三是医保管理服务标准统一。国家医疗保障局已经出台支撑系统运行的 65 条标准，主要分四大类：基础设施、管理方法、公共服务和监督检查。其中，基础共性标准 24 项，解决全国医保共享衔接问题；管理工作规范 14 项；公共服务标准 11 项；监督评价标准16 项。2024 年 7 月，国家医保局成立全国医疗保障标准化工作组，以"统一规划、统一分类、统一发布、统一管理、统筹制定"各项医疗保障标准，

---

① 郑功成：《中国特色社会保障制度论纲》，《社会保障评论》2024 年第 1 期。

促进完善和确保标准的落地实施。

2. 以完备的智能监控制度体系为核心

2020年7月，国务院办公厅印发《关于推进医疗保障基金监管制度体系改革的指导意见》，要求推进全面建立智能监控制度体系。2023年9月，国家医保局出台《关于进一步深入推进医疗保障基金智能审核和监控工作的通知》，再次重申了这一要求，明确到2025年底，规范化、科学化、常态化的智能审核和监控体系基本建立。制度体系的作用在于重塑健全制度机制，扎紧制度笼子，避免欺诈骗保等基金违法事件的发生。区别于基金监管制度体系，智能监控制度体系的核心在于发挥数字技术的作用，以不断健全完善的医疗保障基金智能审核和监控知识库、规则库（"两库"）为主要抓手，在政府相关部门和第三方机构的协同配合下，开展医保基金的大数据全方位、全流程、全环节智能监控。

"两库"是智能审核和监控得以开展的重要工作依据，也是智能监管子系统的核心内容。智能监管子系统作为全国统一的医保信息平台14个子系统之一，属于基础约束类别。此类系统原则上地方使用国家统一的基础版本，但同时允许各地在基础版本上，添加本地化特殊功能。为适应工作开展的需要，各地已经自建的智能监控规则和知识数量颇多，但存在权威性和实用性不足的问题。2023年5月，国家医保局推出的《医疗保障基金智能审核和监控知识库、规则库框架体系（1.0版）》，从国家层面对"两库"的主体内容给出了重要指导，对于提升监管的应用成效意义重大。1.0版框架体系中，知识库包括法律法规和政策规范、医保信息业务编码、医药学知识、管理规范等内容。规则库分为政策类（30条）、管理类（28条）、医疗类（21条），共包括79条规则。医疗保障经办机构、医疗保障行政部门和从事医保行政执法的机构、定点医药机构依据"两库"内容开展工作。其中，系统依据知识和规则运行，通过数字化信息筛选处理，出现问题会提示"明确违规""可疑"等信息，相应需要医药机构进行回应，从而实现对违法违规诊疗行为的警示效应。

3. 算力支持数据治理能力动态提升

医保基金数字化监管中广泛运用大数据分析、人工智能、区块链技术、云计算、知识图谱技术、相似算法、机器学习法、自然语言处理技术、关联挖掘技术、时间序列分析技术等计算分析类技术，这些技术都是以数据为基础，依赖算力进行数据计算分析，运用算力处理提炼运算规律，筛选出差异性的数据。数据是开展数字化治理的关键要素，而算力作为对数据处理的能力，根本决定了从信息化到数字化、智慧化的发展。算力作为数据处理能力的集中体现，也相应成为重要的生产力。2020 年 4 月，中共中央、国务院发布《关于构建更加完善的要素市场化配置体制机制的意见》，数据作为一种新型生产要素首次被写入了中央文件。2022 年 12 月，中共中央、国务院发布《关于构建数据基础制度更好发挥数据要素作用的意见》，指出数据作为新型生产要素，是数字化、网络化、智能化的基础。提出加快数据基础制度建设，以充分发挥我国海量数据规模和丰富应用场景优势，激活数据要素潜能。2023 年 10 月，工业和信息化部等六部门联合印发《算力基础设施高质量发展行动计划》，明确了到 2025 年的算力发展目标。2024 年 1 月 4 日，国家数据局、中央网信办、科技部、工业和信息化部等 17 部门联合印发《"数据要素×"三年行动计划（2024—2026 年）》，要求推动数据要素的高水平应用，推动算力高质量发展，服务于社会发展各个方面。

在这一背景下，2023 年 6 月，国家医保局印发《医保数据"两结合三赋能"工作方案》，正式提出充分发挥医保数据要素价值，深化医保数据应用，赋能医保改革、管理和服务。医保数据赋能医保基金监管，以医保全方位、全流程、全环节的信息化、数字化为基础，以数据质量为保障，算力的提升推动医保业务的发展，也推动了数字技术在医保基金监管的应用从起步向深化应用拓展，进而实现智能应用深入。如图 1 所示，第一阶段是数字治理的起步阶段，这一阶段通过数据整合和搭建框架，打通数据孤岛，形成统一、一体化的数据治理平台。在我国，随着全国医保平台和平台子系统的落地，截至 2024 年 4 月的数据显示，我国医保信息平台已接入约 40 万家定点

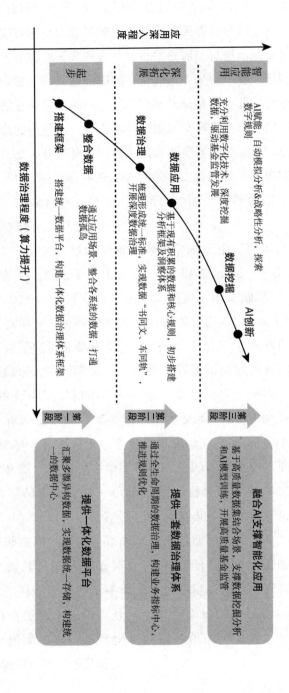

图 1　算力推动的医保基金监管数字化升级

医疗机构和约 40 万家定点零售药店，覆盖超 13 亿参保人员①，给数据治理的开展提供了较好的数据基础。第二阶段是深化拓展阶段，统一的系列标准体系全面实施，"两库"的规则体系全面建立并实现了基于数字技术的优化，在此基础上开展医保基金数字化监管。2024 年 7 月 18 日召开的全国医疗保障标准化工作组成立大会宣告，我国医保已迈入"书同文、车同轨"的时代②，已经搭建起初步分析框架和"两库"体系，并成为各项基金监管赖以开展的基础。第三阶段是智能应用阶段，数据挖掘和 AI 创新等智能技术将发挥重要作用，通过算力提升实现医保基金流程数据的深度挖掘，自动模拟分析监管各流程，提供医保基金战略性分析，挖掘实现标准的更新和"两库"规则的进一步优化，从而实现医保数据"支持决策"的功能，推进医保基金监管高质量开展。

当前我国医保基金数字化监管整体处于数据治理深化拓展的第二阶段。数字治理依赖于算力的提升，全国平台实现的数据汇集和应用处理能够更好发挥算力资源的效力。国家医保局依托全国统一的医保信息平台开展建设，推进医保数字治理不断深化，有利于更好地开展医保基金数字化监管，全国统筹开展也更具有规模经济效应。

4. 重点加强三大核心领域的数字化监管

《医保数据"两结合三赋能"工作方案》强调，要实现医保数据对医保改革、管理和服务的"三赋能"。在医保基金监管方面，数字化赋能包括以下几点。

一是对医保参保人的监管。医保经办环节涉及对参保人的公共服务和经办管理服务等内容。《医疗保障基金使用监督管理条例》第十七条、第十九条和第二十条对于参保人员的行为提出监管要求，并列举医保凭证的非法使用、医保

---

① 《2024 全国智慧医保大赛正式启动 热心参保群众将有机会成为决赛阶段"社会评委"》，国家医疗保障局网站，https：//www.nhsa.gov.cn/art/2024/4/23/art_98_12491.html，2024 年 4 月 23 日。

② 《全国医疗保障标准化工作组成立大会顺利召开》，国家医疗保障局网站，https：//www.nhsa.gov.cn/art/2024/7/19/art_14_13285.html，2024 年 7 月 19 日。

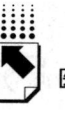

待遇的重复享受和转卖药品等违法行为。其中涉及医保局及经办机构、卫健、公安、人社、民政、残联及财政等多主体协同监管。数字化联通多部门信息，开展参保人信用档案、视频监控、人脸识别、医保数据筛查分析等跨部门监管。

二是医保医药服务领域的监管。服务涵盖两定机构经办服务和管理等内容，其中涉及资金的主要是对两定机构的医保支付。《医疗保障基金使用监督管理条例》第十五条、第十九条和第二十条对定点医药机构及其工作人员提出要求，按照诊疗规范提供合理、必要的医药服务，并列举了分解住院、挂床住院等17项违规医药服务行为。其中信息涉及医保局及经办机构、卫健、公安、中医药管理、市场监督管理、审计及纪检监察等主管部门，数字化联通多部门信息，开展参保人信用档案、视频监控、人脸识别、医保数据筛查分析等数据对碰，开展医保医师画像和医院、药剂师、药企精准画像，医保基金支付智能审核及大数据模型筛查等事前、事中和事后的审核和监管。

《医疗保障基金使用监督管理条例》第二十条同时列明，经办管理服务过程中医保经办机构可能存在篡改信息、非法牟利的行为，需要医保局、公安、审计及纪检监察等部门通过大数据模型筛查，开展协同审核和监管。

三是医保基金监管促进制度改革完善。数字化监管能够在保障医保基金安全上发挥重要作用，赋能医保改革的进一步深入。通过大数据监管"两库"规则的设定，能够促进医药服务的规范化，从而一定程度降低医药服务费用。信息数据的联动沟通，能有效降低医保、医疗、医药在"三医联动"中的信息不对称，进而推动医保支付方式改革、药品价格改革、医疗服务价格改革、公立医院改革高效开展[1]。"三医联动"的推进能有效缓解看病难、看病贵的问题。协同大数据分析，可以通过数据分析、运算，在算力的加持下，优化多层次医疗保障管理服务各类参数的设定[2]，从而更好地统筹资金安排，实现医疗保障制度的公平和效率的优化。

---

① 《国务院办公厅关于推进医疗保障基金监管制度体系改革的指导意见》，中国政府网，https：//www.gov.cn/gongbao/content/2020/content_5528177.htm，2020年6月30日。

② 申曙光、吴庆艳：《中国医疗保障制度的参量改革》，《苏州大学学报》（哲学社会科学版）2021年第4期。

三 医保基金数字化监管开展成效及特点

（一）医保基金数字化监管开展成效

自国家保障局成立以来，医保基金监管就作为一项重点工作内容持续得到推进。在每年国家医疗保障局发布的《全国医疗保障事业发展统计公报》中，对医保基金监管的开展情况都进行了数据披露。2018~2023 年医保基金监管成效见表 1。

表 1　2018~2023 年医保基金监管成效

主体	类型	2018 年	2019 年	2020 年	2021 年	2022 年	2023 年
定点医药机构	被检查数（万家）	27.2	81.5	62.7	70.8	76.7	80.2
	被查处违法违规违约数（万家）	6.63	26.4	40.1	41.4	39.8	45.1
	被解除医保协议（家）	1284	6730	6008	4181	3189	4176
	被行政处罚（家）	1618	6638	5457	7088	12029	20586
	被移交司法机关（家）	127	357	286	404	657	367
参保人员	被处理违法违规数（万人）	2.42	3.31	2.61	4.57	3.93	3.27
	被暂停医疗费用联网结算（人）	8283	6595	3162	6472	5489	4883
	被行政处罚（人）	77	—	—	—	—	—
	被移交司法机关（人）	487	1183	2060	1789	2025	1399
	追回资金（亿元）	10.08	115.56	223.1	234.18	188.4	186.5
国家医保局	组织开展飞行检查（组次）		69	61	30	24	34
	检查定点医药机构（家）	—	177	91	68	48	66
	检查医保经办机构（家）			56	30	23	32
	检查承办城乡居民基本医疗保险和大病保险的商业保险公司（家）			40			
	查出涉嫌违法违规金额（亿元）	—	22.32	5.4	5.58	9.8	9.2

注："—"表示该项目的数据缺失。

资料来源：2018 年《全国基本医疗保障事业发展统计公报》、2019~2023 年《全国医疗保障事业发展统计公报》。

2022 年发布的数字化监管的成效数据显示，全国各级医保部门通过智能监控拒付和追回医保资金 38.5 亿元[①]，占当年追回资金总额的 20.4%，数字化监管已经成为医保基金监管的一个重要部分。其他年份数字化监管的成效并未披露，但是可以从监管的具体开展形式中看到数字化监管的巨大作用。

1. 参保人欺诈骗保的大数据监管成效

参保人欺诈骗保的大数据识别主要采取两类方式。一是大数据身份识别，参保人持卡就医购药的过程中，医院和定点药店需要进行身份识别，如网络监控系统信息比对识别、连接公安系统的人脸识别和指静脉识别等，通过这些智慧系统的识别形成比对结果，汇集进入医保数据系统，结合相应诊疗和用药的信息进行分析，形成医保局大数据检索异常情况。信息将移交公安机关，公安机关增加比对数据，充分挖掘已有包括医保明细数据在内的数据价值，用"以视频确定人，以数据分析事"的侦查思路确定是否存在欺诈骗保等犯罪行为。国家医保局每年公布的欺诈骗保典型案件中，这种方式联合公安部开展大数据分析核查十分典型。二是"医保电子凭证套现"模型分析，这是 2022 年国家医疗保障局研究开发的，通过对医保海量数据进行筛查和分析，发现如参保人在短时间的异常频次的就医购药行为等可疑线索，识别出可能的欺诈行为。类似地，各地监管机构还开发出"特种病药物""异常人员就医""空刷医保统筹基金账户"等数十种模型。无论是第一类直接通过数据匹配发现，还是第二类通过大数据模型分析发现，数字化手段都起着重要作用，能够有效识别，从而有力阻止参保人与医药机构串通开展的欺诈骗保行为。然而，经过几年数据系统和模型的完善后，从数据上并不能看出确定性变化，监管效果的实现还有待结合各方面工作共同推进。

2. 定点医药机构违法违规违约的大数据监管成效

大数据识别主要通过三类方式。一是处方环节的大数据事前提醒，通过

[①] 《对十四届全国人大一次会议第 6291 号建议的答复》，国家医疗保障局网站，https://www.nhsa.gov.cn/art/2023/9/1/art_110_11204.html，2023 年 9 月 1 日。

对就医各个环节规则、各种类型疾病的诊疗标准阈值的设定，进行网络规则提示，一旦触发设定规则，系统将实时提醒，告知医疗服务提供者存在违规风险。二是医保支付环节的大数据事中审核，在此环节医院的医药结算单据上传医保经办机构的医保单据结算系统，结算系统通过启动自动审核功能，根据预先设定好的经验规则、三大目录规则和临床规则，对数据进行筛查，找出违反规则的数据，然后通过人工复核，医疗机构还可以对单据合理性进行申诉，以确定是否违规。《关于进一步深入推进医疗保障基金智能审核和监控工作的通知》中要求，"加强 DRG/DIP 支付方式下医保基金智能审核和监控"，其中重要的依据就是通过自动审核功能，充分运用高靠分组、低标入院、分解住院、转嫁费用等监管规则，搜寻比对医保结算清单信息异常，开展支付方式监管。三是国家和省级飞行检查的大数据事后监管。飞行检查的工作机制更侧重于根据过往的违法违规典型问题形成重点对象检测规则，通过大数据筛查提示待检查医药机构中的异常数据信息，根据异常信息开展现场核查。采取系统机审、飞行检查现场审核、医疗机构申诉、医保部门复审等手段，在数据分析智能的加持下开展审核。国家医保飞行检查自2019 年以来每年开展，5 年来查出涉嫌违法违规金额 52.3 亿元，带动省级医保部门开展检查，国家和省级飞行检查已累计追回医保相关资金 80 多亿元[①]。

2023 年，首次开展挂网药品价格治理，其中大数据识别主要用于由治理的目的生成药品重点监测清单，通过联网跟踪定点药店的价格信息、集采药品的配送物流信息、药品挂网价格数据信息等，根据异常价格和配送信息，识别违规行为，采取监管措施。强化药品价格常态化管理监督，约谈相关医药企业 23 家，涉及 30 个品种，约谈药品平均降价超40%。

---

① 《〈2024 年医疗保障基金飞行检查工作方案〉政策解读》，国家医疗保障局网站，https：// www.nhsa.gov.cn/art/2024/4/28/art_105_12530.html，2024 年 4 月 28 日。

（二）医保基金数字化监管特点

1. "第三方"机构成为重要监管力量

如表1所示，2019年以来的5年间，国家医保局抽查定点医药机构450家，城乡居民基本医疗保险和大病保险的商业保险公司40家，检查医保经办机构141家；国家医保局飞检查出涉嫌违法违规金额52.3亿元，各类检查追回资金高达947.74亿元，仅占全部被追回资金的5.5%。国家医保局开展的飞行检查在检查数量和金额上都比例较低，但是在技术方法、工作机制和流程上，都为更多的大数据基金检查提供了重要的范本、经验和指导。在国家医保局的带动下，多地省医保局也开展了飞行检查，地市医保经办机构多以与第三方监管合作的方式开展检查工作。大量健康科技企业和信息技术企业参与其中，发挥其在数据处理、分析方面的优势，与各地医保部门合作在监管中发挥了重要作用。

2. 数字化监管重点更多转向医药服务方

如表1所示，近4年来检查的定点医药机构数量总体逐年增长，这一增长既体现了监管更多关注医药服务，也反映了数字技术赋能大规模监管成为可能。同时，处理违法违规参保人员数量逐年下降，虽然参保人员欺诈骗保在一定程度上还在持续，但是违法违规情况发生的绝对数量减少了。随着医保数据与医院、药品流通环节的互联互通更深入，在尊重临床的前提下，开展数据挖掘、形成监管模型，从而实现对于医药服务事中环节监管，对医药服务方监管的关注也从医药机构延伸至医务人员[1]。

3. 由基金支出事后监管向全程式监管转变

2020年7月，国务院办公厅发布的《关于推进医疗保障基金监管制度体系改革的指导意见》中就明确要求，"加快推进医保基金监管制度体系改革，构建全领域、全流程的基金安全防控机制"。数字化监管使得全程式监

---

[1] 《关于加强定点医药机构相关人员医保支付资格管理的指导意见（征求意见稿）》，国家医疗保障局网站，https://www.nhsa.gov.cn/art/2023/10/26/art_113_11451.html，2023年10月26日。

管成为可能，无论是对参保人还是医药机构，医药服务全过程的数字化，给数字技术在各阶段开展监管提供了基础和手段。以《医疗保障基金使用监督管理条例》列举的基金违法违规行为为基础，根据实际情况结合"两库"规则，设定各环节大数据监管重点，当定点医药机构对接了智能监管子系统或在系统中嵌入规则①，就能够方便地开展事前提醒，进行事中审核和事后监督，保障全程监管的高效开展。也能约束参保人的就医行为，促进医院在医疗、绩效等多方面制度进行完善，促进医院高质量发展。

4. "两库"框架规范大数据模型开发

2023 年 5 月，国家医保局发布国家 1.0 版"两库"框架，作为全国医保平台 14 个子系统中允许添加本地化特殊功能的智能监管子系统，全国统一规范的"两库"框架为各地医保部门开展"两库"建设提供依据，使各地的建设更具有价值，有利于"科学设置指标阈值并逐步上线应用规则"，并通过各地实践，发现"假阳性率"较高的规则，根据实际情况进行调整完善甚至停用。规律性的规则往往以模型的方式嵌入系统，国家医保局研究开发了"虚假住院""医保药品倒卖""医保电子凭证套现""重点药品监测分析""医保反欺诈"等大数据模型，在监管实践中，各地也积极开发数据风控模块、审核规则，嵌入医保系统中，发挥了重要监管作用。

四　医保基金数字化监管存在的问题及完善建议

（一）医保基金数字化监管存在的问题

1. 医保基金监管数据基础有待夯实

虽然我国医保已经进入"书同文、车同轨"的时代，但是医保监管所

---

① 《关于进一步深入推进医疗保障基金智能审核和监控工作的通知》，中国政府网，https://www.gov.cn/zhengce/zhengceku/202309/content_6903823.htm，2023 年 9 月 8 日。

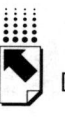
需要的数据丰富，数字化监管还没有达到这一标准。医保数字化监管的有效开展需要全流程信息和跨部门的信息。信息来源不仅是医保，还包括卫健、药监、公安、民政、残联、财政等部门。这些部门虽然都建有全国性的信息平台，但是数据质量参差不齐，比如作为基础的医院 HIS 系统，在各医院建设的过程中，虽然有卫健的基本标准，但是各个医院的资金来源保障差异、系统的建设质量差别较大。由于数据质量不高，部分数据无法联通，信息孤岛明显存在。数据基础的问题导致难以实现信息链条的完整和有效，影响数字化监管的高效开展。

2. 大数据运用效能有待提升

当前，我国医保数字化治理处于快速发展阶段，但大数据算力的运用还远未达到智能化水平。由于基金监管数字化基础有待加强，数据治理还需要大力推进，相应对于"两库"等规则的建设还很不够。在规则基础上构建的模型，无论是国家医保局推出的，还是各地市医保局探索的，虽然模型可能覆盖到事前提醒，但是在医保监管中使用的模型仍然较多为事中审核和事后监管部分。在上海等全国多地对参保人、医药机构开展以"画像+行为模式分析"为主的画像事前预警，但是在近年来公布的多起"回流药"案例中，仍然是事后监管在参保人欺诈骗保的查处中发挥了作用。虽然医保智能监管政策激励定点医药机构主动对接智能监管子系统，但是当前医院信息化系统监管核查功能不完善，难以有效开展智能化监控筛查，从而仍然需要在医保支付环节开展事中审核。

3. 医保基金监管智能监控制度体系有待全面建立

《医疗保障基金使用监督管理条例》中对医保基金监管方式要求，实行政府监管、社会监督、行业自律和个人守信相结合。虽然越来越多定点医院主动借助智能监控开展自查自纠，但是要做到行业自律和个人守信，还是需要制度体系的完善，需要借助大数据工具，由"三医"等多个社会部门协同开展治理，形成有效的"两库"监控体系，扎紧制度笼子。从表1的数据中可以看到，在近年的监管中，无论是参保人还是医药机构查处的数量都没有明显减少的趋势，自律监管还未实现。数据一方面说明监管手段的加强，能更有效开展监管；另一方面也说明，智能监控制度体系有待全面完善。

4. 数字化监管的医保改革赋能有待实现

就《医保数据"两结合三赋能"工作方案》中要求的医保改革、管理和服务的"三赋能"而言，当前基金监管领域的主要赋能在于管理和服务，查处欺诈骗保，纠正违法违规违约行为。对于医保改革的促进主要体现在对于医药服务的影响上，包括基于大数据分类与偏差分析促进医疗机构相应调整和完善内部管理，通过区块链技术推动药品流通管理更加公开透明等。而数字化监管的价值不止于医保基金的安全，更侧重于医疗保障制度的长期可持续，实现制度的效率和公平。需要跨部门的协同治理，通过大数据模型的分析设计，合理确定多层次医疗保障制度的筹资水平和待遇设定，确保有效衔接，应对人口老龄化社会的变化，保障重大疾病和罕见病的健康公平。

（二）医保基金数字化监管的完善建议

2024年7月，党的二十届三中全会发布的《中共中央关于进一步全面深化改革 推进中国式现代化的决定》再次强调"促进医疗、医保、医药协同发展和治理"[1]。当前医保基金监管需要以"三医"为核心开展跨部门合作。数字化监管的开展需要在"三医"数据建设的基础上，充分有效使用跨部门、跨区域的数字资源，跨部门、跨区域共同开展深度数据治理，充分挖掘利用算力资源，实现高质量智能化监管。

1. 明确央地分责，落实数字化建设责任

由前述分析可见，医保数字化监管涉及部门众多，而在我国政府组织构建中，出于工作需要，这些部门有的实行垂直管理，有的实行属地管理。根据《中华人民共和国社会保险法》第七条，国务院社会保险行政部门负责

---

① 《中共中央关于进一步全面深化改革 推进中国式现代化的决定》，中国政府网，https：//www.gov.cn/zhengce/202407/content_6963770.htm，2024年7月21日。

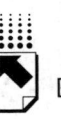

全国的社会保险管理工作，县级以上地方人民政府社会保险行政部门负责本行政区域的社会保险管理工作①。2023 年 12 月开始施行的《社会保险经办条例》第四条明确，国务院医疗保障行政部门主管全国基本医疗保险、生育保险等社会保险经办工作；县级以上地方人民政府医疗保障行政部门按照统筹层次主管基本医疗保险、生育保险等社会保险经办工作②。《关于深化医疗保障制度改革的意见》提出要探索推进地市级以下医疗保障部门垂直管理③。这些法律、法规和政策的条款说明当前医保局的管理工作大多是在各级政府的层级管理框架内进行的，不属于垂直管理，多为属地管理，受到地方政府的较大影响。因此，在医保数字化建设中必须明确央地分责，对于直接与参保人和"两定"机构接触的医保经办机构，通过责任设定，划分清楚需要开展的建设工作，并通过对于属地政府的工作考核明确落实，确保在数字化建设中的各项投入到位，各项建设能够达到预定要求。

2. 落实部门责任，完善数据建设机制

促进卫健部门指导下的医疗数据信息建设，医院的病案首页、医疗服务过程信息等各类信息完整、准确。加强药监、市场监督管理部门的药品流通数据信息建设，保障药品进销存各个环节的信息齐备。医保局统一开展的医保数据信息建设，推动医保参保缴费、待遇、支付等环节信息无误。在主管部门协调一致下，达成统一的数据标准，完善数据共享交换机制，并共同推进落实数据共享高质量开展，实现医药服务各个环节信息充分与医保信息交互链接。同时协同联动相关部门如公安、民政、残联的各类参保人信息，保障基础信息的准确可靠，消除信息孤岛，实现信息技术运用升级。

3. 建设元监管，完善数字化推进机制

为实现数据基础建设水平提升，需要建设元监管，即在政府的组织协调

---

① 《中华人民共和国社会保险法》，中国政府网，https：//www.gov.cn/guoqing/2021-10/29/content_5647616.htm，2021 年 10 月 29 日。

② 《社会保险经办条例》，中国政府网，https：//www.gov.cn/zhengce/zhengceku/202309/content_6901384.htm，2023 年 9 月 1 日。

③ 《关于深化医疗保障制度改革的意见》，中国政府网，https：//www.gov.cn/gongbao/content/2020/content_5496762.htm，2020 年 2 月 25 日。

下实现多部门合作，建立多部门参与的医保基金监管联席会议制度，形成配合、协同开展建设的工作机制。在政府的主导下完善数字化联合监管制度体系，开展有效的数字化基金监管，也必将推动医药服务行为的自律，个人参保人自动规避欺诈骗保，实现行业自律和个人守信的监管提升。当前需要在国家医保局 1.0 版"两库"框架的基础上，推动政策类、管理类和医疗类规则的落地，国家医保局和各地市医保局积极探索的大数据模型以"两库"为依据进行设计，以"三医"为核心开展跨部门工作，进行模型设计。同时，根据知识库的更新，医保、医疗、医药治理现实的发展变化，沿着数据——技术——规则的路径不断升级完善。这样的规则和模型是数字化监管能够符合医药实际开展的前提，适应医疗保障管理服务特点[1]，能保障监管落于实效，发挥数字化的作用。

4. 加强监管人才培养，推动基金监管智慧化升级

发展数字化监管能够替代人力现场检查，可以缓解监管队伍人员不足的困难，但是推动数字化监管发展的关键在于人才。适应标准、规则、模型完善的工作需要，需求更多的是复合型人才，要通过跨部门项目合作、交流研讨等方式，通过工作的合作交流、知识的讨论学习，推动复合型人才的培养和成长，这类人才既懂得医保业务，又懂得医药服务工作，掌握医保政策动向，也熟悉卫健、药监、市场监管等部门政策动向；能够从业务构建业务模型，由政策构建政策模型，综合设计大数据监管模型；能有效实现业务、政策、监管模型的转换连接。会利用系统数据开展分析的人才，能够从数据中进行挖掘甄别，从而优化、完善监管规则。这些规则能纠正数字监管中过度强调技术的"技术理性"，更加贴近医药服务的实际情况。推动科学开展医保基金数字化监管形成倒逼机制，促进医药服务合理、规范化开展[2]，实现

---

① 《"十四五"全民医疗保障规划》，中国政府网，https：//www. gov. cn/gongbao/content/2021/content_5643264. htm，2021 年 9 月 23 日。

② 《国务院办公厅关于加强医疗保障基金使用常态化监管的实施意见》，中国政府网，https：//www. gov. cn/gongbao/2023/issue_10526/202306/content_6887137. html，2023 年 5 月 26 日。

医保基金监管的医保改革赋能。

　　跨区域、跨部门协同推动数据、规则、人才的建设完善，使推动更高层次的数据治理成为可能，推动人工智能技术开展对于医药服务等一系列内容的机器学习，可以实现医保基金监管的智慧化升级、实现数字化监管的高质量发展。

医保大数据开发利用发展报告

张圣和*

摘 要： 在数字经济浪潮中，我国医保体系借助大数据实现了显著进步。全国医保信息平台的建设显著提升了数据质量，为医保政策制定与精细化管理提供了坚实基础。医保大数据广泛覆盖、规模庞大且标准化程度高，在支付方式改革、医药采购及医疗服务价格调整中扮演核心角色，有效提高了医保制度的效率与服务质量。本报告客观反映了我国医保大数据开发利用的背景与意义，介绍了国家医保局成立以来对医保大数据的治理成效，研究分析了国家层面和地方探索中医保大数据的应用实践情况，分析了在数据治理体系、数据应用场景、数据共享等方面存在的问题，建议从统一医保大数据标准、提升数据汇聚能力、强化医保大数据管控、健全数据治理体系、促进数据共享和利用等方面做好医保大数据的归集与治理工作，并建立健全医保数据管理利用制度、打造医保数据开发利用机制、优化数据流通环节的责任机制、加快人才队伍培养与建设、完善数据安全利用保障机制。

关键词： 医疗保障 医保大数据 医保大数据开放利用 数据治理体系

一 引言

习近平总书记强调，数据基础制度建设事关国家发展和安全大局，要统筹推进数据产权、流通交易、收益分配、安全治理，加快构建数据

---

* 张圣和，硕士，中国社会保障学会医疗保障专业委员会，主要研究领域为医疗保障。

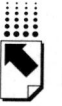
基础制度体系。随着科学技术的发展，数据在国民经济中占据愈发重要的地位，大数据已经成为推动经济转型发展的新动力、重塑国家竞争优势的新机遇、提升政治治理能力的新途径。数据显示，2022年中国数字经济规模超过50万亿元，占GDP比重超过40%，继续保持10%的高增长速度①。2022年12月19日《中共中央 国务院关于构建数据基础制度更好发挥数据要素作用的意见》（"数据二十条"）对外发布，历史性绘制了数据要素发展的长远蓝图，具有里程碑式的重要意义。面对数据大爆炸的时代，把握数字经济发展自主权、推动数字经济和实体经济融合发展、推进实施公共数据确权授权机制、完善数据开放共享标准、构建数字经济治理体系，对于构建以数据为关键要素的数字经济意义重大。

在此背景下，更需要聚焦"数据二十条"描绘的数据要素发展蓝图，积极推进医保大数据要素基础制度体系建设，充分激发医保大数据要素价值，强化医保大数据赋能水平，发挥医保大数据的关键引领作用，增强数据意识、推进数据共享开放、完善数据管理，有助于使数据潜在价值更好"溢出来"，实现更加精细化的管理和提供更加优质的服务②，为促进医保事业和经济社会发展、提升群众获得感、幸福感、安全感做出更大贡献。

本报告作为反映医保大数据开发利用情况的报告，客观反映了我国医保大数据开发利用的背景与意义，介绍了国家医保局成立以来对医保大数据的治理成效，研究分析了国家层面和地方探索中医保大数据的应用实践情况，并分析了目前存在的问题、困难与现实挑战，为进一步推进医保大数据的开发利用提出相应政策建议。

---

① 中国信息通信研究院：《中国数字经济发展研究报告（2023年）》，中国信通院网站，http：//www.caict.ac.cn/kxyj/qwfb/bps/202304/t20230427_419051.htm。
② 《国务院办公厅关于印发"十四五"全民医疗保障规划的通知》，中国政府网，https：//www.gov.cn/zhengce/content/2021-09/29/content_5639967.htm，2021年9月29日。

二　医保大数据开发利用的背景与价值

（一）医保大数据开发利用的必要性

2023 年，国家数据局正式成立，标志着我国在数据管理和开发领域迈出了坚实的一步。这一举措体现了政府对作为核心资源的数据的重视，不仅负责推进数据基础制度建设，统筹数据资源的整合共享与开发利用，而且还将促进数字中国、数字经济、数字社会的整体规划和建设。在国家层面推进数据共享与开放同时，医保数据也在逐步实现共享与开放的制度化。医保数据的开发利用对于提升整个医疗健康领域的效率与效果是至关重要的。医保数据包含了广泛的信息，从个人健康记录到医疗服务使用情况，再到费用结算信息，对这些数据的深入分析可以为医疗政策的制定、医疗资源的分配以及医疗保险的管理提供科学依据。通过分析医保数据中的患者治疗结果和医疗费用，可以评估不同治疗方案的成本效益，进而为临床决策提供依据。这有助于提高医疗服务的质量和效率，确保患者以最合理的成本获得最佳的治疗效果。通过分析医疗服务中的过度治疗、不必要的检查或高价药物的使用等情况，可以用优化治疗流程和药品采购等措施来降低医疗成本，进一步减轻医保基金的压力。对医保数据的分析可以帮助政策制定者了解当前医疗体系的优势与不足，比如哪些地区的医疗资源匮乏、哪些人群的医疗需求未能得到满足。基于这些分析，政府可以更加精准地制定和调整医疗保险政策，确保政策的公平性和有效性。

自 2018 年国家医保局正式成立，医保信息化工作也同时展开，《关于医疗保障信息化工作的指导意见》等一系列文件为医保信息化、医保数据标准化提供了工作基础；2023 年 6 月《国家医疗保障局办公室关于印发医保数据"两结合三赋能"工作方案的通知》（医保办发〔2023〕18 号）正式明确未来医保信息平台国家、省（区市）两级部署的统一性与地方创新要求的灵活性有效结合、医保数据"走出去"与相关数据"引进来"有效结

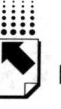

合，实现医保数据赋能医保管理、医保改革、医保服务。涵盖支付方式、跨省区市异地就医、公共服务、药品和医用耗材招采等14个子系统的全国统一医疗保障信息平台的建设和在31个省区市和新疆生产建设兵团的全域上线，更是成为医保大数据高质量集成和管理的重要物理基础。

（二）医保大数据成效显著

国家医保局成立后多措并举，在医保大数据建设方面成效显著，不仅利用制度建设搭建了成熟的大数据制度体系，还通过搭建平台、制定标准保障了数据统一汇聚。

一是制度基础。制度是各项工作的基本保障，国家医保局相继制定印发了《网络安全和信息化建设管理办法》《国家医疗保障局数据安全管理办法》《国家医疗保障局关于加强网络安全和数据保护工作的指导意见》等文件，为进一步加强医保大数据安全管理、提升医保大数据安全保护水平明确了方向，医保大数据制度体系更加成熟。

二是平台基础。随着全国统一的医保信息平台的全面建成，平台功能强大、安全可靠，运行平稳高效，长期制约医保精细化管理的"信息孤岛""数据烟囱"现象得以扭转，依托平台，全国医保大数据开始全面汇集，医保汇聚态势初步形成。

三是数据基础。当前，医保大数据覆盖32个省、332个地市、400余个统筹区、40万家定点医疗机构、40万家定点零售药店，服务13.46亿参保人。

四是标化程度高。国家医保局成立后先后制定疾病诊断、手术操作、药品、医用耗材等18项编码标准，构筑了全国统一的医保标准库和数据池。每一编码标准都有完整的数据画像，以小码大库、库码结合的方式提供应用，从而构筑了全国统一的医保信息业务标准编码体系和数据库，医保迈入"书同文、车同轨"的全新时代，为推动医保信息化平台建设、提高数据质量、提升医保治理能力打下了坚实的数据基础。

五是更新速度快。数据更新模式分为实时、准实时、T+1三种。实时数据实时保存在国家生产库中；准实时数据按照每 5 分钟同步一次的频率归集；T+1 数据按照每日同步的频率归集。

六是开发潜力大。医保大数据是关系国计民生的重要领域，可为药品耗材经济性评价、临床路径管理、支付方式改革等提供数据支撑。

七是赋能渠道多。医保大数据可全面赋能医保管理、服务、改革等，借助医保大数据向下赋能优势，实现业务、系统、数据三位一体，助力国家与地方内部循环和市场主体外部循环相结合的生态建设。

八是安全要求高。医保大数据涉及个人隐私、医疗记录、药品处方等，具有较高的敏感性及安全要求。

（三）医保大数据特征与价值

与其他数据不同，医保大数据作为公共数据，其数据规模海量、流转快速、类型多样，除了具有可复制性、非消耗性、边际成本接近于零等一般数据特性，还具有数据总量大、覆盖范围广、字段种类多、更新速度快、标准程度高、信息来源真、应用价值高等多种特点，主要表现在外在表现形式、内在价值维度和敏感程度等三方面，在未来有着极大开发利用价值。

1. 外在表现形式

从外在表现看，医保大数据具有覆盖范围广、规模大、涉及条目多、标准化程度高和更新速度快等特点。

一是医保大数据覆盖范围广。医保大数据覆盖全国 13 亿多参保人。2022 年 3 月，全国统一的医保信息平台全面建成，有效接入近 90 万家两定机构，全面覆盖全部企业组织。从数据来源看，一是医疗保险本身运行中产生的大量数据；二是医疗机构和药店产生的医疗服务数据；三是商保企业、医药企业相关数据；四是从医保系统外部引进来的相关数据。

二是医保大数据规模大。医保大数据体量巨大，采集、存储和计算量庞大。一个省的医保相关数据以 PB 级存储和管理，仅 1 天就可产生 TB 级别的数据。医保大数据涉及领域多，一是参保者个人信息数据，如其年龄、性别、家庭情况和工作情况等；二是医保基金运行数据，如全国和各地基金运行情况、定点医疗机构和药店医保基金使用情况等；三是参保患者接受医疗服务的数据，如疾病情况数据、诊疗数据、费用明细数据等；四是医保系统外部相关数据，如财政、税务、人社、卫健等部门提供的数据。

三是医保大数据涉及条目多。医保大数据既包括结构化数据，涉及2000多张表的多个数据项目；也包括半结构化和非结构化数据，且涵盖多种类型。多模态、多结构的数据对数据治理能力构成较大的挑战，倒逼数据全流程管理的优化提高。

四是医保大数据标准化程度高。18项医保信息业务编码构筑了全国统一的医保标准库和数据池，有效实现医保大数据全国统一汇总。标准化的数据能够全面及时、准确可靠地反映医保基金运行情况、参保人的状态和行为等，为国家层面统一进行有效的数据共享应用提供良好的基础条件，有利于医保、医疗和医药间的信息交流，减少信息不对称，医保系统进入"书同文、车同轨"的全新时代。

五是医保大数据更新速度快。医保大数据流转快速，数据时效性很强[①]。医保大数据的生成速度和更新速度均较快，日均新增数亿条数据，特别是医疗服务数据，每周、每天、每时、每分甚至每秒都在不断更新。流转快速的医保大数据对数据响应和处理分析的高效性和及时性提出更高要求。

2. 内在价值维度

医保大数据涉及参保人员的信息数据和诊疗数据，开发潜力大、赋能渠道多。通过数据使用、共享和开放，有效分析和挖掘其价值，对推动智慧医保发展、提升医保的经济与社会价值具有重要意义。

一是医保大数据开发潜力大。医保大数据规模海量，内含丰富多样的信息，应用前景广阔。全国统一的医保信息平台已在31个省全域上线，覆盖公共服务、支付方式等多个子系统，医保业务编码实现全国统一，且加速推进医保部门与人社等部门数据的互联互通，为医保大数据的应用打下坚实基础。医保大数据能够开发的应用场景丰富，如数据报表统计分析、数据查询和智能化监管。此外，医保大数据要素化利用存在巨大的市场需求。

二是医保大数据赋能渠道多。医保大数据作为关键支撑，充分发挥其要素价值，能够提升医保大数据赋能医保改革、管理和服务能力，有助于医保大数据要素价值的有效释放。医保大数据赋能医保改革主要通过提升支付方式改革、医疗服务价格改革等的质效，助推医保高质量发展；医保大数据赋能医保管理主要体现在医保基金监管、经办管理等方面；医保大数据赋能医保服务主要表现在为参保群众提供更加便捷高效的服务、便利学术研究、促进医药耗材企业和商保企业的创新等方面。

3. 敏感程度

在分类上，医保大数据属于公共数据一类，但区别于一般公共数据，医保大数据属于个人信息数据中的敏感数据，涉及个人隐私，具有特殊性和敏感性，对数据安全要求高。

医保大数据中与个人隐私相关的信息有两类，一是与个体相关联、反映个体特征的身份信息，包括姓名、出生日期、性别、家庭住址等；二是附加了医疗服务行为的信息，包括既往病史、体检结果、疾病名称、诊疗方案、护理记录等。医保大数据如疾病诊断信息、治疗信息、生物识别信息等泄露不仅侵害个人名誉、物质财产乃至人身安全，也会扰乱数字要素市场秩序，威胁公共安全[1]。这两类信息的敏感性程度高。

医保大数据涉及个人隐私的敏感性决定了要尤其注重保护个人数据人格权。医保部门在收集或处理涉及个人隐私的数据前，应按照相关法律法规要求取得个人同意或履行告知义务[2]，告知其数据采集和处理的行为以及使用的目的、方式、范围，这是对其知情同意权的保障。再者，参保个体依法享有数据查询和修改权以及数据被遗忘权。

---

[1] 李赞梅、刘懿、蔡妙芝等：《我国健康医疗科学数据权属管理现状、问题与对策研究》，《医学信息学杂志》2022年第11期。

[2] 《关于加强医保数据安全管理和规范共享应用的指导意见》（医保网信办〔2022〕9号），2022年6月27日，https://wenku.baidu.com/view/3e869701d9ef5ef7ba0d4a7302768e9950e76e59.html。

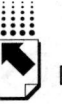

（四）现阶段问题

医保大数据的前期建设已经取得了丰硕的成果，但需要注意的是在数据治理体系、数据应用场景、数据共享等方面依然存在着一些需要改进之处。在数据治理体系方面，从目标导向来看，数据治理是一项庞大且复杂的工程，数据产生和使用的最终目的是服务于业务，需各部门相互配合，尤其是医保大数据多数直接来自医疗机构和药店，部分来自卫健、税务、民政等多个部门，治理需大量沟通协调工作。另外，医保大数据治理链条长，相关方众多，充分调动定点医药机构、相关政府部门、各级医保部门参与数据治理的积极性，共同保障数据治理的全过程管理，急需建立数据治理保障机制。

在数据应用场景方面，医保大数据仍拥有巨大的提升空间，一是急需提升数据价值，尽管数据规模庞大，但目前医保大数据应用场景仅局限于本行业领域内，在重复参保清查、基金运行监测、脱贫攻坚等方面已发挥了越来越重要的作用。然而医保大数据价值不限于此，党中央、国务院关于构建数据基础制度等的相关文件，为挖掘医保大数据价值提供了可能。二是政务数据要素市场化配置路径的完善。数据作为一种新型生产要素，只有流动、分享、加工处理才能创造价值。然而要实现在安全可控的前提下实现政务数据合规应用，促进创新和数字经济发展，实现公共利益最大化，需要理论创新和实践验证。三是数据价值的地方层面应用，目前省级医保部门对地市数据分析应用支撑力度不够，平台数据集中归集在省级医保部门，地市数据分析需依托省级平台数据中台进行，部分地市无法及时开展数据分析等工作；省级医保部门技术力量储备不足，面对大量的地市数据分析需求，无法做到及时响应。

在数据共享方面，部分地区缺乏较为完善的数据安全保护和应用相关制度体系，导致数据在采集、传输、存储、使用等环节存在安全风险，数据对外共享过程中缺乏充分的安全保障，共享方式和内容缺乏统一标准规范，数据要素价值发挥不够充分。

三 医保大数据的归集与治理

2022年3月，全国统一的医保信息平台全面建成，医保"信息孤岛""数据烟囱"现象被彻底扭转，医保大数据价值充分显现。前期，平台存在数据归集完整性不足、一致性不高、及时性待加强，数据归集模式待完善，数据考核标准待强化等问题。为进一步提升数据归集水平，提高医保大数据质量，实现更好地管理和利用这些数据，归集治理工作显得尤为重要。本部分将从统一数据标准、提升数据汇聚能力、强化数据管控、建立健全数据治理体系、促进数据共享和利用五个维度出发探讨医保大数据归集治理，以期达到提高数据质量、保障数据安全、促进数据共享利用的目的。

（一）统一医保大数据标准

医保大数据标准的统一是大数据归集治理的基础，医保信息业务平台归集了包括参保、缴费、就诊、结算、经办、政策、规则等各类医保大数据。将源数据转换为可利用、可分析的结果数据是挖掘数据价值的重要一步，同口径的结果才更有价值、更有意义、更加真实。为深化数据应用，国家医保局依托医保信息平台，针对当前医保大数据存在的标准不一、格式混乱等问题，探索建立统一的数据统计指标体系，同时在数据中台建设数据汇总层，提升数据统计查询效率，并针对后续统计场景，对通用数据维度进行预汇总，进一步统一数据统计口径，形成可分析全流程业务的通用粒度汇总指标表。

一是统一编码标准。2019年起，国家医保局制定并发布18项编码标准，陆续制定并发布医保药品、医用耗材、体外诊断试剂、医疗服务项目等18项编码标准，建立并落地应用全国统一的医保信息业务编码。实现动态编码维护的网上申报、网上反馈、网上公示、网上查询，发布疾病诊断代码3.3万条、手术操作代码1.3万条、医疗服务项目代码1.5万条、药品代码21.3万个、医用耗材代码7.2万个（覆盖规格型号813万条），构筑了全国

统一的医保标准库和数据池，迎来了"书同文、车同轨"的全新时代。

二是统一数据标准。国家医保局始终坚持医保大数据标准统一规范管理，制定了详细的数据标准规范，先后制定发布了《医疗保障信息平台云计算平台规范》《医疗保障信息平台应用系统技术架构规范》等 37 项医保信息平台技术规范，以及《全国医疗保障经办政务服务事项清单》《基本医疗保险跨省异地就医直接结算经办规程》《国家医疗保障 DRG 分组与付费技术规范》等标准规范，改变了过去业务标准不统一、数据不互认、流程不一致等现象，并通过培训、宣传等方式，让医保从业人员了解和掌握数据标准规范，从而提高数据的准确性和可比性，为异地就医直接结算、支付方式改革等工作提供了坚实基础，为推进构建新时期医疗保障标准化体系夯实基础。

三是统一归集标准。国家医保局进一步明确"准实时""T+1"两种归集方式技术标准，实现医保大数据两级集中，累计归集了数百张重点业务表数据，打通了医保信息"高速路"，跑出了数据归集"加速度"，为形成全国医保一盘棋格局提供数据支撑。

（二）提升数据汇聚能力

数据汇聚能力是医保大数据治理的关键。为了提高数据汇聚能力，实现医保大数据的全面、准确汇聚，需要建立一个统一的数据平台，通过数据集成、数据清洗、数据转换等技术手段实现将分散在不同系统的数据进行有效整合，并借助数据互访机制，确保数据在不同子系统之间的顺畅流通和互访。

统一的业务数据体系能够促进不同系统的协作和沟通，打破"信息孤岛"，提高工作效率，为统一数据汇聚打下坚实基础。国家医保局构建的统一业务数据体系，包括个人信息、医保险种、单位信息、地域区划等医保基础业务数据，公共服务、医保服务、招采服务等医保服务业务数据以及专家评审、信用评价、内控管理、医保基金监管、基金运行及审计、系统门户管理、支付方式管理、医疗服务项目价格管理等医保管理业务数据。

统一的数据汇聚平台是数据治理的重要基础，能够为数据汇聚提供有力的支持，提高数据的利用价值和决策的准确性。目前，数据汇聚平台分为市级生产库、省级交换库和国家数据仓库三个级别，省级数据集成环境中包括了脏数据明细表和脏数据通知表。数据标准已经充分融入医保大数据产生的各环节。

同时，随着数字技术不断发展，数据归集手段也日益高效。引入大数据处理、云计算等技术手段，可以提高数据处理的规模和速度，提高数据处理能力，优化数据存储结构，以适应海量数据的存储需求。

在实际数据归集过程中存在的增量数据归集不及时问题，主要是因为部分省区市数据归集链路复杂，归集效率不高；部分省区市网络带宽或临时性带宽流量不够；部分省区市数据量较大且数据传输速度慢等。为解决这些问题，国家医保局指导各省区市减少在数据传输链路中的非必要环节，提升单链路环节处理性能；对业务重点表数据量大、传输速度慢的难题，可采用拆分重点业务表、每日多次传输数据的方式，避免单库瓶颈，加快数据上传速度，提高数据及时上传效率。

（三）强化医保大数据管控

数据管控是保障医保大数据质量和安全的重要手段，国家医保局从两端发力，保障数据质量和安全。在数据质量管理方面，通过制定数据质量评估标准，持续对数据进行严格质控，不断补充完善数据质控规则，扩大数据归集范围，有序扩大专项归集数据范围，有序开展数据对账工作；强化考核通报力度，加强对数据质量的通报范围，对质量较差的省区市进行督促，加强数据监测预警，扩大数据预警范围，及时沟通排查修正问题数据。

一是严控历史数据质量。全国统一的医保信息平台建成之前，各地医保系统建设"各自为政"。一方面，数据标准不统一、信息碎片化严重等导致数据质量不高；另一方面，历史数据漏传或多次上传，导致国家数据仓库和地方生产库数据量不一致。为提升历史数据质量，国家医保局对历史数据保留核心校验规则，同时要求各省区市先做好数据归集治理工作，再全量上传

历史数据。

二是加大脏数据治理力度。对各类脏数据，按照脏数据率从高到低排序：贯标数据、医保区划、人员管理码、数据字典、数据唯一记录号、金额数据。贯标数据、数据字典方面，部分省区市未完全按照标准应用贯标数据、数据字典。建议在不影响结算前提下，增加两定接口端的校验规则，确保数据合规；医保区划方面，部分省区市业务程序的医保区划未及时更新，且未对区划数据进行校验检查，国家医保局要求各省区市加强对医保区划的校验力度，及时更新业务程序；人员管理码方面，大部分省区市使用本地人员编号进行业务经办，通过转码的方式实现人员管理码归集，国家医保局要求数据进入交换库前完成转码操作，确保数据准确归集；数据唯一记录号、金额数据方面，脏数据率较低，可以看出业务程序及校验规则对这两类数据控制较好。

在加强数据安全管理方面，采用加密技术、防火墙等安全措施，确保数据在传输、存储等过程中的安全性。同时，严格控制数据访问权限，防止数据泄露和非法访问。建立了"事前——事中——事后"的全流程数据管控，在事前保证源头数据质量，规范数据源，规范业务数据的产生，保证数据在产生时就符合要求，在事中把控运行数据质量，制定规则进行校验和把控，对未通过的数据进行报警提示，对存在质量问题的数据，执行数据质量问题处理流程，在事后持续提升数据质量，分析问题，总结经验，制定提升方案，迭代优化，推进数据质量持续提升。实现数据从产生到使用的全环节、全流程的优化管理。

（四）健全数据治理体系

为了全面提升医保大数据的治理水平，国家医保局从组织架构、制度规范、技术支撑等方面持续发力，健全数据治理体系。

在制定制度规范方面，国家医保局出台医保大数据治理相关法规和政策，明确数据治理的目标、原则、流程等，有助于规范数据治理行为，提高数据治理的法治化水平。针对终身更新工作，国家医保局发布相关技术文件，规定数据文件交互、交换库数据同步两种数据归集方式的技术要求以及适用场景，并提出数据质量检验要求。针对月度更新工作，国家医保局利用发布说明书的形式，对国家医疗保障信息平台纵向数据汇聚的交换库内容和数据校验规则进行定义。针对按需更新工作，国家医保局发布周报说明书等文件，对国家医疗保障信息平台纵向数据汇聚的交换库"数据归集情况周报"相关内容进行全方位剖析，对国家医疗保障信息平台数据汇聚内容中生产库数据汇聚校验规则进行定义。

在技术支撑方面，国家医保局持续投入更多资源研发数据治理相关技术和工具，提高数据治理的智能化和自动化水平。同时，加强与高校、科研机构的合作，引进先进技术和人才，推动数据治理技术的创新和发展。目前，国家医保局已建立"日预警、周通报、月考核、专项治理"的数据治理制度，其中，日预警是指每天对数据质量进行监控和预警，及时发现和解决数据问题，针对数据异常、数据缺失、数据错误等情况，通过及时发出预警，确保数据的及时修复和纠正。周通报是指每两周对数据质量进行统计和分析，通报数据情况。针对数据的整体质量和各部门的数据使用情况，通过对数据的汇总和分析，发现问题并制定相应的解决方案。月考核是指每月对数据治理工作进行评估和考核，根据考核结果进行奖惩。针对数据治理的整体效果，通过对数据的准确性、及时性、完整性、一致性等方面进行考核，确保数据的合理使用和有效管理。专项治理是指针对某些特定数据的数据治理工作进行专项评估和考核。通过对数据的深度分析和挖掘，发现问题并制定相应的解决方案，提高数据的质量和价值。

（五）促进数据共享和利用

医保大数据的归集治理不仅是为了保障数据的安全和质量，更是为了促进数据的共享和利用。为此，国家医保局建立数据共享机制。通过制定数据共享政策、建立数据共享平台等方式，推动医保大数据的跨部门、跨地区共享。这有助于打破数据壁垒，提高数据的利用效率，拓展数据应用场景，鼓励和支持医疗机构、科研机构等利用医保大数据进行科学研究、政策研究等工作。同时，积极推动医保大数据与其他领域数据的融合应用，探索新的数据价值。

总的来看，医保大数据归集治理是一项系统性工程，需要政府、医疗机构、技术提供商等多方共同努力。通过统一数据标准、提升数据汇聚能力、强化数据管控、健全数据治理体系和促进数据共享与利用等措施的实施，可以更好地管理和利用医保大数据资源，为医疗领域的发展提供有力支持。

四 医保大数据的应用实践

2023 年 6 月，国家医保局印发《医保数据"两结合三赋能"工作方案》，明确"三赋能"概念的内涵，指出"三赋能"是指加强医保大数据对医保改革、管理和服务赋能。

（一）医保"三赋能"工作

1. 赋能医保改革

医保大数据将为深化医改提供技术基础，助力医保支付方式改革、集中招标采购制度改革、医疗服务价格改革、长期护理保险制度改革。

一是医保大数据应用赋能支付方式改革，提升改革效率。DRG 和 DIP 等医保支付方式改革的推进离不开对医保大数据的归集、整理。深入挖掘使用医保大数据，能够为 DRG、DIP 等支付方式的推进提供实证依据，推动医疗资源的合理配置[①]。加强医保大数据治理，基于客观数据挖掘医疗行为规律，更好推动支付方式改革。

二是医保大数据赋能集中招标采购制度改革。药品和高值医用耗材集中带量采购改革的有序推进离不开对医药价格的监测，医保大数据在其中发挥重要作用。提高医药集中采购平台间价格、信用评价、供应等数据联通共享水平，助力更加标准化、规范化的医药集中招标采购制度体系建设，提升医

---

① 蒋更生：《通过大数据赋能提升医保支付方式改革效率》，《中国医疗保险》2021 年第 6 期。

药价格治理水平和集中采购专业服务水平。

三是医保大数据赋能医疗服务价格改革。深化医疗服务价格改革离不开对相关数据的收集和使用挖掘，医疗服务价格动态调整机制需结合医保大数据和其他部门相关数据，如卫健部门的医疗服务收入占比数据、统计部门的居民消费价格指数数据等，并根据区域内历史数据，科学测定医疗服务价格。提升医保大数据质量，有助于稳妥推动医疗服务价格改革，提高医保制度的整体运行质量。

四是医保大数据赋能长期护理保险制度改革。长期护理保险制度是以互助共济方式筹集资金，为长期失能人员的基本生活照料和与之密切相关的医疗护理提供服务或资金保障的社会保险制度。通过对医保大数据的分析挖掘，能够测算长期护理需求，探索高效可持续的融资策略，评估改革成效，提高长期护理服务水平[1]。

2. 赋能医保管理

医保大数据的运用能够更好支撑医保运行监测、医保基金监管、医保经办管理、医保信用评价与绩效考核等。

一是医保大数据赋能医保运行监测。医保信息平台结合实际业务需求，归集海量医保大数据，通过数据处理、分析和挖掘等技术手段，加强对医保基金运行趋势分析、医疗费用结构分析、药品耗材价格监测等，防范运行风险。

二是医保大数据赋能医保基金监管。通过对医保大数据的全方位、深层次使用挖掘，医保基金监管部门可实时监测违约、违规的医保服务行为。大数据驱动下的医保智能监控系统的应用，能够追踪监测医疗机构及患者的就诊行为，实现事前提醒和风险预警，规范医疗行为，提升监管效能[2]。

三是医保大数据赋能医保经办管理。推动医保经办数字化转型能够简化

---

① 朱铭来、贾清显：《我国老年长期护理需求测算及保障模式选择》，《中国卫生政策研究》2009 年第 7 期。

② 黄华波：《浅议医保基金监管的体制性特点、机制性问题与长效机制建设》，《中国医疗保险》2020 年第 4 期。

经办业务流程，提升经办服务水平①。运用大数据技术，推动医保经办流程数字化服务，使"群众少跑腿、数据多跑路"，实现经办服务可视化远程办理，为参保人提供便捷高效的服务。

四是医保大数据赋能医保信用评价与绩效考核。针对定点医疗机构、定点零售药店、医保医师、医保药师、参保人、用人单位等医保基金监管对象的信用评价都离不开对数据的深度分析挖掘，使用多样的数据挖掘技术，完善医保信用评价建设，加强基金效能绩效考核和经办人员绩效考核，用数据说话，增加信用评价和绩效考核的透明度和公平性。

3. 赋能医保服务

医保大数据能够服务于参保群众、学术研究主体、医药耗材企业和商保企业等，为医保服务优化升级提供基础支撑。

一是医保大数据服务于参保人员。完善医保大数据确权机制，增强共享开放，将大大降低医保部门、医疗机构和参保人员之间的信息不对称程度，提高医疗服务的可及性，拓展医保的覆盖面②。增进医保大数据的运用能够便利参保人员，通过个人健康画像，为参保人员提供精准政策推送与服务提醒，促进疾病预防和慢病管理，增强医保的公平性，有效实现"以技术促进公平"。

二是医保大数据服务于学术研究主体。数据确权和共享机制的建立能够为医保相关数据研究铺平道路，降低其获取真实有效数据的制度门槛，为科研提供关键技术支撑，助力医保制度改革研究，推进三医协同研究。此外，推进医保大数据要素市场化有助于产学研深度融合、实现产业孵化。

三是医保大数据赋能医药耗材企业创新生产，保障老百姓用好药。明确医保大数据持有权、使用权、管理权和收益权，推动医保大数据要素市场建

---

① 《国家医保局：全面推进医保经办数字化转型》，金融界，https://baijiahao.baidu.com/s?id=1776091389428897397&wfr=spider&for=pc，2023年9月4日。

② 申曙光、曾望峰：《互联网时代的大数据与医疗保险治理》，《社会科学战线》2018年第7期。

设，为医药耗材企业产品研发提供数据基础，以生产出更好、更满足参保患者需求的药品耗材。通过对药品耗材使用数据的实时监测分析，以优化物流配送体系，建立短缺药预警机制，缩短采购配送结算周期，优化营商环境，保障参保患者用药需求。

四是建立完善医保大数据对商保企业的开放共享机制。在保护参保人员个人信息权益基础上，建立参保人员个人信息管理、授权使用制度。畅通医保大数据共享开放渠道，通过大数据模型的设置优化不断精准化健康险产品供给，优化理赔、直赔流程，延展健康管理服务，助力多层次医疗保障体系建设，满足人民群众多样化健康需求。

随着医保信息平台的建成应用、大数据技术的发展，各地相继对医保大数据应用进行探索，医保大数据应用主要体现在医保大数据的共享和开放方面。

（二）医保大数据在地方医保中的实践

1. 福州市

福州市依托福建省医保信息平台，推进个人信息查询使用授权试点工作，在切实保障参保人员合法权益前提下，规范参保人员和第三方机构依法依规查询、获取、使用个人医保信息，主要做法如下。

（1）建立参保人员医保个人信息分级分类管理清单

福州市医保部门于 2022 年初出台《福州市医保个人信息分类管理清单和分级管理清单》，基于国家医保局推荐的敏感子级分法，将参保人员个人信息依据"内容、性质、类型"划分为 3 个敏感子级，每个敏感子级对应具体明细信息，实行授权频次、查询时长管理，建立健全医保个人信息分类分级管理清单：敏感Ⅰ级信息一次授权、多次查询，敏感Ⅱ级信息一次授权、限定频次查询，敏感Ⅲ级信息一次授权、一次查询，进一步规范参保人授权信息查询范围和信息授权使用方式。经实践，省级医保部门于 2022 年底为福州市制定数据分级规范，具体情况见表 1。

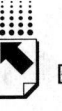

表1 福州市医保个人信息分类分级管理清单

类别	类型	主要信息项	敏感级	授权查询管理
参保人员基础信息	基本信息	姓名、性别、出生年月、证件类型、证件号码、特殊认定身份	Ⅰ级	授权频次：一次授权 查询次数：一年期限内不限次数
	参保信息	参保地、参保单位、参保险种、起止时间、参保费用明细、缴费年限、参保状态、门诊特殊病种		
	备案信息	备案类别（异地安置、异地就医）、备案时间、备案地		
	个人账户（家庭共济账户）信息	个人账户余额、家庭共济账户余额		
参保人员结算信息	门诊结算信息	结算日期、医药机构名称、医疗费用总额、医保费用总额、基本医保支付金额、大病保险支付金额、医疗救助支付金额、其他基金支付金额、个人自付金额、个人自费金额、个人账户支付金额、家庭共济账户支付金额	Ⅱ级	授权频次：一次授权 查询次数：一个月内限查一次
	住院结算信息			
	购药结算信息			
参保人员健康信息	就医购药详细信息	就诊日期、就医机构、诊断名称、入/出院时间、入/出院科别、主要诊断、其他诊断、病理诊断、手术名称、药品名称、医疗服务项目、医用耗材等	Ⅲ级	授权频次：一次授权 查询次数：仅查一次

（2）探索个人信息查询和使用授权业务和技术标准

福州市医保局陆续出台一系列业务标准材料，按窗口查询、线上查询、单位共享查询等多类应用场景，出台《福州市医保个人信息查询使用业务规范（试行）》。2022年底，福建省形成全省统一医保个人数据授权查询和使用规范，明确省平台医保个人数据应遵循"数据不出库"和"知所必须最小授权"等基本原则，外部门单位或第三方机构查询和使用个人医保大数据的，除履行法定职责、法定义务或应对突发公共卫生事件等各类法律法规规定的特殊情形外，均应取得个人授权。

（3）设计建设全省统一"医保个人信息授权子系统"

根据相关建设标准和技术规范要求，设计"福建省医保个人信息授权查询和使用子系统"（专用功能模块），以便形成统一的参保人员医保个人信息查询使用授权服务标准化能力，供全省应用。

（4）个人信息查询和授权使用场景数据流通案例

福州市先行探索推进第三方机构授权查询使用。在商业健康保险投保、理赔、申请慈善救助等业务时需要查询个人医保信息的，参保人员可通过"e福州"平台授权商业保险机构等第三方机构查询使用。医保系统中保存第三方机构查询以及授权核验记录。下面以福州市总工会开展的职工医疗互助活动为例，介绍个人信息查询和授权使用场景内数据流通情况（见图1）

按照医保个人信息授权查询和使用规范流程，福州市医保部门与福州市总工会积极推出基于医保个人信息授权查询的职工医疗互助补助业务，有效提高职工医疗互助补助审核效率。数据在各主体平台间流通具体如下。

①数据生成：参保人员按市总工会互助补助流程填写互助补助原因，准备相关资料，向市总工会发起互助补助申请，总工会平台生成相关数据。

②发起数据授权请求：市总工会受理互助补助申请业务，经验证为互助成员后，向参保人员发起数据查询授权申请。

③数据传输：市总工会将经参保人员授权的数据传输至医保信息平台，个人信息授权模块接收授权查询信息，对参保人个人信息进行授权状态校验，如已授权且在有效期内，则将授权信息同步至医保信息平台；若无有效授权或超授权期限，则向参保人发起个人信息授权确认申请。

④授权确认：参保人接收个人信息授权查询消息提醒，由参保人员进行授权确认。

⑤查询结果返回：参保人确认授权后，医保信息平台生成参保人授权查询信息字段，并以PDF文件格式返回市总工会职工医疗互助平台。

⑥信息应用：市总工会接收医保返回个人就医及医保报销信息，完成职工医疗互助补助业务，并将互助补助金额返回个人信息授权平台，进行信息使用记录。

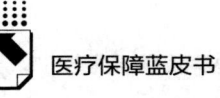

⑦日志留存：上述授权查询、信息交互等环节操作日志在医保信息平台留存。

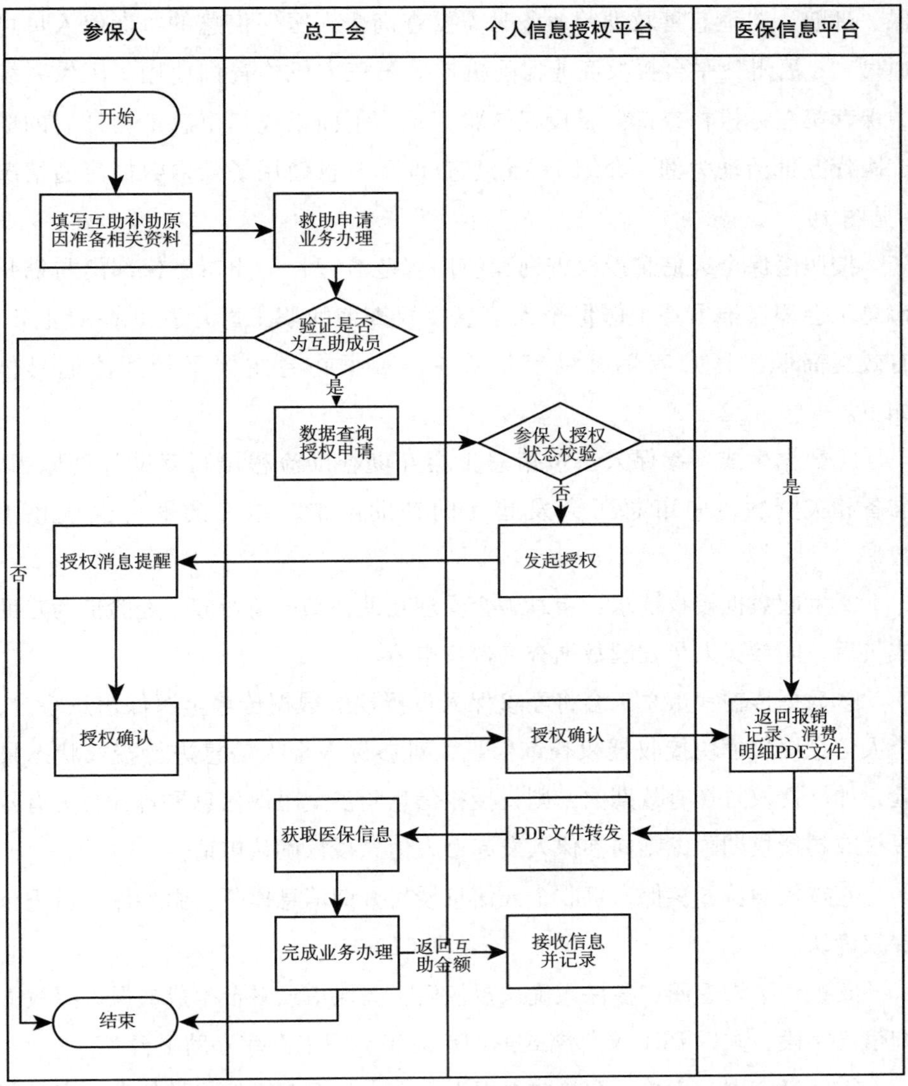

参保人	总工会	个人信息授权平台	医保信息平台

开始

填写互助补助原因准备相关资料

救助申请业务办理

验证是否为互助成员

是

数据查询授权申请

参保人授权状态校验

否

是

授权消息提醒

发起授权

授权确认

授权确认

返回报销记录、消费明细PDF文件

获取医保信息

PDF文件转发

完成业务办理

返回互助金额

接收信息并记录

结束

图1　福州总工会互助补助申请业务个人信息查询使用数据流通示意

福建省医保部门根据相关文件要求，共同探索医保个人数据在履行法定义务、履行政府公共职能、医保业务经办、医保公共服务、医保亲情代查代办、第三方机构应用服务等多种不同场景下的应用可能和数据授权方式，建设多层次的个人信息授权服务能力，形成省级统一的个人信息查询和使用授权架构。

2.浙江省

浙江省根据相关规定，相继出台了一揽子医保数据管理文件，健全医保大数据使用、共享及开放的监督管理机制，筑牢安全屏障，力争在制度框架下发挥医保大数据要素价值（见图2）。

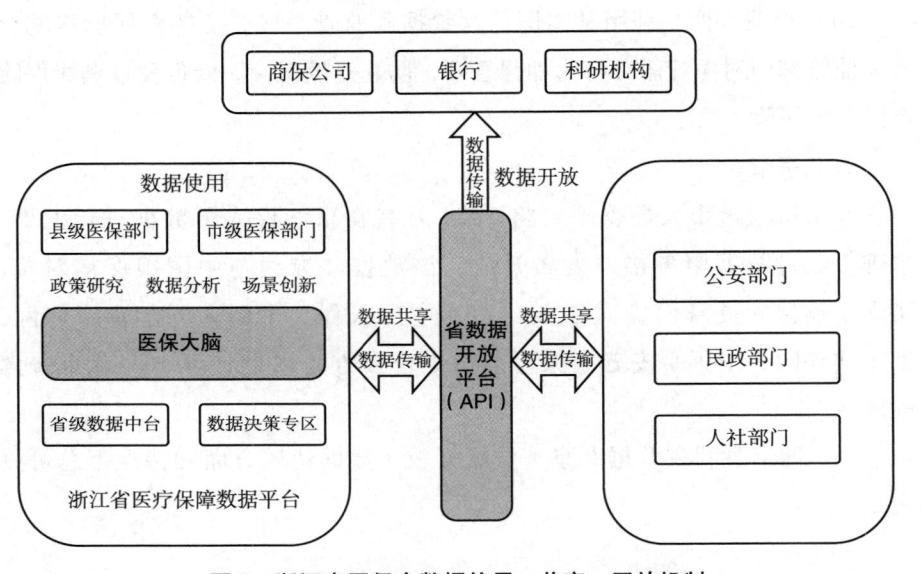

图2 浙江省医保大数据使用、共享、开放机制

3.上海市

上海市数据开放平台有条件开放沪惠保城保居保验证接口、沪惠保资质认证接口、沪惠保大病标签查询接口、沪惠保医保金额查询接口等。2023年7月，上海医保局联合市卫健委、市地方金融监管局、市大数据中心等多个部门出台《上海市进一步完善多元支付机制支持创新药械发展的若干措

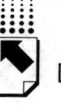

施》（沪医保发〔2023〕2号），提出数据赋能支持商业健康保险创新发展。

（1）产品开发方面，依托市大数据中心平台，安全、依法、规范探索医疗保障信息平台与商业健康保险平台开展符合规定的信息共享。

（2）精算定价方面，符合条件的商业保险公司可在合规、安全基础上依法利用医疗、医保大数据开展测算，开发适销对路的产品，实现科学精准定价，有效减少风控成本，降低产品价格。

（3）理赔方面，在个人授权基础上，确保数据安全和个人隐私，推进医保电子诊疗数据在商业健康保险产品理赔过程中的应用，推广"快赔""直赔"和"主动赔"，提高核赔效率。

（4）控费方面，利用基本医保大数据和监管手段，支持商保机构配合有关监管部门对医疗服务行为加强管理，防止过度医疗，降低商业健康保险产品赔付风险。

4. 北京市

北京市通过市大数据平台将2878万名在京参保人员数据进行汇聚、治理，通过数据服务接口发布开放，该数据经专线与中国银保信对接，实现了投保人员身份实时在线比对，中国人保、中国人寿、泰康保险、太平洋保险、中国平安五家保险公司集合多方力量设计推出"北京普惠健康保"。

以上四个案例在数据共享、数据开放、数据使用方面的特点汇总可见表2。

表2 部分地区医保大数据的共享、开放、使用特点

地区	数据共享	数据开放	数据使用
福建	省级相关政府单位，如卫健委、人社厅等部门。 审计、巡察及公检法等部门特定授权。 地市其他部门数据查询使用。	向非营利社会公共组织开放，如福州市总工会。 向营利性企业如商保公司开放。	市级医保信息技术部门数据管理员开放只读数据查询库使用权限，对本地区相关数据自行查询、使用。

续表

地区	数据共享	数据开放	数据使用
浙江	通过省数据开放平台与公安、民政、人社等部门实现数据交互。	向商业保险公司、银行等金融机构开放部分医保大数据。	在省医保信息平台上建设地市专区。
上海		数据开放平台有条件开放沪惠保城保居保验证接口、资质认证接口、大病标签查询接口、医保金额查询接口等。	
北京		通过市大数据平台将在京参保人员数据进行汇聚、治理,通过数据服务接口发布开放,经专线与中国银保信对接,实现了投保人员身份实时在线比对。	

5. 沈阳市[①]

沈阳市从启动医保数据标准化工作以来,制订了数据标准化实施方案、开展跟踪检查等,不断提升标准化编码的维护工作。目前,沈阳市超过8000家定点医药机构全部完成贯标赋码,赋码率100%,定点医药机构100%完成"带码结算"。同时,严格把控数据来源、数据质量,确保医保数据准确性和完整性。沈阳市完成自2001年以来所有医保、生育保险相关历史数据的迁移转换,共迁移转换171张表的参保缴费与结算历史数据。累计转换历史数据58.9亿条。为保障历史数据完整、准确地转换到新平台,共进行4轮全量数据转换,执行校验规则1057个。按照先治理后归集的思路,沈阳市及时完成历史数据的归集。对平台产生的增量数据,通过交换库上传国家局,共349张表,其中80张核心表覆盖率82.5%。每日归集上传约1080万条数据,累计上传21.9亿条数据。通过加强数据入口控制、脏数

---

① 《关于大数据助推实现医保治理现代化的提案(第336号)的答复》,沈阳市医疗保障局网站,https://ybj.shenyang.gov.cn/zwgk/fdzdgknr/jytabljggk/202405/t20240530_4650481.html,2024年5月30日。

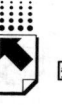

据日清日结等措施，数据质量提升效果显著，最高脏数据率由 23.64% 降低到 0.2%，累计治理 2821 万条数据。

在充分利用数据共享资源提高服务能力方面，依托数字沈阳政务数据共享平台，沈阳市搭建医保数据共享子系统，实现全市数据资源全面统筹共享，完善医保数据应用的内外部环境，实现医保数据"走出去"与相关数据"引进来"有效结合，形成医保大数据的倍增效应。通过国家医保信息平台和全市统一搭建的数据共享平台，实现医保数据的纵向贯通和横向联通，与政府部门、医疗机构等各方实现数据协同共享，让数据使用更加高效便捷。在全国医保领域率先打造了"一码通办、扫码即办、零要件办"的新型服务模式，对接 6 个政府部门 35 项接口数据，打通沈阳市电子证照平台，协同"多维数据支撑"，实现 30 项医保经办业务扫一次码、选一项业务、点击确认即可完成的智能快捷办理服务，并同步支持多平台、多渠道开展便民服务。

在以信息化建设提高医保现代化治理能力方面，沈阳市在全国医保行业率先开创了基金监管"掌上执法"行政检查的新模式。借助"数字沈阳"电子证照库和电子签章系统，运用大数据思维，集合各类信息化资源，打破过去线下申请检查、调取疑点数据、填报纸质执法文书、与其他部门会商等原有的执法方式，汇聚医保、行政执法各个事项于移动执法终端。在沈阳医保执法 App 上实现了移动"掌上执法"文书自动生成、电子公章和电子签名的功能，为实现"掌上执法"提供技术基础和法律规范性依据。

在强化制度建设、建立数据应用保障机制方面，通过制度机制建设，确保数据使用合法合规，促进数据发展和依法管理相统一。建立规范的制度和流程，确保数据收集、存储、传输和共享符合相关法律法规和隐私保护要求，包括明确数据分类和标准、建立完善数据清洗和验证机制、明确个人隐私保护制度、设立访问权限管理制度、制定数据共享规范等。

在通过数字信息手段服务医保支付方式改革方面，沈阳市以医保真实世界数据为基础，实现 DRG 精细化付费。基于国家技术标准相关要求，建立健全病案质控、分组体系、权重及费率测算等信息系统管理功能，实现沈阳医保信息平台、DRG 付费管理、审核系统深度融合、无缝对接，持续提升支付方式改革信息管理能力。利用医保数据提升智能审核水平。基于国家统一标准，依托全国统一的医疗保障信息平台和数据，使用国家医保局下发的标准"两库"进行实时动态监控，通过筛选的 20 大类国家规则，对全部定点医疗机构执行医保政策相关规定的数据情况进行稽核，重点针对目录内药品不按限制范围使用、医嘱与收费不符、诊疗项目套餐式检查等方面进行稽核。

6. 其他典型省市

江苏省探索研究参保人"一次授权、多个机构共同使用"机制。例如在信用就医业务中，参保人可把个人信息同时授权给金融机构和商业保险公司。金融机构可在个人征信基础上参考医保个人信用评价结果为参保人授信。保险公司可根据投保人就诊信息和费用明细信息，实时为其进行理赔结算，实现参保人"先看病，后付费"一站式就医。

山东省济南市充分利用区块链防篡改、防抵赖、智能加密、永不丢失等技术特性，将省建"医保链"应用于济南个人信息授权查询试点工作，实现数据来源部门、被授权的第三方机构信息、授权时间以及授权内容等信息的链上记录、全程可追溯，实现了医保大数据"链上授权、链上存储、链上传递"的全新个人信息授权查询和使用模式，在切实保障参保人享有个人信息的知情权、查询权、使用权的同时，保证了第三方机构使用个人医保信息的合法性和合规性。烟台市积极探索个人信息授权查询在"信用就医"领域应用，向银行开放系统接口，允许银行查询个人参保缴费等数据，设计开发适合医保的普惠金融产品，支持参保人免押金住院、"先看病，后付费"。

广东省河源市积极探索个人信息授权查询在参保人全生命周期健康管理中的应用。通过授权可查询参保人既往医保就诊信息，建立参保人员健康档案，对参保人的健康情况进行量化评估和健康管理，推进"全生命周期"健康管理，全面检测，全程干预、指导参保人的生活饮食习惯、运动健康规划、营养调节、预防疾病，激发参保人开展健康管理的积极性，提升健康指

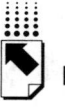

标，减轻医保基金支付压力。

江西省萍乡市坚持便民高效，拓展应用场景。探索商保＋医保"一站式"理赔服务场景，采用即时短信提醒等方式，实现投保人从入院登记到出院结算信息实时交互，商保理赔时间由45天缩减至3天。创新刷脸授权应用，在江西智慧医保"村村通"服务终端增设"个人信息授权确认"模块，实现在家门口刷脸就可完成授权。优化健康筛查流程，通过数据在线安全共享，筛查业务全部由线下转为线上，投保健康筛查用时由2天缩减至10分钟。同步制定《医保个人信息保护暂行办法（试行）》《人脸二次授权认证流程》《数据使用行为追溯操作办法》等文件，创新开展第三方机构"黑白灰"名单管理，规范第三方机构查询使用医保大数据行为。

（三）医保大数据在医疗、医药领域的实践

在医疗领域，目前，医保大数据对于医疗机构的管理指导仍是粗放式的，效果不明显，亟须理顺医疗机构与医保机构的行政关系，明确两者的责任、权利及义务，并在医保支付方式中引入谈判机制，可以通过大数据监测定期对医疗机构的政策执行情况进行监督检查，确保医疗服务的合规性，并借助大数据监测建立数据筛查、财务审核、病例审核等多元核查体系，积极引入第三方参与医保监督，提升监管的专业能力和业务水平，抑制不合理医疗费用增长及规范不合理医疗行为。

自2020年起，DRG/DIP支付模式被探索运用于住院费用结算。该支付模式将疾病诊断类同、临床过程相似、资源消耗相近的病例归为一类，利用大数据聚类及决策树算法优势实现病种的可比性。浙江省宁波市运用数据挖掘工具探究患者医保购药的药品之间的关联性及用药习惯。上海DIP病种分组方式结合临床经验和统计方法对医保大数据进行降噪，探究病种与成本间的客观规律，得到疾病诊断＋治疗方式的组合目录。除此之外，医疗机构还可结合就诊数据、财务数据、运营数据分析引起医疗服务质量下降、住院费用增加、运营状况亏损的内在原因，为医疗机构优化运营模式和服务流程提供策略和建议。上海市将11699名医生分为15类，并使用无监督机器学

习方法建立大数据预警模型；按照医生诊疗行为的不同特征，设计包括接诊数量、康复理疗中医治疗费用、专家专业观点等 10 个指标；根据指标异常值确定疑点医生范围（偏差分析），并利用层次分析法计算指标权重，对每位疑点医生进行打分；根据分数建立红、橙、黄三级预警机制，从而实现对服务提供方的及时有效监管。随着 DRG/DIP 支付方式改革的深入，金华、广州等地以 DRG/DIP 支付所产生的数据为数据源，针对不同临床现象，应用人工智能和大数据技术建立模型，从病案数据采集、病种分组、基金支付等方面建立大数据监管实践路径，加强对临床诊疗过程的监管。

在医药领域，2024 年 1 月 17 日，上海市大数据中心、上海市医保中心、中保科联三方共同启动上海市医保大数据创新实验室（商业保险）。同日，国家金融监督管理总局上海监管局与上海市医疗保障局签署《关于加强基本医保和商业健康保险行业监管合作备忘录》，双方将在数据共享、项目合作、联合调研等 6 个方面强化交流合作。此举标志着上海各方协同深化医保大数据应用，推进商业健康保险与医药医疗服务供给侧结构性改革、支持创新药械发展等方面迈入全方位、多领域、深层次的合作新阶段，将进一步提升数据惠民能力，助力更多惠民举措快速落地。相关部门将支持行业研发提供特药保障的健康保险、药物临床试验责任保险等，优化保险产品覆盖的药械清单；支持实验室基于地区脱敏诊疗数据构建多维度分析图谱，开展产品研发、服务创新和前沿课题研究，进一步丰富有效供给、完善产品谱系，满足群众个性化、多样化的保障需求，实现"应保尽保"的普惠健康。

随着人工智能技术的发展，大数据与 AI 的结合为精准医疗和个性化治疗提供了可能。例如，通过对患者的基因数据、生活习惯、病史等多维度信息的综合分析，医生可以为患者提供更加精准的诊疗方案。

政策推动下，区域医疗信息平台的建设将促进数据共享和医疗服务的协同。通过区域医疗信息互联互通，医生可以更加方便地获取患者的历史病历、检查结果等信息，为患者的诊断和治疗提供更加全面的支持。

数字疗法主要利用数字化技术和设备，如移动应用、远程监护等，为患者提供个性化的治疗方案。这种治疗方式不仅具有便捷性、高效性等优点，还可以根据患者的反馈和数据分析，实时调整治疗方案，实现精准治疗。数字疗法作为一种新兴的治疗手段，正在进行医疗器械审批，预示着医疗大数据应用的新方向。

五 医保大数据的未来展望

在当今这个数据驱动的时代，医保大数据作为医疗健康领域的重要资源，其价值日益凸显。随着信息技术的飞速发展，如何有效地管理、利用和保护医保大数据，成为推动医疗卫生体制改革、提升医疗服务质量、促进健康产业发展的关键。

（一）建立健全医保数据管理利用制度

1. 健全数据开放共享法律体系

在国家层面，建立健全数据开放共享的法律体系是医保大数据管理的基石。这要求明确数据的权利归属，出台一系列关于政府公共数据共享、开放、利用及确权的法律法规，确保公共数据国家所有的原则得以落实。同时，需要完善公共数据开放共享的法律制度，规定数据共享开放及开发利用过程中的权利和义务，明确公共数据授权运营的范围和限制。例如，可以借鉴国际先进经验，设立专门的数据管理机构，负责监督和管理数据共享开放的全过程，确保数据的合法合规使用。

2. 明确医保大数据权属及相关主体权责

医保大数据的权属问题直接关系到数据的管理效率和共享开放水平。因此，必须明确医保大数据的持有权、使用权、管理权和收益权等相关权益，探索权责清晰的数据管理模式。这包括设定数据开放职责清单，规定统一的管理程序标准，对医保大数据从采集、处理到共享开放的相关主体权责、步骤和途径进行统一规定。此外，还可以建立数据共享调度机制，明确"数据专员"，形成"数据使用部门提需求，数据收集部门做响应，数据管理部门保留并转发"的机制，确保医保大数据的高效共享和调度。

3. 修订完善关联数据标准衔接规范

为了确保医保大数据的充分共享和开放，必须建立统一规范的数据采集汇聚和共享开放标准，包括制定和完善《医保大数据共享目录》和《医保大数据开放目录》，围绕数据范围、形式、分类标准规范、数据脱敏标准和审核流程等方面制定具体的数据共享开放标准。同时，建立医保大数据共享开放目录动态更新机制，根据业务和管理方式的调整以及信息化系统的建设情况对目录进行及时更新，确保共享开放目录的时效性和准确性。

（二）打造医保数据开发利用机制

1. 明确医保大数据开发利用的优先级及策略

医保大数据的开发利用应遵循"先内后外、先易后难、先急后缓"的原则。首先，医保系统内部应充分利用挖掘研究业务产生的数据，从数据中查找问题并提出解决方案。其次，分析研究医保大数据时要由易到难，由浅入深，循序渐进。最后，要先研究当下较为迫切需要解决的问题，从数据中分析问题并提出针对性的解决思路和办法。

2. 形成汇聚社会多方力量的开发利用平台

基于全国统一的医保信息平台，开发数据共享开放平台是提升医保大数据开发利用效率的重要途径。该平台可作为连接政府各部门、政府与各机构、政府与公民的重要载体，促进数据的共享和开放。同时，医保部门应营造数据开发利用的良好氛围，通过举办"智慧医保大赛""数据开放创新应用大赛"等活动，吸引更多的公众和社会力量参与医保大数据的开发利用中来。这不仅可以盘活医保大数据资源，丰富其应用场景，还能挖掘出医保大数据的潜在价值，推动医保事业的高质量发展。

3. 促进医保大数据挖掘成果赋能医保业务

依托大数据分析平台强大的计算能力和全量可用的汇聚数据，医保大数据的深度挖掘和有效利用成为可能。这要求明确数据分析工作中需要解决的问题，对问题进行准确提炼和总结；进一步理解发生问题的业务本质，提取和抽象逻辑关系以形成核心业务逻辑关系的图谱；然后将分析问题基于业务

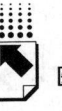
逻辑图谱进一步细化分解，定位问题的根本矛盾点；通过设计具体计算指标集合并利用数据进行填充计算，获得探查结论并对结论的准确性进行预判；最后通过数据模型汇总得到最终的大数据分析路径，实现医保大数据价值的深度挖掘和有效利用。这些成果可以直接赋能医保业务，提升决策的科学性和精准性。

4. 发挥医保大数据使用价值

医保大数据作为医保领域的核心生产要素，其价值不仅体现在内部业务的创新上，更在于服务外部的数据产品。从善政和惠民的立足点出发，医保大数据在"互联网+政务服务"、基本公共服务均等化、远程医疗、电子健康档案等领域都有广阔的发展前景。通过合理利用医保大数据，可以推动医疗服务的智能化、精准化，提升医疗服务质量和效率；同时，也可以促进商业健康保险的发展和创新，为人民群众提供更加全面、优质的健康保障服务。此外，医保大数据还是激发数字经济活力、推进数字产业化和产业数字化的重要支点之一。

（三）优化数据流通环节的责任机制

数据的流通是医保大数据价值实现的关键。为了确保数据的安全、有序流通，我们需要建立完善的数据流通环节责任机制。

1. 建立全过程监管模式

以全国医保信息平台为资源载体，建立医保大数据全过程溯源监管机制。通过对数据生产、收集、储存、传输、使用、共享、开发及销毁等全生命周期的监管和追溯，确保数据的可追溯性和可追踪性。

2. 强化全流程管理

按照"谁持有，谁负责""谁使用，谁负责""谁管理，谁负责""谁收益，谁负责"的原则，推进医保大数据的全流程标准化、制度化管理。明确各环节的职责和法律责任，确保数据的全流程安全可控。

（四）加快人才队伍培养与建设

人才是医保大数据发展的核心驱动力。为了满足医保大数据发展的需求，我们需要加快人才队伍的培养与建设。

1. 加强复合型人才培养

重视医保大数据分析骨干人才的培养，加强其在医保业务知识、大数据分析、数学建模、计算机技术方法等方面的复合型技能培养。通过定期培训和实践锻炼，打造一支专业化的大数据分析团队。

2. 构建多层次人才体系

联合科研院所和大数据企业，共同培养复合型人才。建立人才培养和实训基地，加快医保大数据技能人才的培育。同时，推进多层次人才体系建设，为医保大数据的发展提供坚实的人才保障。

（五）完善数据安全利用保障机制

1. 落实各项法律法规要求，让安全开发利用依法合规

严格遵守《网络安全法》《数据安全法》《个人信息保护法》等国家法律法规的相关要求，结合医保业务实际情况，落实各项具体要求。针对医保大数据归集、治理、共享、开放、使用等具体应用场景，定期开展数据安全运营合规性审核和评估。将数据运营管理的要求和责任层层分解、落实到人，及时发现数据运营管理中的违法违规行为，确保医保大数据开发利用各项活动符合国家法律法规的相关要求。

2. 建立完善安全管理制度，让安全开发利用有章可循

建立健全全流程数据安全运营管理制度，通过制度建设约束各方规范地开展日常安全运营工作。针对运营服务中的外包人员、外包场地服务供应商、数据运营安全管理、安全运营合规性等方面制定相应管理细则，明确运营要求，落实运营责任，让安全运营有章可循。

3. 加快数据安全技术创新，让安全开发利用有所支撑

推动医保大数据安全技术创新，强化医保大数据创新发展能力，加强安全技术产品研发、深化应用创新，通过完善医保大数据发展环境和提升安全保障能力。加强安全防护基础设施建设，以及隐私保护及边缘计算、安全攻击监测态势感知体系建设，构建完备的数据安全防护体系，为医保大数据开

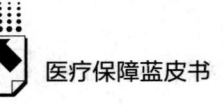

发利用提供有力的安全保障。

4. 构建数据标准管理体系，让安全运营有标准可执行

坚持"顶层设计、急用先行"的原则，围绕"采集、归集、治理、应用、安全、运营"的全生命周期，构建完善的数据风险防控识别机制、评估机制、预警机制等，对数据风险可能产生的后果进行预判，杜绝数据泄露、数据篡改、数据误导、数据孤岛等现象，引导使用者科学、规范开展数据分析；构建科学的监管防控体系，建立多元均衡的数据治理组织架构。

区域篇

B.8

江苏省医保数字化转型探索
与实践调研报告

周 英 卢银桂 赵 鹏*

摘 要： 本报告探讨在全国统一建设医保信息平台的背景下，江苏省对医保数字化转型的探索与实践，遵循平台建设一体化、公共服务规范化、医保管理精细化、医保发展智慧化的理念，以数字化转型为基础，全面梳理业务、统一规范政策、优化服务体系，医保管理精细化水平不断提升。江苏省医保数字化转型在平台建设一体化方面成效显著，公共服务规范化提升明显，医保发展智慧化初见成效；在坚持顶层设计、注重核心业务、实施精细管理、聚焦急难愁盼、夯实平台底座、强化数字赋能等方面取得了诸多经验。本报告提出，江苏省医保数字化转型发展要着眼实施医保省级统筹，深化平台"一体化"建设；着眼推进"三医联动"改革，推进信息系统共建共享；着眼提升新质生产力，开展医保数据赋能应用；着眼满足群众多样化

* 周英，江苏省人大教科文卫委副主任委员，江苏省医疗保障研究会会长，主要研究领域为医疗保障；卢银桂，江苏省医疗保障局信息管理处处长，主要研究领域为医疗保障数据赋能与应用；赵鹏，江苏省医疗保险基金管理中心副主任，主要研究领域为医疗保险经办服务管理。

需求，提升医保公共服务水平。

关键词： 江苏省 医保数字化转型 平台一体化 业务规范化 管理精细化 发展智慧化

一 背景

（一）江苏省医保发展概况

1.组建医保部门为医保改革提供契机

2018 年，在新一轮国务院机构改革中，国家医保局正式揭牌，整合了分散在多个部委的医保职能，成为我国医保制度发展的历史转折点和新起点，随后各省、市医保局相继成立，构建起全国统一的医保管理和服务体系。江苏省医保局自成立起，始终坚持创新驱动，在制度设计、服务管理、信息化建设等方面持续发力，各项探索实践加速推进，取得一系列进展和成效。

——做实基本医保市级统筹，建立覆盖全省城乡居民的一体化医保体系，基本医保参保率稳定在 98.5% 以上。

——构建多层次医保体系，推出与基本医保相衔接的普惠型商业保险"江苏医惠保 1 号"，2024 年投保人数突破 510 万。

——率先开展心脏支架集中带量采购，在全国实现高值医用耗材集采"破冰"，心脏支架价格从"万元时代"直接进入"千元时代"。

——试点先行医保支付方式改革，推出按疾病诊断相关分组（DRG）和按病种分值（DIP）、按病种付费、总额控制等多重支付方式改革。

——构建"15 分钟医保服务圈"，建成省、市、县、乡镇（街道）、村（社区）五级联动的医保公共服务网络，率先实现省内医疗费用直接结算。

——开发运行"江苏医保云"，推进"互联网+医保"服务，打造"掌上医保"平台,方便群众在线办理医保业务。

2. 医保改革面临的问题和挑战

政策碎片化、"叠床架屋"现象突出。由于过去基本医保制度实行属地化管理、部门化管理,政策碎片化现象非常严重,江苏省 13 个设区市共有 78 个统筹区,经常出现同一类人群、同一个病种、同一个病房的患者出现不同的待遇标准,影响了医保制度的公平性和可持续性,降低了医保制度的公信力和管理效能。

系统不统一、"数据孤岛"现象严重。所有统筹区都自建信息系统,自设一套业务编码体系。整合前,基本医保分职工医保、居民医保、新农合以及长期护理保险等多个险种,且分散在人社、民政、原卫计等不同部门,纵向难以与国家、省市对接,横向也难以开展部门间匹配。每个统筹区都是一个"信息孤岛",数据既进不来也出不去。定点医药机构因支付结算需要部署多台设备和系统。苏州一家定点医疗机构曾在同一窗口摆放 8 台电脑、安装 8 套信息系统,为来自不同区县的参保群众提供服务。

管理不规范,"跑冒滴漏"现象普遍。不同地区、不同部门之间存在服务流程差异;各统筹区医保部门权限大、自主性强,甚至可自行设定标准、更改参数、调整待遇。由于流程和管理不统一、参保信息不规范,给医保基金监管带来麻烦,倒卖药品耗材、串换医疗服务项目等问题非常严重,降低了医保基金的使用效率。

(二)医保信息化发展背景和态势

党中央高度重视信息化工作,习近平总书记指出"没有信息化,就没有现代化",强调"要以信息化推进国家治理体系和治理能力现代化,统筹发展电子政务,构建一体化在线服务平台,打通信息壁垒,更好地用信息化手段感知社会态势、畅通沟通渠道、辅助科学决策"。医保部门亟须利用信息化推动医保工作,提升医保服务能力和管理水平。

1. 国家医保局的成立与战略部署

随着医疗卫生体制改革的不断深化和人民健康需求的日益增长,国家医

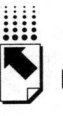

保体系的建设成为国家治理体系和治理能力现代化的重要组成部分。国家医保局成立后，第一时间成立网络安全和信息化领导小组，肩负起统筹推进医保制度改革、健全多层次医保体系、推动医保事业高质量发展的历史重任，相继出台一系列重大决策和规划，并将医保信息化建设作为深化医保制度改革、提升医保治理水平的关键举措，为医保信息化的发展奠定了坚实的政策基础。

2. 全国医保信息平台建设的统一要求

为提升医保管理的科学化、精细化水平，打破各地医保信息系统间的信息孤岛，推动医保数据的标准化、规范化管理，实现医保信息的互联互通和共享共用，国家医保局统一提出全国医保信息平台建设要求，为医保监管、服务、决策提供更加全面、准确的数据支持，要求各地医保部门按照统一的标准和规范，建设覆盖城乡、统筹协调、高效运行的医保信息平台，实现数据集中存储、统一管理、实时共享。

3. 各地医保信息系统和标准存在差异

系统完整性不强，之前的分散建设模式与医保工作的整体性、全局性要求不相适应，导致上级管理要求无法便捷贯彻，下级数据难以快捷汇集。系统未形成闭环，业务之间、系统之间、数据之间聚合程度不高，未能形成完整闭环。数据利用有限，信息化应用很大程度还停留在流程支撑上，引领医保管理创新的作用薄弱，辅助管理决策的能力有限。标准化程度不高，缺少医保统一的业务编码标准体系，直接影响了医保大数据的分析利用。

（三）医保数字化转型的必要性与紧迫性

江苏省医保数字化转型是顺应时代发展潮流、贯彻国家医保信息化统一要求的重大战略举措，不仅能推动基本医保制度更加公平可及、提升医保精细化管理能力和水平、提升医保基金安全监督效能、提升医保公共服务便捷化水平，还能促进数据赋能提升新质生产力，从而全面深化医保制度改革，破解发展瓶颈，提高管理效率，优化服务体系，促进产业升级，将对全省医保事业发展产生深远影响。

1. 推动基本医保制度更加公平可及

以信息化统一为牵引，打破"信息孤岛"，实现全省医保信息互联互通、共建共享，促进全省基本医保"一盘棋"。通过数字化转型倒逼制度整合，打破政策碎片化，实现对医保政策的精准执行和动态调整，减少人为因素的干扰和影响，确保医保制度的公平性和可持续性。

2. 提升医保精细化管理能力和水平

面对医保治理中的诸多问题和挑战，必须提升医保治理效能。数字化转型使医保管理从传统的粗放式管理向精细化管理转变，通过对医保数据的深入挖掘和分析，发现管理中的问题和漏洞，为优化管理决策提供数据支持。

3. 提升医保基金安全监督效能

利用大数据、人工智能等技术手段，对医保基金进行实时监控和精准分析，开发应用大数据反欺诈模型，有效打击医保欺诈、骗保等违法违规行为，维护医保基金安全，保障群众权益，促进社会稳定。

4. 提升医保公共服务便捷化水平

以优化服务为目标，着力提升医保服务智能化水平，打造"掌上医保"服务平台，实现"互联网+医保"服务全覆盖，推动医保服务向线上化、智能化、便捷化方向发展。群众可通过手机等终端设备，随时随地查询医保信息、办理医保业务，享受更加便捷、高效、优质的医保服务。

5. 促进数据赋能提升新质生产力

加强数据赋能，提升医保服务的智能化、便捷化水平，让群众在医保领域获得更多的实惠和便利。通过信息化统一、制度整合、服务优化、监管强化，在为人民群众提供优质、高效、便捷医保服务的同时，全面支撑数字政府建设和数字经济发展，促进新质生产力提升。

二 探索与实践

为深入贯彻落实国家医保信息化建设要求，着力破解医保发展瓶颈，江苏省积极开展医保数字化转型，从平台建设一体化、公共服务规范化、医保管理精细化和医保发展智慧化等多个方面大胆探索，采取了一系列各具创新和特色的举措。

（一）平台建设一体化

江苏省构建全省统一的算力存储平台，实现云资源的科学分配和高效利用，通过集中管理医保数据、计算能力和存储空间，挣脱传统资源分散的束缚，提升资源利用效率，降低运维成本。通过技术创新和模式创新，推动医保服务向更加智能化、人性化的方向发展，为构建全民医保体系、实现医保事业高质量、可持续发展奠定坚实基础。

1. 全省"一个平台"，有限"云资源"高效使用

建立私有云平台，共有计算、存储、管理、大数据计算服务器 1108 台，总物理核数 4.06 万核，虚拟服务器 6000 台，物理内存 307TB，总存储容量 46.09PB。将医保数据、计算能力和存储空间集中在一个平台中，挣脱传统资源分散、利用率低的束缚，以全新的方式将算力与存储融为一体，通过科学分配和精准调度，提升云资源使用效率。无论是复杂的数据处理、海量的信息存储，还是即时的服务响应，都通过平台智能管理高效实现。无论是医疗机构、政府部门，还是广大患者，都能从这个平台中感受到科技带来的便捷和高效。

2. 全省"一套系统"，网络"全覆盖"全面实现

按照"以统为主、统分结合，一地创新、全省共享"要求，全省统一部署医保核心业务系统，统一部署核心业务中台、数据库，涵盖公共服务、经办管理、智能监控、宏观决策等 14 个子系统，供全省 13 个设区市应用。建成覆盖全省的核心骨干网络，纵向采用"专线+省政务外网"双链路方式，实现省、市、县医保部门的数据连接；横向通过省政务外网连接相关省级部门，通过专线和 VPDN 连接全省 5 万余家定点医药机构，实现了全省数据共享和业务协同。将信息网络向基层延伸，形成五级共 12660 个医保服务网点，做到市县有服务大厅、乡镇有服务窗口、社区有代办网点。

3. 全省"一码服务",统一身份认证取得新突破

全面使用医保电子凭证,不依托实体卡,为服务对象提供统一的信息标识,支持多渠道服务和适老化改造,支持医保查询、亲情账户绑定、跨省异地就医备案以及药店购药、就医结算等医保相关业务,提供微信、支付宝、银行等190多个渠道的激活、展码功能,为群众提供"装在口袋里的医保服务厅"。聚焦群众急难愁盼,开展系统适老化改造,方便亲人为老年人、儿童代办医保业务。在全国率先推进"一码付、刷脸付、信用付、亲情付"等组合"便捷付"服务,医保服务正式迈入"码时代",全面提升医保服务水平。

4. 全省"一个标准",医保"普通话"全面普及

落地应用疾病诊断与手术操作、医疗服务项目、药品、医用耗材、定点医药机构、医师、药师等18项医保信息业务编码,为"智慧医保"和三医协同发展提供坚实基础。编码涉及定点医药机构管理、医保支付结算、医药价格招采、医保基金监管的全过程,涵盖医院、医药企业提供的服务和产品,彻底结束医保、医疗、医药编码不一致、信息不共享的历史。

5. 全省"一个数仓",助力"大监管"更加精准

建立全省统一的医保标准库和数据池,全量归集历史数据和实时数据。省平台有结构化数据1.31PB,包含参保人员基础信息和就医结算、参保单位、两定机构、基金收支、药品招采、基金监管等信息,非结构化数据1.71PB,包括结算清单附件、反欺诈监控音视频等。还汇聚了省人社厅、省公安厅、省民政厅等部门数据,有效为三医协同联动、科学决策、应用分析等提供数据支撑。在基金监管工作中,可实时筛查医保异常结算情况,精准定位虚构就诊记录等欺诈骗保行为,促进事前提醒、事中预警、事后审核,打造守护医保基金安全的"电子眼""顺风耳",助力医保监管更加精准,守护群众的救命钱。

6. 全省"一体联动",防护"全天候"安全运行

建立"总集服务+专业团队"相互协同、互为补充的一体化运维管理模式,打造省平台安全防护体系。通过部署入侵检测防御系统、web应用防火

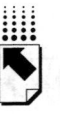

墙、主动防御平台、数据库审计等安全设备，完成云平台、核心经办系统、各业务子系统的三级等级保护备案，达到了网络安全等级保护要求。同时，建立安全管理快速响应和工作机制，定期开展安全漏洞扫描，每日报告安全运行情况，每周开展平台安全巡检，每月开展网络安全分析，每半年组织安全攻防演练及加固服务，有效保障省平台7×24小时安全稳定运行。

（二）公共服务规范化

公共服务作为政府履职的重要内容，其质量和效率直接影响着人民群众的获得感、幸福感和安全感。江苏省全面开展医保公共服务规范化、标准化、信息化和一体化建设，通过建立健全工作机制、制定标准规范，补齐短板、强化弱项，推动医保公共服务提质增效，促进医保事业持续健康发展。

1. 高起点构建经办服务体系，推进公共服务"六统一"

相继出台《江苏省"十四五"医疗保障发展规划》《江苏省医疗保障条例》等一系列政策文件，为建立经办服务体系提供政策支撑和指引，明确医保经办服务的目标和方向。在推进医保治理体系和治理能力现代化过程中，江苏省致力于实现经办流程的规范化，通过制定和实施全省统一的经办流程规范，实现业务流程的精简和优化。

实施统一的公共服务清单制度，每年根据国家医保事项清单及工作实际，对全省政务服务事项清单和办事指南进行及时的迭代升级。全面落实"统一事项名称、统一事项编码、统一办理材料、统一办理时限、统一办理环节、统一服务标准"六个统一工作要求，实现"一张清单管到底"。江苏省2024版医保经办政务服务事项清单中，共包含13个主项和33个子项，所有事项均可通过"网上"或"掌上"方式办理，极大地提升了医保服务的便捷性和可及性。

2. 高标准织密经办服务网络，实现服务事项"便捷办"

"线下"实施覆盖全省五级医保公共服务体系。建立涵盖省、市、县、乡镇（街道）以及村（社区）五级紧密的医保公共服务网络。在乡镇（街道）层级，建成1276个"15分钟医保服务圈"公共服务站；在村（社区）

层级，建成超 2.1 万个医保公共服务点，累计为参保群众提供服务超过 1000 万次，为居民提供便捷服务，让参保群众能在家门口享受到优质、高效、便捷的医保公共服务。

"线上"实施全省统一的网上公共服务平台。建立全省统一的网上公共服务平台，所有公共服务事项"应上尽上、全程在线"处理。推动"江苏医保云"App 等医保公共服务平台与经办系统衔接，实现全流程、全渠道的高效便捷医保服务。建成"江苏省医保公共服务电子地图"，覆盖全省 2 万多个医保公共服务点，参保群众能一键获取医保经办网点的地址、服务事项以及所需准备的材料清单信息，提高医保服务的透明度和便捷性。

3. 高效能推进经办改革创新，提升管理服务"新质效"

推进医保经办服务改革创新，通过规范化、信息化升级和流程再造，精准实现改革措施落地落实，为全国医保经办服务改革提供有益参考和借鉴。

攻克"难点"，全省统一推进社保费征收管理改革。在省级层面统一对接医保、税务两大业务核心平台，实现全省医保征缴工作规范统一。明确了医保险种征收范围和模式、征缴规则、数据交互、系统衔接等 4 大类 50 项业务规则，实现医保征缴业务的统一规范，采用数据"同步"落地模式，提升业务效率和时效性。改革实施以来，全省职工医保月均征缴业务 2400余万人次，征缴各类医保费用 215 亿元，医保税务双方业务交互数据总量超过 6.7 亿条。

打通"堵点"，实现全省职工医保家庭共济统一经办。规范参保人员信息库管理，实现全省参保人员基础信息、医疗消费信息等实时归集，统一集中应用。依托"江苏医保云"App，开通家庭共济业务的线上办理渠道。建立全省统一的资金清算平台，与税务部门及合作银行携手，建立专用链路，实现了灵活就业人员参保、退休趸交保费以及为家庭成员缴纳参保费等业务实时办结，极大地提升了服务效率。目前全省已有 652.9 万人开通个人账户家庭共济业务，共济医药费用人次达 2749.2 万，涉及金额 35.9 亿元。全省职工医保共济代缴参保费 352.3 万人次，代缴医保费 11.6 亿元。

解决"痛点"，省内医保关系转移个账资金"秒"到账。医保关系转移

接续是医保经办服务中的高频事项，工作量大、时限紧。通过建立参保人员关系转移信息共享平台和资金清算平台，实施省内医保关系转移时个账资金"秒"到账，参保人员可即刻使用个人账户资金，业务办结后通过短信及时通知参保人员。平台应用后，全省每月业务办件量3万件左右，个人账户转移资金"秒"到账金额6000万元左右，显著提高了服务效率和资金流转速度。

强化"支点"，医保电子处方流转推动"三医"协同。依托国家医保技术规范，建立全省统一的电子处方中心，实现双通道管理药品、门诊统筹管理药品的处方信息统一汇集与管理，促进医疗机构处方信息与药店药品销售信息的互联互通和实时共享，实现处方流转的全程溯源、处方的实时流转、费用的实时结算。通过"江苏医保云"App，参保人可根据药品名称、地理位置、药品价格等精准定位和多维排序，并按照自身需求自主选择药店进行购药结算。目前，全省已有3596家定点医药机构成功接入省电子处方中心，共开具电子处方7.5万张，结算金额3.2亿元。

4.高水平打造一朵"医保云"，提供24小时服务"不打烊"

坚持以"群众为中心"的服务理念，通过数据驱动和技术支撑，以数字化转型为契机，打造"江苏医保云"App，实现全省统一入口、全天候线上服务。整合全省医保、人社等相关部门的数据资源，建立统一的医保身份认证体系，实现"一码通行"；将医保参保、缴费、待遇查询、报销结算等主要业务搬到线上，实现"掌上办理"；开通微信公众号、支付宝小程序、自助服务终端等服务渠道，实现"多渠道服务"；打通医保、医疗、结算等数据，实现"数据共享"；简化业务办理流程，优化服务界面，实现"流程优化"。

"江苏医保云"App上线运行以来，已为参保群众提供1.2亿人次"掌上"医保服务。群众可通过手机等终端设备，随时随地办理医保业务，业务办理时间大幅缩短，医保服务效率显著提高。

5.高要求建立工作联动机制，引领业务协同"强集成"

为提升医保服务的效能和用户体验，满足参保群众的多元化需求，江苏省积极探索并成功构建了一套集多部门协作、省市协同、信息数据共享的综合工作方式，成功打造具有地方特色的高效、精准医保工作新模式。

建立左右联动的多部门协作机制。会同人社厅、公安厅、卫健委、民政厅、教育厅等相关部门，建立联席会议制度。各部门就参保扩面、优化参保人员结构以及医保统模式改革等关键议题，形成常态化工作协同与联动，有效解决单一部门难以处理的复杂问题，确保各项医保政策得到全面有效实施。

建立上下贯通的省市协同机制。按月制定并发布省市参保扩面工作协同任务清单，定期开展形势分析和交流研讨，及时调整工作策略，优化服务流程。建立工作专班，共同参与问题反馈和方案制定。设立观察点城市，定期收集反馈工作运行情况、存在问题以及工作建议，为全省医保工作的持续改进提供有力支持。

建立全量信息数据共享机制。积极推进与税务局、人社厅、教育厅、民政厅、卫健委等部门的数据交互和信息共享，开展户籍人口信息、就业人群信息、学生学籍信息等数据比对，组织实施户籍人口专项排查，建立覆盖全省五级经办体系的"一人一档"信息系统，推动参保扩面工作常态化、精准化开展。

（三）医保管理精细化

1. 推动带量采购和阳光采购更加精准高效

江苏省依托药品耗材招采子系统，在全国率先开展高值医用耗材治理改革，通过创新高值医用耗材集中带量采购模式，有效降低医用耗材价格，减轻患者负担，提升医保服务的公平性和可及性。

江苏省医用耗材带量采购做一批、成一批，持续释放改革红利，得益于其先进的信息化平台和数据分析模型，以及社会各界的广泛支持和积极参与，不仅赢得了医疗机构和生产企业的认可，更在全国范围内树立了医用耗材带量采购的典范，为其他地区提供了可借鉴复制的经验。

自改革实施以来，江苏省已成功举办了九轮医用耗材带量采购活动，覆

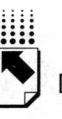

盖心血管科、骨科、眼科等十大关键医疗领域，涉及约1.9万个产品。这些采购活动不仅规模大、范围广，而且成效显著，单价平均降幅55%左右，预计每年可节约近57亿元的医疗费用，有效减轻医保基金支付压力和患者经济负担。

依据大数据遴选采购品种。依托阳光采购平台，构建药品耗材招采品种分析模型，从交易数据、产品价格、需求分布、费用占比、企业供应等多维度进行综合分析。首轮联盟采购遴选雷帕霉素（现用名：西罗莫司）及其衍生物支架和双腔起搏器两类临床用量大、采购金额高、群众密切关注的药品耗材作为重点品种；通过前期大量数据收集与准备，第二轮联盟采购选取骨科髋关节类进行初步探索。2023年，省平台药品订单86679笔，涉及2480家医疗机构12101个产品；高值医用耗材订单96400笔，1887家医疗机构79572个产品，采购资金节约200亿元。

借助大数据科学制定方案。高值医用耗材品规多、趋同性少，难以形成普适性的带量采购方案。构建"代表品"概念，通过对企业产品的真实数据量价加权，测算出产品基准价，使品种繁多、规格各异的产品有了可比较的基础。坚持"一品一策"、有的放矢，确保实现降低价格、稳定市场和满足临床等多重目标，力求将质量好、安全性高的产品留下来。坚持"数据说话"，让市场占比、产品价格、质量层次相当的耗材同台竞技，既让主流产品得以保留，也让上市晚、市场占有率低的产品有机会进入。每一轮采购，既开展事前数据"推演"，又进行事后结果"复盘"，持续对采购分组和采购规则进行优化，实现了质量稳、安全稳、临床使用稳的要求，较好满足临床和患者需求。

运用大数据确保落地应用。注重调动医疗机构积极性，强化主体责任，用规则推进集采成果落地。采取"分配采购量"（一般占比70%~80%）与"调剂采购量"（一般占比20%~30%）相结合的方式，由医疗机构按一定规则自主选择中选产品，将约定采购量确定到每家中选企业，尊重临床选择，确保临床使用的延续性。从第一轮集采执行起，每月对医院执行情况进行通报，督促医院按标书和协议约定优先采购中选产品。第一轮联盟采购谈判支架中选品种价格平均降幅 51.01%，最高降幅 66.07%，中选品种价格在 2850~8666 元；起搏器中选企业涉及品种价格平均降幅 15.86%，最高降幅 38.13%。第二轮联盟采购，人工晶状体价格平均降幅 26.89%，最高降幅 38%；冠脉球囊价格平均降幅 74.37%，最高降幅 81.05%；初次置换人工髋关节价格平均降幅 47.20%，最高降幅 76.70%。

2. 推动医保基金智能监管更加精细到位

江苏省积极推进医保基金智能监管系统建设，通过科学制定智能监测系统知识库和规则库，规范审核流程，强化事前预警、事中审核与事后监管，实现医保基金监管的精细化、智能化和高效化，提升了医保基金的使用效率和安全性。

科学制定智能监测系统知识库和规则库。遵循国家医保局两库框架，以"三目录"及相关临床诊疗指南、临床技术操作规范、药品说明书等为依据，建立全省统一的智能监管系统知识库和规则库，涵盖 48 大类 74 条规则，其中事前 41 条、事中 33 条，包含知识点 9.6 万个，相关指标阈值近百万条，涉及法律法规、药品诊疗医用耗材、医药学知识、管理规范等内容，为系统运行制定科学规范的"金标准"。动态更新相关规则、知识点及阈值，2023 年以来累计完成"两库"调整 12 次，涉及规则 70 条，更新知识点及阈值配置约 3000 条。

自智能监管系统建成以来，2023 年度全省医保结算数据智能审核完成率 100%，疑点金额审核查实率 21.45%，终审拒付金额 4.85 亿元。2024 年 1~6 月医保结算数据智能审核完成率 88.2%，疑点金额审核查实率 24.86%，终审拒付金额为 1.24 亿元。截至 2024 年 7 月底，累计推送疑点金额 92.43 亿元，其中事前提醒 64.84 亿元、事中疑点 27.59 亿元。

规范审核流程，强化事前预警、事中审核。明确全省智能审核业务流程和办理时限，在系统中增加"审核管理模块"，每日更新各市、区（县）两定医疗机构接入、监管系统运行、智能审核进度、异常数据监测等信息。对接 1.85 万家定点医疗机构的 HIS 系统和 3 万多家定点零售药店的 ERP 系统，对医药服务行为进行实时提醒。截至 2024 年 7 月底，事前接入触发两

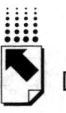

定医药机构数量 22502 家，累计推送事前提醒疑点数据超过 151.52 万条，提示疑点违规金额累计 64.84 亿元。以医保基金审核结算为中心，划分事前提醒、事中审核，严格落实三级审核制度，严把初审、复审、终审关。采取集体讨论、专业组交叉审核等方式，明确违规、疑似违规及不违规数据，不放过任何一个违规数据。

加强智能监管，拓展精准打击能力。依托数据共享交换、数据库管理与移动终端开发等技术，拓展系统基础功能，建立医保行政执法和稽核检查模块，将智能监控系统提示的疑点数据与稽核检查、行政执法相互关联，做到业务运行全程留痕、可追溯。依托人脸识别、场景监控、医保电子凭证等技术，对血液透析、康复理疗、零售药店等重点科室和场景进行实时监测，杜绝空刷盗刷医保卡，以及冒名就医等医保违法违规行为。依托知识图谱、大数据分析等技术，推进 DRG 付费监管与 DIP 支付监管一体化，重点查处分解收费、重复收费、过度医疗等问题。

3. 推进 DRG/DIP 支付方式改革更加公平合理

为进一步优化医保支付方式，有效实施 DRG/DIP 支付方式改革，实现医疗资源的合理配置和医疗费用的有效控制，江苏省正积极推进 DRG（按疾病诊断相关分组）/DIP（按病种分值付费）支付方式的改革。通过更加科学、合理、公平的支付方式，提升医疗服务的质量和效率，减轻参保人员的经济负担，确保医保基金的可持续发展。

构建全省统一 DRG/DIP 支付管理子模块。通过建立健全强大的功能模块，助力实现从分组管理、支付管理、风险防范、绩效评价等全过程管理。在功能设计上，基于国家局下发的 4 个 DRG/DIP 功能模块，围绕支付管理、风险预警和绩效评价三个方面，拓展支付风险管理、经办管理、数据统计、绩效评价、特病单议管理 5 个功能模块，形成江苏版 "4+5" DRG/DIP 支付管理子模块功能。在数据传输上，实现数据上下左右贯通。以省 DRG/DIP 平台为连接点，向上实现国家和省之间的信息流转，向下实现省和市信息流转。左右贯通是指与医保基础业务子系统、医保监管平台、招采平台之间数据交互、信息共享。在功能使用上，省级侧重于全省层面 DRG/DIP 决策辅助建设，重点建设改革进度跟踪、改革效能评估、改革风险预警功能。比如，改革效能评估主要从住院总费用、住院人次、次均费用、结付情况、个人负担、CMI 等指标变化情况，形成省、市、医疗机构、病种等多维度评估结果，监测分析全省支付方式改革成效。再如，风险预警通过设置数据标准、基金管理、医疗行为、服务能力、支付政策 5 个方面 10 余个指标，通过对不同指标设定不同阈值，对各地改革中的基金平衡风险、医疗行为规范风险等进行数据风险预警。

优化完善 DRG/DIP 分组。利用信息技术实现对医疗机构的精细化监测和管理，构建 DRG 精细化监管与治理模型框架，控制医疗费用的不合理增长。加强与临床合作，联合国家重症医学科、高等院校专家，分别组建急危重症课题组和康复医保付费课题组，形成全省统一的急危重症细分组方案和重症康复病例医保支付政策。重症组住院病例医保基金结付率分别由88.95% 提高到 103.86%、77.24% 提高到 100.14%。徐州市针对基层医疗机构信息化水平低、病案管理能力弱等特点，采用全量数据分析，将基层医疗机构病种归纳形成"37+1+X"一级医疗机构病组目录，医疗机构通过下拉式菜单选择填报，解决了基层医疗机构的疾病诊断分组难题。

（四）医保发展智慧化

江苏省秉持"全省一盘棋"的战略思维，积极推动医保服务的智慧化转型。通过综合集成、上下联动的方式，不断丰富医保服务平台的功能，拓展其应用场景；通过探索建立数据赋能实验室、推动数字化转型与数据共享、构建医保大脑等举措，不断推动医保事业的高质量发展，为参保群众提供更加优质、高效的医保服务。

1.建立数据赋能实验室，推进医保数据赋能应用

为深入挖掘医保数据要素价值，江苏省积极筹建"江苏省医保大数据赋能实验室"。实验室将汇聚业内顶尖的数据科学家和医保、医疗专家，通过大数据分析、机器学习等前沿技术，对海量医保数据进行深度挖掘和应用。实验室的建立，不仅为医保政策制定提供科学依据，还将推动医保事业

的可持续发展，为参保群众提供更加精准、高效的服务。

2. 开展数字化转型驱动，深化三医协同发展治理

在医保数字化转型工作中，江苏省致力于实现医疗机构、药店等医保相关机构间的数据共享。通过打破信息孤岛，促进医院、药店与医保部门之间的信息互通，为三医（医疗、医保、医药）协同治理提供有力支撑。加强与医疗机构的沟通协调，推动数据接口的标准化建设，确保数据的准确传输和高效利用。加强数据共享过程中的安全管理，确保参保群众的个人信息安全。

3. 建立智慧医保大脑，为医保精细管理提供决策支持

探索建立"医保大脑"，实现医保智能化、精准化管理。利用大数据、人工智能等先进技术，对医保数据进行深度分析和挖掘，为医保创新发展提供决策支持。通过医保大脑建设，更加准确地把握医保事业的发展趋势，为政策制定、监管执法、服务优化等提供有力支撑。积极探索大模型在医保领域的应用，推动医保服务的智能化升级。

三　成效与启示

（一）取得成效

江苏省医保数字化转型是深入学习贯彻习近平总书记关于网络强国、数字中国的重要指示批示精神的重要举措，是推动江苏省医保事业高质量发展的强劲动力。江苏省勇于担当，主动作为，在医保数字化转型工作中取得了初步成效。

1. 平台建设一体化成效显著

通过构建全省统一的医保信息平台，实现各地医保信息系统的整合与统一，彻底打破了系统碎片化、互不兼容的壁垒，实现了数据共享与业务协同，极大提升了服务效率。建成覆盖全省的核心骨干网络，实现了省、市、县医保部门和全省5万余家定点医药机构的数据连接，确保了数据的实时流

动与共享。统一部署医保核心业务中台和数据库，实现了全省"一套系统"的全面应用，使得全省医保工作更加统一、规范。

2. 公共服务规范化提升明显

坚持规范化、标准化、信息化、一体化建设，建立健全机制、制定标准规范、补齐短板、强化弱项，不仅简化办理手续、缩短办理时限，更在服务质量上实现质的飞跃。参保人员和医疗机构能够享受到更加便捷、高效的医保服务，有效提升了人民群众的获得感和满意度，进一步增强了医保事业的公信力和影响力。

3. 医保管理精细化不断深入

通过积极探索精细化管理模式，实现医保管理的升级和精准化。特别在推动带量采购和阳光采购、医保基金智能监管以及 DRG/DIP 支付方式改革等方面成效显著。通过构建精准的招采品种分析模型和智能监管系统，实现采购过程的透明化和高效化，基金监管的精细化，进一步促进了医疗资源的合理分配和医疗服务的公平性，整体提升了医保管理的科学化水平。

4. 医保发展智慧化初见成效

在医保数字化转型的过程中，勇于探索智慧化应用，推动医保服务的创新发展。通过建立医保大数据赋能实验室、提出数智化转型理念、建设最强"医保大脑"等一系列创新举措，不仅提升了医保服务的智能化水平，更为医保事业的长期发展注入了新的活力，为全国医保从数字化向数智化转型升级提供了有益的探索和实践借鉴。

（二）启示

面对全国人口老龄化、生活方式变化、疾病谱变迁、医疗费用上升等多重压力，如何充分运用政府、社会和市场资源开展医疗保障，实现医保事业的可持续发展，是一道世界性难题。

在信息技术迅猛发展的今天，破解这道世界性难题必须借助一切先进理念、先进技术、先进方法，把先进技术与医保管理相融合，推进医保业务高质量发展。

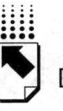

1. **坚持顶层设计，持续提升医保信息平台"一体化"水平**

医保数字化转型离不开一套科学合理、目标明确的一体化方案，要站在全局的高度，对医保体系的各个方面进行统筹规划，确保每一步实施都有明确的方向和遵循。小系统服从大平台，小数据服务大数据。只有如此，才能确保医保数字化转型能够按照既定的路径前进，最终取得预定的成果。

2. **注重核心业务，在更大层级推进医保业务流程规范化**

经办系统是医保体系的重要组成部分，效率高低直接影响到医保服务的质量和参保人员的体验，要构建一个高效便捷的经办系统，不断提升业务处理能力，确保参保群众能够快速地办理各项业务。要不断创新医保服务内容，满足参保群众多样化业务需求，持续提供更加优质、个性化的服务体验。

3. **实施精细管理，以精细化管理促进医保治理能力提升**

医保体系的健康、稳定运行离不开精细化的科学管理，要不断优化医保业务流程，简化办理手续，提高决策效率和资源利用效率。要加强对医保基金的管理和监督，确保每一分钱都花在刀刃上，为参保人员提供更加优质、高效的医疗保障。

4. **聚焦急难愁盼，为参保群众提供更加便捷的医保服务**

医保体系的最终目的是为人民服务，要不断提升公共服务水平并拓宽服务渠道，优化服务流程、提高服务效率、拓宽服务渠道，让人民群众享受到更加便捷、高效、优质的医保服务。要加强对服务人员的培训和管理，提高他们的业务能力和服务水平，确保参保人员能够享受到更加专业、贴心的服务。

5. **夯实平台底座，持续提升安全运维水平和支撑能力**

医保信息系统的稳定运行，离不开稳固的基础设施和可靠的技术支持，要建立一套完善的平台底座，包括高性能的服务器、稳定可靠的网络环境、先进的数据存储技术等，同步开展全方位的技术支持和运维保障，确保医保信息系统在任何情况下都能稳定运行，都能为参保群众提供优质服务。

6. 强化数字赋能，助力新质生产力提升

数智化转型已经成为推动医保体系持续发展的重要引擎，要积极探索数智化转型路径并充分运用大数据、人工智能等先进技术为医保体系注入新的活力。通过大数据分析提高医保基金使用的精准性和效率性、通过人工智能技术提升医保服务的智能化水平。要加强与其他领域的合作与交流，共同推动医保体系向更高水平迈进。

四　改进建议

（一）相关建议

党的二十大报告提出，要加快推进基本医保省级统筹，持续增强医保制度的公平性、统一性、安全性和规范性。新的历史起点，江苏省应站在全面建设社会主义现代化国家，以中国式现代化全面推进中华民族伟大复兴的高度，用基本医保省级统筹和医保治理现代化的视角，审视医保数字化转型，建议在以下方面持续发力。

1. 着眼实施医保省级统筹，深化平台"一体化"建设

过去几年的医保信息化发展，江苏省完成了从县（市、区）统筹到市级统筹的政策、经办、服务等"一体化"建设。针对二十大报告提出加快推进基本医保省级统筹的要求，应通过医保数字化转型引领和支撑医保改革，在更大范围内增强医保制度的公平性和统一性。加强标准建设，从落实应用 18 项信息业务编码标准，逐步扩大到推进经办服务、管理流程、考核评价等标准化，通过系统统一、流程统一，倒逼政策统一，实现全省通办、省内无异地。加强平台建设，通过升级算力存储和数据处理能力，提升平台冗余，优化系统功能，支撑全省医保业务快速高效办理。加强数据治理，建立"人、药、钱、码"等包含医保最小颗粒的基础数据信息库，实行一套编码包含一套含义，确保医保数据在全省范围内自由流动。

2. 着眼推进"三医联动"改革，推进信息系统共建共享

针对医保数据在"三医"中历史存量最久、归集数据最多、标准化程度最高的特点，江苏省医保数字化转型应主动推进"三医联动"改革。结合推广三明医改经验和推进紧密型县域医共体建设，建立三医赋能平台，开展数据协同共享，实行三医联合监测。加强信息系统在医疗服务价格管理、医院高质量发展等方面的创新应用，推进带量采购等改革措施落地，降低药品耗材价格，减轻群众就医负担。建设大数据反欺诈模型，实现对医保基金使用、医疗服务行为等全过程实时监控和精准分析，持续打击欺诈骗保行为。推进电子处方中心建设和医保码全流程全场景应用，加强系统联动和职能互补，打造医保系统支撑"三医"协同改革的全国示范。

3. 着眼提升新质生产力，开展医保数据赋能应用

医保数字化转型应积极发挥江苏作为医药大省和经济强省的优势，建立"产、学、研、用、管"一体化创新合作平台，汇集业内顶尖的数据科学家和医保专家，对医保数据进行深度挖掘和应用，支持数字政府建设和数字经济发展，促进全省新质生产力提升。依据行业对医保数据的需求，设立多个赋能合作区：技术合作区，主要赋能高新技术企业，重点开展 AI 智能和数据大模型开发应用；科研合作区，主要赋能高等院校，重点开展医保大数据理论、技术和应用研究；医药合作区，主要赋能主流药品和医用耗材生产企业，重点支撑药品创新、医用耗材创新应用；商保合作区，主要赋能商业保险公司，重点开展多层次医保合作，助力开发针对性强的商业保险产品；金融合作区，主要赋能金融机构，重点开展移动支付、可信支付等合作。

4. 着眼满足群众多样化需求，提升医保公共服务水平

医保事业作为民生工程，其着力点和落脚点最终要体现在解决群众就医后顾之忧，满足群众对美好生活的向往上，要聚焦群众急难愁盼，让"数据多跑路，群众少跑腿"。推进信用就医，解决群众看病就医"三长"问题（排队、挂号、交费时间长），通过实现医保、医疗、金融等系统互联和数据融合，实现先诊疗、后付费。推进刷脸支付，利用最新人脸技术手段，全面普及"刷脸付"等看病就医多元付费方式，推动从"扫码办"向"刷脸办"迭代升级。推进一码付，整合"医保码"与第三方支付码，展一次码即可完成医保和自费同时结算。推进覆盖全省的网上公共服务平台和医保服务电子地图，实现线上线下服务的无缝衔接，为参保群众提供更加便捷、高效的医保服务。

（二）未来展望

随着信息技术的迅猛发展，数字浪潮将汹涌而至，医保体系已经踏上了新的历史征程。在数字化、智能化的时代，医保信息化不仅要成为支持医疗保障稳定运行的齿轮，而且要成为数字经济和数字政府建设中的关键引擎。对内，积极拥抱新技术，支持新质生产力的提升；对外，为数字政府建设和数字经济发展提供坚实的数据支撑和智能决策依据。

展望未来，江苏省医保将继续在数字化改革的道路上阔步前行，不断探索数智化转型的新模式、新路径。通过深度整合和高效利用大数据、人工智能等先进技术，医保体系将实现管理更加精准、服务更加高效的目标，为广大人民群众带来更加便捷、更加优质的医保体验。

在国家医保局的统一指导规划下，江苏省医保将积极推动医保数据在更广泛的领域赋能改革、管理和服务，提升医保管理的科学化、精细化水平，为全国医保事业的发展提供强有力的支撑和引领。

面向未来，江苏医保将以更加开放的心态、更加前瞻的视野，审视医保发展方向，抢抓新机遇，注入新动能，继续保持创新发展的态势，不断摆脱传统思维的束缚，勇于尝试新技术、新模式，为全国医保事业的数字化转型升级，探索出更多可行的路径和经验。同时，江苏省医保体系还将积极融入数字政府建设和数字经济发展的大局，充分发挥医保数据在优化政府决策、推动产业创新等方面的作用，为构建健康中国贡献更大力量。

我们有信心，在不久的将来，江苏省医保将为更多群众的健康福祉保驾护航。

B.9
河北省正定县基层医保数字化
建设调研报告

王 琬[*]

摘 要： 数字化转型对于推进医保治理体系与治理能力现代化意义重大。以县域为代表的基层医保经办管理与公共服务是医保治理能力和服务水平的具体体现。河北省正定县在推进医疗保障数字化建设方面进行了一系列制度实践，包括构建县乡村三级服务网络、打通服务"最后一公里"、推进智能化公共服务、推动医疗保障共建共享、推广数字化便民新举措、提升医保协议管理能力、深化三医协同改革。上述实践取得了积极成效，推进了医保制度建设，优化了基层医保治理体系；完善医保业务系统，提升基层医保治理能力；创新医保服务平台，增强人民群众的获得感和满意度。当然，正定县在推进医保数字化建设中也存在一些问题，如资源投入有限，系统集成不足；操作规则和业务系统不够完善；区域之间和部门之间存在"信息孤岛"；老年人和低收入人群等弱势群体面临"数字鸿沟"。建议未来从国家层面完善顶层设计，促进信息互通，实现开放共享；从县域治理层面加大人力与物力资源投入，进一步深化数字化教育与数字化服务。

关键词： 医疗保障 医保数字化建设 正定县

---

* 王琬，对外经济贸易大学教授，主要研究领域为医疗保障、健康保险、卫生政策等。课题组成员华颖、赵明月、谭琳子、梅语轩全程参与了资料收集、整理与调研工作。感谢河北省、石家庄市、正定县医保局对课题组调研工作的全力支持，并为报告撰写提供了宝贵资料。本文如无特殊说明，材料均来自对河北省正定县的调研。

一 导语：县域治理视角下的基层医保数字化转型

县域治理是基层治理的核心部分，也是推进国家治理体系和治理能力现代化的重要环节。"郡县治，天下安"，在我国五级政府体制中，县域始终是国家治理的权力"接点"、战略"接点"和政策"接点"。[①] 习近平总书记多次强调："在我们党的组织结构和国家政权结构中，县一级处在承上启下的关键环节，是发展经济、保障民生、维护稳定的重要基础。""县域治理的最大特点是既'接天线'，又'接地气'。""对上，要贯彻党的路线方针政策，落实中央和省市的工作部署；对下，要领导乡镇、社区，促进发展、服务民生。"[②]

数字化转型是推进县域治理现代化的必然趋势。一方面，信息技术的快速发展为县域治理现代化提供了完备的科技支撑。为此，党的十九届四中全会专门将"科技支撑"纳入社会治理体系中，并出台了多项政策助力基层治理数字化转型。2021年，国务院《关于加强基层治理体系和治理能力现代化建设的意见》明确提出，要加强基层智慧治理能力建设，要求从规划方案建设、数据资源整合、应用场景拓展等多方面开展行动。另一方面，数字化改革也是日益复杂的县域治理实践的现实需要。经济社会加速向数字化方向发展，传统的权威治理逐渐弱化，社会治理呈现治理格局立体化、治理主体跨界化、治理方式精准化等特征。县域治理和公共服务体系正逐渐从以经济效率为主导转向以人民幸福感、获得感和安全感为核心。在此背景下，通过数字化改革重塑县域治理体系，有助于兼顾多主体、多元化、多层次的个体利益表达诉求，实现公共服务的精准供给、政府与群众的高效沟通、治理主体的协同配合。[③]

医疗保障是重要的民生事业，直接关系到人民的健康维护与生活质量

① 王敬尧、黄祥祥：《县域治理：中国之治的"接点"存在》，《行政论坛》2022年第4期。
② 习近平：《做焦裕禄式的县委书记》，中央文献出版社，2015，第52~67页。
③ 张述存：《以"数字智治"推进"县域善治"》，《社会治理》2021年第5期。

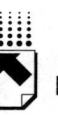

提升。数字化转型是深化医疗保障制度改革和医疗保障管理创新的必然要求，对于促进以县域为代表的基层医保治理现代化意义重大。2021 年，习近平总书记在十九届中央政治局第二十八次集体学习讲话中专门指出，要充分利用互联网、大数据、云计算等信息技术创新服务模式，深入推进社保经办数字化转型。为了实现更高质量、更加充分、更加可靠的医疗保障，必须充分发挥数字化的重要引领和支撑作用，坚持以人民为中心的发展思想，打造智慧医保、品质医保、便捷医保，通过数字化转型升级，创新提升基层的医疗保障服务水平和能力，实现"百姓少跑腿、数据多跑路"。①其中，基层医疗保障经办管理与公共服务不仅是直接面向群众的"窗口"，也是连接医疗机构和医药机构的"桥梁"，是医保治理能力和服务水平的直接体现。② 基层的医保数字化工作是否做好，是否到位，不仅关系医疗保障制度的改革成效，也影响人民群众的幸福感、获得感和安全感。

改革开放以来，河北省正定县进行了一系列县域治理的改革探索，积累了宝贵的实践经验。③ 特别是近两年来，正定县医保局借助国家医保信息平台的统一上线时机，积极推进数字化转型升级，努力提升县域医保的现代化治理水平和治理能力，取得了一系列成果。但在这一过程中，也存在一些不容忽视的问题，需要深入分析。基于此，本报告选取河北省正定县为研究对象，对其医疗保障数字化建设情况进行了全面考察，阐述和分析其主要举措、成效与问题，在此基础上，提出进一步推进数字化赋能基层医保治理体系的政策建议。

---

① 王文君：《凝心聚力 攻坚克难 扎实推进新时代医疗保障信息化建设》，中国医疗保险微信公众号，2021 年 6 月 3 日。
② 严娟：《未来五年，医保经办管理与公共服务建设要怎么做?》，中国医疗保险微信公众号，2021 年 11 月 3 日。
③ 刘刚、王芳：《改革开放初期正定县域治理的实践探索及其现实意义》，《石家庄学院学报》2024 年第 4 期。

二 正定县推进医保数字化建设的发展背景

正定县地处河北省省会石家庄市中部，是河北省县域经济高质量发展的排头兵。近年来，正定县积极推进医疗保障城乡统筹发展，逐步建立起了全民覆盖的医疗保障制度体系和业务统一的经办服务网络，并积极探索通过医保数字化建设提高公共服务效能，引导医保经办力量下沉基层，为参保群众提供更加优质便捷的医疗保障服务。

（一）正定县的经济社会发展水平

正定县隶属河北省石家庄市，辖 8 个乡镇、2 个街道办事处，154 个行政村、43 个社区，面积 487.2 平方公里，全县常住人口 55.3 万，是国家历史文化名城、全国文明县城、国家园林县城、国家卫生县城、全国双拥模范县、全国医养结合示范县。拥有正定新城、石家庄综合保税区、中国（河北）自由贸易试验区正定片区、正定高新区、数字经济产业园，是中国国际数字经济博览会永久举办地。2023 年，地区生产总值增长 6.9%；一般公共预算收入增长 2.99%；城乡居民人均可支配收入分别增长 7.0%、7.5%；全年城镇新增就业 6951 人，经济绩效考核位列石家庄全市第一。

（二）正定县的医疗保障制度

近年来，正定县基本医保参保率稳定在 95% 以上，实现了基本医保全民覆盖，并积极推进医疗救助，试点长期护理保险，探索老年人意外医疗补充保险，构建起了具有中国特色的多层次医疗保障制度体系。

1. 职工医保运行情况

2002 年 1 月，正定县职工医疗保险制度开始实施。用人单位按上年度职工工资总额的 6.5% 缴纳，职工按上年度职工工资总额的 2% 缴纳，缴费基数为上年度职工平均工资；2006 年 1 月，生育保险开始实施，用人单位按上年度职工工资总额的 0.4% 缴纳；2012 年 1 月，用人单位由按上年度职

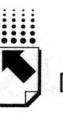

工工资总额的 6.5% 缴纳基本医疗保险改为按 8% 缴纳；2012 年 6 月，公务员医疗补助开始实施，用人单位按上年度职工工资总额的 6.5% 缴纳；2017 年 1 月，正定县职工医疗保险开始实行市级统筹；2018 年 1 月，企业用人单位生育保险费的费率由 0.4% 调整为 1%（同时增加生育津贴待遇）。

2. 居民医保运行情况

2006 年，正定县新型农村合作医疗制度（下文简称新农合）开始实施，农民个人每人每年筹资 10 元，政府补助 40 元。2007 年 11 月，正定县城镇居民基本医疗保险制度开始实施，个人缴费标准按不同人群为 40~150 元不等，政府补助标准 50~200 元不等。2017 年，河北省建立统一的城乡居民基本医疗保险制度，新农合和城镇居民基本医疗保险合并为城乡居民基本医疗保险。根据《石家庄市人民政府关于印发石家庄市城乡居民基本医疗保险实施办法的通知》（石政发〔2016〕59 号），正定县自 2017 年 1 月 1 日起正式建立了统一的城乡居民基本医疗保险制度。

3. 医疗救助工作

正定县特困人员、低保对象和脱贫人口等困难群众就医，已实现基本医疗保险、大病保险和医疗救助三重保障"一站式"结算。2023 年共"一站式"门诊救助困难群众 19992 人次、住院救助 2330 人次，发放医疗救助基金 347.93 万元；手工报销救助 18 人，发放救助基金 7.35 万元。

4. 长期护理保险试点情况

2019 年 12 月，正定县作为石家庄市 4 个试点县（市、区）之一，正式启动长期护理保险试点工作。每人每年 100 元，其中医保统筹基金缴纳 60 元，个人每人每年缴纳 40 元（从个人账户每月代扣 3.33 元）。截至 2023 年 12 月 31 日，累计受理申请 5029 人，累计完成失能评估 4751 人，其中认定符合重度失能标准的共计 3966 人，总体失能等级评估通过率 83.47%。累计发放长护险待遇 3843 人，共计发放长护基金 6219.98 万元。

5. 老年人意外医疗补充保险的探索

2022 年，正定县建立了老年人意外医疗补充保险机制，并将老年人意外医疗补充保险工作列为利民实事。2022 年 60 周岁以上老年人 97555 人参

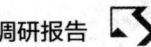

保，财政出资 97.56 万元，个人出资 30.28 万元。出险 748 人次，赔付 109.32 万元。2023 年共计 97587 人参保，财政出资 97.59 万元，个人出资 32.61 万元。2023 年截至 12 月 31 日，出险 841 人次，赔付 123.8 万元。两年共计赔付 233.12 万元。

（三）正定县的医保经办管理体系

1. 管理机构

正定县医疗保障局于 2018 年 12 月 30 日挂牌成立，整合了人社局的医保经办业务、民政局的医疗救助、发改局（物价局）的药品及医疗服务价格监督、卫健局的药品招标采购监管等职责。机关定编 6 名，股级职数 2 名。内设办公室、综合股 2 个科室。截至 2023 年 12 月，医保局编制 6 名，实有 4 名，其中党组书记、局长 1 名，综合科股长 1 名，办公室主任 1 名，四级主任科员 1 名。

2. 经办机构

正定县医疗保险管理中心负责全县城镇职工和城乡居民的医疗保险经办工作。县医疗保险管理中心设置 8 个股室，分别是办公室、基金财务股、职工医疗审核股、居民医疗审核股、城乡居民医保基金征缴管理股、职工医保基金征缴管理股、稽核股和长护险股。医保中心编制 21 名，实有 19 名，其中副主任 2 名，职员 14 名，工勤 3 名。2021 年 8 月 9 日医保中心从正定县县城搬至正定新区商务中心行政审批大厅医保专区。专区设有 5 个综合窗口办理各项医保业务，11 个乡镇街道均依托乡镇行政服务中心设立医保窗口，197 个村（社区）（43 个社区、154 个村街）行政服务中心均设立综合服务站，配备专兼职医保业务工作人员 211 名，构建起县、乡、村三级医保经办网络。下放到乡镇政务服务经办事项 11 项，包括单位参保登记、职工参保登记、城乡居民参保登记、单位参保信息变更登记、职工参保信息变更登记、城乡居民参保信息变更登记、参保单位参保信息查询、参保人员参保信息查询、异地安置退休人员备案、异地长期居住人员备案、常驻异地工作人员备案。下放到村级政务服务经办事项 5 项，分别是参保单位参保信息查

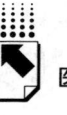

询、参保人员参保信息查询、异地安置退休人员备案、异地长期居住人员备案、常驻异地工作人员备案。业务下沉大大提高了医保服务的可及性和便利性，村民和社区居民不再需要前往县城办理相关业务，节省了大量时间和精力。目前，县医保中心及各乡镇（街道）、村（社区）负责全县552096人的医保业务，全职经办人员与参保人之比为0.003%。

3. 定点医疗机构和定点药店

正定县辖区内定点医药机构共328家，其中，公立二级定点医疗机构3家，非公立医疗机构1家；公立一级定点医疗机构16家，非公立一级定点医疗机构8家；定点零售药店131家，其中两家为定点零售保障药店；定点村卫生室169家。

三　正定县推进医保数字化建设的制度实践

正定县医保局成立以来，积极推进医保系统标准化与信息化建设，优化医疗保障公共服务，并依托互联网等技术促进各部门协同发展，逐渐形成了一个全方位、多层次的数字化医保体系。

（一）构建县乡村三级服务网络：医保经办系统的信息化与标准化建设

医保信息业务编码标准落地情况。正定县于2021年4月10日前完成了154家定点医药机构编码，1495名医保医师、893名医保护士及177名医保药师编码等工作。

国家医疗保障信息平台建设情况。（1）三级网络硬件建设：正定县共有11个乡镇、街道办事处（8个乡镇、3个街道办），采用第三方商业公司提供的县乡村医保专 VLAN 隧道技术建设了县乡村医保专线，这条专线实现了县医保局机房与乡镇机房之间的数据传输，推进了医保业务的下沉和经办。（2）软件设施建设：目前，正定县使用国家医保平台、国家医保服务平台 App、河北税务微信公众号、河北智慧医保微信小程序和河北省医疗保

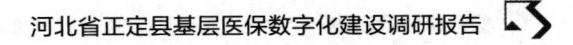

障基层网厅、个人网厅、单位网厅等实现了多渠道、全方位的包括个人账户查询、医保待遇享受、异地就医备案等多项医保经办服务。

（二）打通服务"最后一公里"：基层医保经办服务示范点的创建

正定县根据河北省医疗保障局办公室《关于开展2021年度医疗保障服务示范点建设自评工作的通知》要求，按照《国家医疗保障局办公室关于印发"十四五"医疗保障服务示范工程实施方案的通知》精神，组织南岗镇行政服务综合中心严格对照创建标准和专项指标开展医疗保障基层经办服务示范点创建工作。通过在大厅设置1个固定医保窗口和1个潮汐窗口，根据服务对象的流量变化合理安排工作人员，加强办公硬件建设，为特殊人群、老弱病残、军人等开通绿色通道，业务经办以提供窗口服务为主，自助服务为辅服务形式，正常办理多项医疗保障服务。大力推广"互联网+政务服务"，推行全程网上申报、网上审核、网上办理，实现"数据多跑路，群众少跑腿"，有效提高服务效能和办事效率。推行周末和节假日"不打烊"服务、延时错时服务，设置咨询热线为群众提供咨询服务等。通过自我评价、服务对象满意度评价，第三方评价相结合的方式开展服务质量评价，强化评价、反馈、整改、监督全流程衔接，助推医保服务提质增效。南岗镇基层医保服务示范点建成投用以后，打通了医疗保障服务群众的"最后一公里"，实现了高频事项"家门办"，最大程度地方便了办事群众，适老化程度显著提升。正定县以南岗镇"可复制、可推广"的典型经验案例为契机，向各乡镇、街道办进一步推广，提升基层医疗保障服务标准化规范化水平，人民群众获得感不断增强，满意度持续提升。

（三）推进智能化公共服务：数字化医保公共服务平台的应用

正定县充分利用国家、省、市医保各子系统，形成了包含业务基础、智能监管、支付方式管理、公共服务管理等共计11个子系统的数字化医保业务体系。（1）医保业务基础子系统则涵盖了参保登记、费用结算、待遇享受等医保业务的办理，实现了线上线下一体化，方便了群众办理相关业务。

（2）异地就医子系统方便了异地就医人员的医保报销，缓解了异地就医难的问题。通过这一子系统，正定县实现了医保服务的跨地区、跨机构协同，提高了服务质量。（3）基金运行及审计监管子系统对医保基金的运行情况进行实时监控，确保了基金的安全合规运作。通过对基金使用的审计，正定县有效遏制了不合理用药、过度医疗等问题，提高了医保资金的使用效率。（4）医疗保障智能监管子系统通过对医疗行为、医疗费用等方面的智能分析，有效防范了欺诈骗保现象，保障了医保资金的安全。该子系统还通过对医疗资源的合理配置，促进了医疗行业的健康发展。（5）财务业务一体化子系统实现了医保财务业务的协同处理，提高了财务管理的效率和准确性。（6）医税子系统负责医保税费的征收和管理，确保了税费的合规使用。（7）支付方式管理子系统实现了医保支付方式的规范化、标准化，提高了支付效率，降低了医疗机构和患者的负担。通过这一子系统，正定县对医保支付流程进行了优化，使得医疗费用结算更加便捷，为患者提供了更好的就医体验。（8）药品和医用耗材招采管理子系统通过阳光采购、集中招标等方式，降低了药品和医用耗材的价格，保障了患者的用药用材需求。（9）床位监管子系统通过对床位的实时监控，保障了医疗资源的合理使用和分配。通过对床位的动态调控，正定县有效缓解了住院难的问题。（10）基础信息管理子系统负责对医保相关的基础信息进行统一管理和维护，为其他子系统提供数据支持。这一子系统确保了数据的一致性、准确性，为医保政策的制定和调整提供了有力的依据。（11）运维管理子系统负责整个数字化医保体系的运维工作，确保各个子系统的稳定运行。通过对运维资源的合理配置，正定县实现了医保数字化建设的可持续发展。

（四）推动医疗保障共建共享：异地就医直接结算服务的推进

正定县医保局积极落实跨省异地就医政策，推动京津冀医疗保障共建共享。2019年7月，河北省统一全省异地就医备案政策，正定县采用河北省自主开发的"全省异地就医网上备案平台"，取消了以往需要提交的所有材料，实现了仅凭身份证号即可全年365天、全天24小时网上即时备案。

2021 年 5 月，河北省政策系统完善，当年 9 月 1 日实现"省内异地就医无异地"。正定县所有参保群众在省内异地就医无须备案，不再提高起付标准，不再降低报销比例，参保群众持医保码或社保卡可到全省任何一家定点医药机构就医购药直接结算，真正实现了省内医保无感"漫游"。2022 年 2 月 10 日，河北省全面取消到京津异地就医备案手续，参保群众到北京、天津看病无须备案即可直接结算，同年 4 月 1 日起，京津冀全面实现区域内就医免备案。正定县顺利完成定点医疗机构异地就医接口对接，定点医疗机构异地业务应开尽开。截至 2023 年 12 月 31 日，正定县已开通跨省住院医疗机构数量为 19 家，开通跨省普通门诊医疗机构数量为 8 家，开通跨省门诊慢特病医疗机构数量为 2 家，保证了对跨省及省内异地住院、异地门诊的直接结算。截至 2024 年 2 月底，跨省异地就医就诊共计达到 34591 人次。

（五）推广数字化便民新举措：电子医保码和医保刷脸终端机的应用

1. 电子医保码的实施

电子医保码的实施旨在提高医疗服务质量，减轻群众就医负担，推进医疗资源优化配置，实现全国范围内医保信息互联互通。首先，电子医保码的推广有助于简化就医流程，提高就诊效率。过去患者需要携带多种证件，如医保卡、身份证等，在医院办理各种手续，现只需出示电子医保码，即可实现一键挂号、缴费、查询等业务，极大地方便了患者就诊。其次，电子医保码的推广有助于加强医疗资源的合理配置。例如，电子医保码可以助力医疗扶贫，确保贫困人口得到及时救治，提高全民健康水平。最后，电子医保码的推广还有利于打击欺诈骗保行为。通过实时监控和大数据分析，医保部门可以迅速发现异常情况，如虚假报销、冒名顶替等，从而确保医保资金的安全运行。截至 2024 年 1 月 16 日，正定县电子医保码推广率达到了 85.65%。

2. 医保刷脸综合终端机的应用

人工智能技术逐渐融入日常生活，为广大人民群众带来诸多便利。河北省医疗保障局针对全省定点医药机构发放了医保综合终端机，为正定县发放了 320 台。医保刷脸综合终端机的应用产生了积极效果：一是提高了就医效

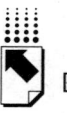

率，通过人脸识别技术，实现了患者身份的快速核实，避免了在医院排队等待的时间，使就医过程更加便捷；二是保障医保基金安全，刷脸支付技术的应用，有效防止了医保卡的冒用现象，降低了医保基金的风险，保障了医保制度的稳健运行；三是简化了就诊流程，医保刷脸综合终端机整合了多种功能，如挂号、缴费、查询等，只需一站式的服务，患者便可完成整个就诊过程。

（六）提升医保协议管理能力：两定机构的信息化建设与数字化探索

正定县定点医药机构全部实现了直连国家医保系统。其中，规模较小的医药机构使用河北省定点医药机构子系统直连，规模较大的医药机构则使用动态库直连。定点医药机构与国家医保系统实现数据交换和信息共享，全面提高了医疗服务透明度。

强化定点医院信息化建设。正定县辖区内共有定点医疗机构197家，其中，定点一级和二级医疗机构共28家，定点村卫生室169家，课题组对正定县人民医院进行了实地考察。正定县人民医院始建于1950年，是一所现代化综合性二级甲等医院。医院于2014年1月整体搬迁至新院区，建设总床位1000张，现有职工1000余人。医院的医保信息化建设工作主要包括以下内容。一是完成了医保标准编码工作。医院从2020年开始对医务人员、医院科室信息、药品耗材诊疗项目等与国家医保编码进行对照，并上报医保局备案。二是对软件系统进行了改造和升级。医院在规定时间内完成了医保接口的改造，于2022年5月正式接入国家医保信息平台，完成了数据的实时上传。同时，医院根据接口文档进行了软件的升级，目前已经实现的功能包括扫码注册，挂号，检验科、放射科等功能科室的扫码执行检查、拍片等请求，门诊收费处结算，医生端诊间结算，自助机的挂号、结算等功能，同时也实现了影像记录云存储功能，患者可以通过手机查看影像。三是增加了硬件设备。医院根据建设需要增加了读卡器、自助机、扫脸仪器等扫码设备，同时进行了技术改造，实现了身份证、社保卡、医保卡、健康卡及其电子码的扫码读取，让广大患者在挂号、就诊、取药、检查、取报告等各个环节均可以实现扫码完成。四是对相关工作人员进行了信息化业务培训。医院对全体收费人员、门诊医生、导诊工作人员以及其他工作人员进行培训，让其充分熟悉操作规程及方法，实现扫码执行诊疗要求。五是在智能监控方面，医院目前主要针对药物使用情况进行了智能监控。在远程医疗方面，医院也进行了初步探索，并计划进一步建立互联网医院。

探索医保定点药店数字化转型。正定县共有定点零售药店 131 家，其中两家为定点零售保障药店，课题组对石家庄同善堂药房金河店进行了实地考察。同善堂药房金河店位于正定县城中心，辐射周边两万余人，日均客流量120 人。金河店于 2020 年成为医疗保障定点药房，2022 年 10 月 14 日成为正定县首批门诊保障定点药店，医保门诊统筹业务正式开通。截至 2024 年2 月底，药店共接收电子流转处方 387 个，报销比例均达到 50% 以上，在家门口让老百姓得到实惠。药房为了顺应时代发展，进行了实体药房向数字化转型的探索。一是积极引进互联网处方系统，普通处方药品已覆盖互联网开处方并即时审核，统筹药品也全面开展定点医院与定点药房子系统间处方流转，在政策允许下打破传统纸质处方的限制性。二是在营销传播方面利用数字媒体和社交聊天工具实现"线上+线下"的业务流程再造，利用线上平台，将药店销售模式从单纯的线下售药扩展至线上，筑起在线上线下之间的"无缝连接"。同时，实现商品信息线上线下一致，以数字化管理注重体验感和效率提升。三是结合本地美团、饿了么等外卖实现 30 分钟内即买即送，提升消费者购药体验。此外，药房也在考虑引入自助售药设备，满足 24 小时购药需求。四是医保购药、统筹药品报销在医保局推动下已实现刷脸支付，本人不用带社保卡就能轻松购药，告别烦琐的刷卡流程。

（七）深化三医协同改革：县域医疗共同体建设与药品耗材集采政策的落实

推动县域医疗共同体建设。正定县以县级医院为龙头，整合县乡两级医疗卫生资源，最大化发挥资源优势和技术优势，逐步提升县域医疗卫生服务质量，初步构建起了分级诊疗、合理诊治、有序就医的分级诊疗体系，在医

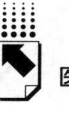

疗保障、医疗服务、资源配置等方面取得一定成效。2023 年县域医保基金拨付总额 4465 万元、县域内住院人次占比 53.31%、县域就诊率 51.41%，医保基金县域内支出率（不含药店）28.38%，县域内基层医疗卫生机构医保基金占比 8.11%，县域门诊次均费用 121.06 元、参保人员住院次均费用 9902 元、住院费用实际报销比 55.1%、参保人员住院率 20.1%、医保基金打包支付医共体资金额度占医保基金筹资总额的比例为 135.5%。

推进药品耗材集中带量采购。正定县以落实药品集中采购和使用为突破口，深化医疗保障制度改革，积极推动药品耗材集中采购工作高质量发展。自 2019 年 7 月启动国家组织药品集中采购和使用试点工作以来，正定县通过药品和医用耗材招采管理子系统累计跟进落实国家、省集采药品共 16 个批次 604 个品种，中选产品平均降幅 50% 以上，集采医用耗材共 18 个批次 133 个品种，中选产品平均降幅 70%，极大减轻了群众看病负担，引导药品耗材价格回归合理水平，促进医药行业健康发展。

四　正定县推进医保数字化建设的效果评估

（一）正定县推进医保数字化建设的积极成效

正定县通过大力推进医保数字化建设，进一步优化了基层医保治理体系，提升了基层医保治理能力，增强了人民群众对于医疗保障的获得感和满意度。

1. 推进医保制度建设，优化基层医保治理体系

通过公共服务下沉推进全民参保。正定县依托国家医疗保障信息平台，建立了覆盖县乡村的三级基层医保服务网络，将包括参保登记、信息变更、异地就医备案等 11 项服务经办事项下放到乡镇医保窗口，5 项业务事项下放到村级医保窗口，有效推进了医保业务的下沉和经办，为实现全面医保、全民参保的目标提供了有力保障。

通过信息系统共建促进"三医"协同发展。一是强化医共体建设。正定县以医保数字化转型为切入口，协同推进定点医疗机构的信息化和标准化建设，构建起了以县级医院为龙头、整合县乡两级医疗卫生资源的县域紧密医共体，在医疗保障、医疗服务、资源配置等方面取得了一定成效。二是促进集采政策落地。正定县通过国家医保业务平台中的药品和医用耗材招采管理子系统跟进落实国家、省集采药品，采用阳光采购和集中招标等方式，引导药品耗材价格回归合理水平，促进了医药行业健康发展。

2. 完善医保业务系统，提升基层医保治理能力

实现业务规范运行，基金安全可持续。正定县以国家医保信息平台切换为契机，系统梳理了待遇保障政策和经办服务流程，扎实推进医保信息业务编码标准落地，实现了医保政策统一和业务规范运行。在此基础上，进一步通过智能监管子系统、基金运行及审计监管子系统等医保业务系统的应用，有效遏制了不合理用药、过度医疗等问题，保障了医保资金的安全，提高了医保资金的使用效率，促进了医疗行业的健康发展。

助推基层公共服务提质增效。正定县坚持传统服务方式和新型服务方式"两条腿"走路，基层业务经办网点以提供窗口服务为主，自助服务为辅，并充分利用现代信息技术、移动技术以及大数据计算等新技术手段，大力推广"互联网+政务服务"。以医保公共服务信息平台为依托，推行全程网上申报、网上审核、网上办理，实现了"数据多跑路、群众少跑腿"，有效提高了服务效能和办事效率。

3. 创新医保服务平台，增强人民群众的获得感和满意度

新时代医保数字化建设应坚持以人民为中心的发展思想，为参保群众提供更加公平可及、便捷优质的医疗保障服务。参保方面，正定县通过加强基层医保服务网络建设，打通医保服务"最后一公里"，实现了高频事项"家门办"，最大程度方便了参保群众。就医方面，电子医保码的推广和医保综合终端机的使用，极大简化了就医流程，提高了群众的就诊效率。通过对接医保系统，医疗机构可以实时查询患者信息、医保政策、费用报销等内容，患者也因此得到了更加精准、个性化的医疗服务。支付方面，通过医保支付系统的一站式结算，简化了报销手续，提高了支付效

率，减少了患者等待时间，使得医疗费用结算更加便捷，为患者提供了更好的就医体验。随着跨省异地就医系统的全面升级，正定县还实现了跨省异地就医网上自主备案、省内就医无异地、京津冀医疗保障共建共享，不仅满足了群众异地就医的刚需，也有效适应了人口跨区域流动的就医需求，得到了全社会的普遍赞赏。

（二）正定县推进医保数字化建设的主要问题

医保数字化建设专业性强、涉及面广，是一项复杂而艰巨的系统工程。正定县在推进国家医保信息平台落地，不断深化医保数字化应用的过程中也遇到了一些困难。

1. 资源投入有限，系统集成不足

在推进医保数字化建设的过程中，目前的主要问题集中于人、财、物三方面。首先，人才储备不足。医保数字化建设需要专业的技术人员和运营人员来负责系统开发维护和管理工作，正定县在这方面的人才储备目前还不足以满足项目需求，引进和培养相关人才成为当务之急。其次，财务支持是另一个重要问题。医保数字化建设需要大量的资金投入，包括软硬件购置、系统开发和维护等方面的费用，希望财政部门能够给予足够支持。最后，物力资源也是关键因素。县级医保部门作为基层经办机构也需要存储相关医保数据，避免层层申请数据，目前包括服务器、网络设备、安全设备等在内的硬件设施对于医保数字化建设至关重要。正定县需要根据项目需求，配备合适的硬件设施，并确保网络稳定、安全，以保障系统正常运行。

在医保数字化建设过程中，还存在着系统集成性不足的问题。据正定县人民医院反映，医院在信息化建设初期购置设备和各种接口改造都需要投入大量资金，且各种设备较多，不能完全统一集成，影响了使用效果。例如，"各种卡太多，容易弄混，比如社保卡，有社保功能，有医保功能，还有银行卡功能，这让很多老百姓容易弄混，尤其是密码。以后在多卡完全合一的情况下做足文章，更简单而且更方便，这样才能体现出真正的高效和便捷。"

2. 操作规则和业务系统还不够完善

操作规则的设置。基层医保经办机构是直接面向参保群众的服务窗口，但现有操作规则在权属设置上主要是以行政级别为划分基础，而不是以业务为导向。以基层业务权限的设置为例，现有规则规定，县、乡、村等各层级数据权限依次递减，部分数据的查看需要逐级申请。目前，基层经办人员的业务权限很低，特别是直接承担城乡居民参保缴费任务的村（街道）级综合服务站点，一些与参保缴费有关的关键数据没有查看权限，需要逐级申请，程序十分烦琐，直接影响到了工作效率。据基层工作人员反映，"在系统里看不到已缴费这一项，因为断保的人群只要之前缴纳过保费且没有办理停缴业务，就会显示正常参保，导致无法在众多名单中批量查出哪些人是今年已经参保缴费的。"

业务系统的应用。目前，我国还有很多医保政策和监督管理规则仍处于调整和完善之中，而医保业务信息系统的跟进有一定迟滞性，影响了系统的预期效果。以智能审核系统为例，系统设计的目的是实现对医疗行为事前—事中—事后的全流程监控。定点医疗机构虽然已经完成了医保信息平台的端口对接，但由于医保监控规则还不完善，导致发生了违规行为，医保监控系统可能并没有这项规则，也就很难对相应的违规行为进行事前拦截。正因为如此，目前基层医保中心仍以事后审核为主，每次需要审批大量的疑点数据，导致"医疗行为发生之后，基金已经结算了再审核，审核之后再反馈给医药机构，然后医药机构再返回来，非常麻烦"。

3. 区域之间和部门之间存在"信息孤岛"

区域之间的"信息孤岛"主要体现为医保系统内部的跨省对接仍不顺畅。建立国家统一的信息平台，为推进信息共享、业务协同和服务融通的医疗保障制度体系夯实了基础。这一平台包含国家平台和地方平台两个有机组成部分，任何一个部分建设滞后，都会影响全国平台作用的有效发挥。[①] 目

---

① 王文君：《凝心聚力 攻坚克难 扎实推进新时代医疗保障信息化建设》，中国医疗保险微信公众号，2021 年 6 月 3 日。

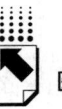

前，全国统一的医保信息平台建设已经由国家平台建设为主转入到以地方平台建设为主的新阶段。然而，由于地方平台建设发展不均衡，进度快的省份已经落地应用国家平台，进度慢的省份项目方案尚未完成报备，导致"信息孤岛"问题仍然存在。据调查，由于河北省与其他省份的系统对接不太畅通，河北省外的参保信息在河北省内查不出来，导致参保信息省外孤岛现象和重复参保信息众多成为基层推进医保工作不得不面对的问题。此外，跨省异地就医直接结算虽然快速推进，但跨省异地就医结算系统在使用中也还有继续优化的空间。

部门之间的"信息孤岛"则体现为医保系统与公安、税务、金融、民政、医疗等系统的跨部门对接。医保参保需要与公安部门对接，缴费需要与税务部门对接，支付结算与待遇发放需要与医疗机构以及金融部门对接，医疗救助业务则涉及了民政部门。正定县在行动推进过程中与上述各部门虽有一定程度的数据交互，但并未建立实时共享机制，数据交互存在一定的滞后。此外，由于历史原因，各部门独立进行信息建设，导致操作系统、数据采集标准各不相同，各部门之间信息重复或关键信息漏项、数据不贯通，"数据孤岛"问题始终存在。基层医保经办工作人员反映，"以新生儿参保为例，在办理相关业务时需要从公安系统调取新生儿的户籍信息，手续比较烦琐"。进一步地，由于医保数据涉及诸多公民隐私，如何在保障信息安全与实现数据互通之间取得平衡，也需要考量。

4. 老年人和低收入人群等弱势群体面临"数字鸿沟"

国际电信联盟将"数字鸿沟"定义为"代际、社区、地区和国家之间，由于贫穷、教育设施中缺乏现代化技术导致在获取信息和通信技术等方面产生不平等"。"数字鸿沟"的存在会直接影响到服务递送的广度和覆盖面，不利于数字公共服务均等化。[1] 具体到医保数字化应用方面，老年人和低收入人群等弱势群体由于缺乏数字化资源或操作技能而容易产生对数字医保的

---

① 郭磊、刘卉、毛畅果：《数字化转型：国外社会保险经办服务的经验借鉴》，《经济研究参考》2023 年第 5 期。

抗拒心理，拉大与其他群体间的数字健康鸿沟。① 我国正在快速迈向深度老龄化社会，虽然近年来网络设施持续改善，互联网适老化改造日益受到重视，老年群体互联网普及率有所提升，但还有一半以上的老年人未曾使用网络，在使用网络的老年人中，其应用范围也主要局限在查找信息和购买生活用品，对于更为复杂的医保线上业务，多数老年人无法独立自主完成。此外，还有庞大的低收入群体，他们的数字化素养水平较低，对于互联网的使用也更多停留在社交软件和短视频平台。我国的数字化发展迅猛，公共服务机构开发了各种微信小程序、App 或公众号，部分地区取消线下服务，这给老年群体和低收入群体带来了极大挑战。② 在正定县人民医院的调研中发现，"在医院面对的群体中，老年人占了很大一部分比例，他们的观念和习惯很难改变，对于智能设备的使用程度也差，推行比较困难。"正定县斜头角村的医保经办专员也反映了类似问题，"目前，我们村 70 岁以上老人 143人，智能手机不会用，因平时子女工作忙，倾向于到村委办理参保，因时间较为紧张，人员集中，村里的医保工作人员疲于应对。"可见，数字医保制度设计针对不同群体的需求挖掘尚待加强，操作门槛亟待降低。

（三）总体评价

县域医保是国家医疗保障改革政策的具体执行者，也是乡镇、村医保的上级管理部门，起到了关键的衔接作用。只有从县域医保重视数据信息共享共治，提升医保的数字治理能力，才能向上推动国家的数字化治理进程，向下带动基层医疗保障事业的发展，从而全面提升医保现代化治理水平，让各项医疗保障惠民政策落实落细。

如何健全政府间合理的权责分工，依然是国家治理体系现代化的重大现实课题，也是医疗保障数字化转型升级的关键环节。从对正定县的考察可以

---

① 杨红燕：《数字化时代的数字医保：内涵、价值、挑战与治理思路》，《华中科技大学学报》（社会科学版）2021 年第 2 期。

② 杨立雄：《数字化转型与"创造性破坏"：社会保障数字治理研究》，《社会保障评论》2023年第 5 期。

看到，当前基层医保数字化建设与应用过程中的问题更多还是来自国家层面，集中于制度体系、政策设计以及信息互通等主要环节，这也充分体现出我国医疗保障制度改革是一项系统性、整体性、协调性工程，需要强化顶层设计，先立后破、不立不破。县级政府作为基层公共服务的提供主体和县域内城乡均衡的直接调控者，面临的主要问题是自主权有限、责权不匹配、财权与事权不相称等问题，对其运作造成了一定影响。[①] 具体到以正定县为代表的地方医保实施层面，集中体现为人员配备不足、基础设施薄弱、工作经费短缺等具体问题，需要在推进医保数字化转型的过程中进一步赋权明责，以优化经办服务体系，提高资源利用效率，提升公共服务效能。

五　数字化赋能基层医保体系的政策建议

数字化转型升级不仅是实现医疗保障高质量发展的需要，更是实现中国式现代化医保经办发展的趋势。县域医保作为全面深化我国医疗保障制度改革的权力"接点"、战略"接点"和政策"接点"，对于促进医保治理现代化，实现医保高质量发展意义重大。基于对正定县医保数字化建设工作的全面考察，为加快推进我国基层医保数字化转型提出以下建议。

（一）国家宏观层面

医疗保障制度改革是一项复杂的系统工程，不仅需要从国家宏观层面完善医保制度体系建设，促进制度成熟定型，也需要建立跨部门、跨区域的协调机制，为医保数字化转型升级提供技术支撑。

1.完善顶层设计

加快制度体系定型。覆盖全民、统一规范的医疗保障制度是实现医保数字化转型的重要制度保障。信息化平台建设、业务系统开发以及数字化应用

---

① 贺华丽、何显明、潘宇峰：《县域治理及其创新实践的制度逻辑：基于地方政府自主性的视角》，《浙江社会科学》2021 年第 12 期。

都需要以各项医保制度安排为支撑，以具体政策措施为依据。当前，我国正处于全面深化医疗保障制度改革的关键时期，包括基金征缴、支付方式、待遇发放、基金监管、医药耗材招采等在内的各项医保改革措施持续推进，为促进医保制度高质量发展奠定了基础。然而，由于诸多政策仍处于试点之中，这些政策的优化与落实都需要信息系统随之动态调整，为医保数字化应用带来了较大挑战。《关于深化医疗保障制度改革的意见》提出到 2030 年全面建成中国特色医保制度，对加快推进医保制度成熟定型提出了明确目标与时间要求。因此，现阶段特别需要明确深化改革的重点任务，纠正现行制度缺陷，适度减少对地方政策过度创新的鼓励，合理控制制度发展试错成本，进一步完善相关体制机制，加快推进医保制度全面定型并依循理性与法治轨道持续发展。①

强化制度架构支撑。基层医保经办服务处于数字化转型的"神经末端"，需要政府创建强大而全面的数据化基础，制定完备的数字化转型管理法律法规、制度和标准规范体系，建立由上而下、覆盖全员的数字化治理架构，以及各层级、各部门的沟通协调与协同机制。近年来，我国陆续出台了一系列关于数字政府建设的指导意见，并且于 2021 年开始施行《中华人民共和国数据安全法》，对政务数据的安全与开放做了相关规定，初步确立了数字化发展的大方向，但是具体到医疗保险经办服务体系，顶层设计相较数字化转型高效发展仍有一定的提升空间。医疗保险经办服务体系对系统集成有较高需求，需要构建一个整体协调的标准制度框架，统筹推进技术融合、业务融合、数据融合的系统架构设计，并进一步完善数据采集、应用、管理的规则制度。②

推进制度模式重塑。通过数字化发展推动体制机制创新已经成为必然趋势，系统重塑主要依托顶层设计来完成，并通过总结前期变革的经验与成

① 郑功成、赵明月：《面向未来的高质量医疗保障制度建设》，《中共中央党校（国家行政学院）学报》2022 年第 6 期。

② 郭磊、刘卉、毛畅果：《数字化转型：国外社会保险经办服务的经验借鉴》，《经济研究参考》2023 年第 5 期。

果，从被动适应转向自主变革。① 当前各项医保制度，不论是职工医保还是居民医保，都是在政府的强力推动下开展实施的，各项政策的落实落地都是由各级医保经办机构操办。从制度建立之初经办参保登记、信息变更、缴费申报、"依法扩面参保"，到为实现全覆盖实施的"全民参保登记计划"、转移接续业务，以及一网通办、一站式办结等，其经办业务模式和流程，基本上仍是基于以方便管理者的业务模式和流程设计，参保单位和参保个人的医保业务都是由经办机构按要求被动接受各项业务和服务。这种服务模式和工作流程在制度推行初期是非常必要和有效的，但不适应数字化转型的需要。将以方便管理者形成的固有的经办管理服务模式，逐步改变成为以方便服务对象为核心的服务模式，包括组织机构设置、人力资源配置、网络系统应用、软件平台及数据传输流程方式等。②

2. 促进信息互通，实现开放共享

为了推进医保数字化转型升级，需要建立跨层级、跨区域和跨部门的数据资源共享和协同机制，从而实现整体的高效协同。

打破信息孤岛，实现医保系统内数据统筹整合。目前，我国医保信息化平台建设已经取得阶段性成效，跨省异地就医平台全面升级，医保电子凭证全面应用，基础设施建设完成终验，医保编码全面贯彻执行，但由于"碎片化"的历史原因，要消除全国数百个医保统筹区林立的烟囱系统，完成从各地分散建设到全国统一建设的转变，依然面临着诸多困难。③ 对此，需要进一步加强各省、市、区业务部门之间的数据衔接与统筹，并充分利用大数据整合共享资源。

促进信息互通，实现医保跨部门数据资源共享。从国际经验来看，各国在社保数字化转型过程中都非常注重利用大数据进行资源整合共享，

① 郁建兴，周幸钰：《超越技术赋能：数字化改革中的治理模式重塑何以可能》，《学术月刊》2023 年第 11 期。
② 谭中和：《赋能社保经办 加快数字化转型》，《经济研究参考》2023 年第 5 期。
③ 王文君：《凝心聚力 攻坚克难 扎实推进新时代医疗保障信息化建设》，中国医疗保险微信公众号，2021 年 6 月 3 日。

以突破经办业务之间的信息壁垒，重塑业务流程，提高管理经办服务效率。这种资源整合不仅包括参保信息和业务信息的整合，还体现为部门之间的信息共享。例如，美国、澳大利亚、韩国等国都建立了与税务、财政等其他公共部门的数据信息交换网络。有些信息共享开放程度高的国家，例如丹麦，甚至把私营组织也纳入了电子数据交换网络之中。① 当前，应在确保数据安全的前提下，逐步实现医保与卫健、人社、民政、公安、司法等部门的数据同步互通，实现经办服务的靶向定位，缩减服务对象的办事成本，并进一步消除因数据比对滞后带来的基金安全隐患，提高反欺诈能力。

（二）县域治理层面

县域医保是医保数字化建设的具体执行者，在坚持医保改革目标的前提下，需要进一步明确县级政府的各项权责，并给予相匹配的资源支持。此外，县域医保也是直接面向参保人与医疗、医药机构的"窗口"，可以通过协同推进数字化教育和数字化服务，提升人民群众对于医疗保障制度的获得感与幸福感。

1. 加大人力与物力资源投入

医保数字化转型需要既懂数字技术又熟悉医保业务的复合型人才。要重视数字人才培养工作，培养大数据分析人才队伍，构建医保经办队伍数字素养和技能培育体系。数字化人才需要具备多种技能，其中，最为关键的能力是深入理解医保相关的数字化技术和医保的运营过程。对此，发达国家在提升医保数字化人才方面进行了诸多探索。例如，澳大利亚为了整体提高公共部门工作人员的能力，要求管理人员鼓励手下员工学习和发展；加拿大制定了交换项目吸引信息技术人员短期从事社保工作，并结合数字化背景组织培训以提升工作人员的能力；丹麦在人员招聘、解雇和培训方面都参照了私营

---

① 郭磊、刘卉、毛畅果：《数字化转型：国外社会保险经办服务的经验借鉴》，《经济研究参考》2023 年第 5 期。

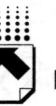

企业的做法，形成鼓励创新的文化，并给予更好的发展机会留住人才。① 中国部分地区也做出了有益探索。例如，河北省医保局成立了自主开发团队，变"买系统"为"选人才"，于 2019 年 6 月以政府购买服务的形式向社会公开招聘了 20 名信息化人才（到目前已发展到 48 名工程师），建立了一支开发能力强、职业素养高的自主开发团队，解决了以往项目整体外包开发周期长、技术受制于人等问题。珠海市则对新招录的人员先安排去基层工作，通过边学边做的方式加深对业务知识的理解，了解群众的办事热点、难点和堵点，并为其提供多类型的交流分享平台，努力培养有专业技术背景又熟悉业务的复合型人才。②

医保数字化转型与升级还需要以一定的财力和物力资源作为保障。基层医保较为普遍地存在着基础设施薄弱、设备配置老化、人员配备不足、工作经费短缺等问题。目前，医保基金实行收支两条线管理，医保经办经费的拨付主要来自财政转移支付，在现有资金投入体制下，需要通过增加财政预算加大对基层数字化转型的支持力度。特别是在医保数字化建设初期，软硬件购置、接口改造、系统开发与维护以及人员培训等都需要投入大量资金，不仅需要国家层面的专项资金配给，也需要地方财政部门给予充足的配套资金支持，才能确保项目的顺利进行。同时，也要合理规划资金用途，提高资金使用效率，并加强对资金使用的监督和审计，以确保资金安全。在此，可以进一步探讨的是，可否将医保经办费用列入医保基金成本，也就是将以往由财政列支的医保经费在医保基金中直接列支。理顺经办费用投入体制不仅有利于全面推进医保数字化转型，也是实现医保经办服务体系高质量发展和可持续发展的"总开关"。③

①　UNU-EGOV. Digital transformation of social security administration and services：A comparative analysis of Australia，Canada，Denmark and France，ILO Working Paper 93，2023（Geneva，ILO）.

②　尚芳等：《数字化转型：推动经办服务升级的"必修课"》，《中国社会保障》2023 年第 11 期。

③　郑秉文、毛颖珂：《我国社会保险经办服务体系的发展成就与转型升级》，《行政管理改革》2024 年第 3 期。

2. 深化数字化教育与数字化服务，坚持"两条腿"走路

习近平总书记在中共中央政治局第二十八次集体学习时强调，坚持传统服务方式和智能化服务创新并行，针对老年人、残疾人等群体的特点，提供更加贴心的社会保障服务。一是开展数字化教育，树立数字化意识。需要正确认识到数字鸿沟的存在，助力智能技术在老年人、残疾人、低收入群体等弱势群体中的普及应用。可以依托社区、社会组织、老年大学等主体，采取讲座、展览、培训等多种方式消除弱势群体的数字技术使用障碍。二是提高医保服务应用的简明性和适老性。一方面，需要开辟便捷弱势群体的绿色通道，积极打造参保、缴费等"一站式"服务，简化办事流程。另一方面，鼓励开发适合弱势群体的数字化程序，例如，预约上门和远程服务，推进亲情办理、代办代查，推动公共服务向更广大群体延伸。三是遵循"两条腿"走路。注重保留原有的线下功能，在大力推广医保电子凭证、人脸识别等数字化手段的同时，也要保留实体医保卡功能，并提供现场、电话、网络挂号等多渠道就诊服务。

案 例 篇 ▷▷

B.10
定点医院医保数字化发展报告
——以中南大学湘雅三医院为例

邓　微[*]

摘　要：　数字化推动了定点医院医保的智能化、高效化，提高了医疗保险制度的运行效益，为患者带来了更便捷、更安全的医疗保障。本文以中南大学湘雅三医院为例，梳理定点医院医疗保险运用信息技术的网络化、信息化、数字化实践和探索，分析其取得的建设成效，如融入了省医保数字化"五个统一"平台，消除"信息孤岛"提升医疗医保服务质量，立足"患者第一"推行全流程便捷扫码项目，医保数字化平台推动了医院医保效益的提升，无纸化病历与智能 AI 质控结合提高了质量降低了成本；针对定点医院医疗保险数字化建设中存在的问题提出发展建议，包括加大力度培育医院医保数字化运行的专业技术人才，抓好知识库和规则库两库运行建设，确保数字化医保付费模式与其功能实现路径匹配。

───────────

* 邓微，湖南省委党校（湖南行政学院）教授，主要研究领域为社会保障与医疗保障。衷心感谢湖南省医保局、中南大学湘雅三医院在调研、资料核准过程中给予的大力支持。

关键词： 医疗保障　医保数字化　医保付费　定点医院

一　概述

（一）医院在实施医疗保险制度中的地位

医疗保险（以下简称"医保"）是通过政府、用人单位、参保者个人筹资，形成医疗保险基金分担参保人医疗费用和风险的强制性、共济性社会保障制度。医院是医保社会保险功能发挥的主阵地，其在实现医疗保险制度功能中的地位极其重要。

首先，医院是参保人获得医疗服务的供给者。我国医保制度的实施，是由政府医疗保障部门的经办机构代表参保人管理医疗保险基金，以保证基金的安全、可靠、有效使用。《社会保险法》第三十一条规定："社会保险经办机构根据管理服务的需要，可以与医疗机构、药品经营单位签订服务协议，规范医疗服务行为。医疗机构应当为参保人员提供合理、必要的医疗服务。"医保制度的核心是医疗服务，医院是医疗服务的提供者，是保证参保人能够获得及时、规范、合理、有效的医疗服务的重要主体。

其次，医院是医保基金支付的主要对象。按照我国医保制度规定的医保基金支付规则，医保基金支付给为参保人提供医疗服务的定点医院、定点药店和其他定点医疗机构，其中定点医院是主要对象。医保基金的收支平衡是医保良性、可持续运行的关键。医保经办机构力求使有限的医保基金最大限度地保障参保人的基本医疗权益，因此在定点医院的选择上制定了医疗条件和医疗水平等门槛，医院获得定点医院资格后便成为医疗服务的主要提供者和医保基金主要的支付对象。同时医保经办机构能否及时、快捷、准确地审核医院的医疗服务费用，及时完成费用结算也会直接影响医院所需资金的流动运转。

最后，医院医疗服务供给的规范、优质是保证医疗保险基金良性运行、参保人权益最大化的重要条件。医保基金对医院服务报酬的支付是以医疗费

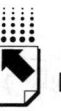

用的发生为依据的，医疗保险经办机构经过对医院所记录的参保患者医疗过程和费用是否完整、真实、合理、合规，是否确保参保人获得了对症妥当、价有所值的医疗服务进行监管，对医院提供的医疗服务项目记录、医疗费用记录的审核结果直接决定医保基金的实际支付。

（二）中南大学湘雅三医院医保数字化建设的背景

1. 医院医保实现良性运行的迫切要求

医保制度的建立为参保人抵御和防范疾病风险、保证生活质量提供了有效的制度保障。在医保制度的运行中，参保人、医疗机构、医生等不同利益主体存在着利益博弈，政府医保部门对保护参保人的利益、医疗保险基金的运行安全、处理好医保和医疗关系的探索一直没有停止过。由于疾病病种繁多，临床医治非常复杂，每个患者的情况不同，即使是同一种疾病也有不同的症状、同一种疾病的不同时期治疗方法也不同，因此医疗行为的规范难度极大。尽管医保部门、医院、学界均坚持积极探索研究怎样处理好医保、医院、医生、参保人四者的关系，探索科学有效的医保运行监管模式，构建医保良性运转机制，但是却一直难以完全实现对医生的医疗服务科学定价、医疗保险基金高效运行、参保人利益最大化、医保监管科学顺畅的目标。

随着信息技术的发展，定点医院医保引入信息技术推进医保管理的信息化建设，经历了信息技术进入医院医保的网络化、信息化的技术引入和推进，但是在医院的运行中涉及医保的相关数据量巨大、种类繁多，数据不准确不完整、病历不规范不完整、相关信息结构化缺失等问题不仅体现在财务数据、费用明细中，也存在于临床诊疗、预后随访中。不同类型的数据间存在各式交集，信息孤岛之间的桥接方式和传递效率受到数据标准和软件构架的限制，数据信息高碎片化、低标准化、与临床行为脱节等问题突出。同时医院内部掌握大量的相关数据并未完全传递给医保部门，医保的审核工作局限在费用分析、病历审核等方面。医保的运行需要突破僵局，实现对医生的医疗行为评价更科学、对医疗服务的价值定价更准确、使参保人获得更匹配的优质医疗服务的目标，仅仅依靠现有的技术和制度已经力所难及。现实需要更加先进的科学技术和与之相适应的科学管理制度对医院医保信息化提质，形成定点医院医保突破医保瓶颈的新动力，数字化为矛盾的解决提供了有力的技术支撑。

数字化是信息技术的大踏步发展、高等级突破。信息化阶段的信息技术主要应用于单部门（比如财务系统主要解决财务部门的问题，供应链系统主要解决供应链部门的问题，等等）。数字化则能够同时将信息技术应用于全业务链条的所有部门，打破部门之间的数据孤岛，实现全部门全链条之间的全数据共享和协作。医疗服务技术壁垒高，诊疗具有多样化特点，医疗费用的高低难以判断其合理性。医院医保数字化利用先进的计算机技术、大数据分析、人工智能等手段，将传统的医院流程进行数字化处理，实现医疗资源的优化配置，提高医疗服务的质量和效率。通过数字化技术，医疗机构更快速、准确地获取患者的健康信息，为患者提供更加个性化的诊疗服务。医保数字化技术可以通过对医疗服务进行数据分析，为医保付费提供科学依据，进一步提高医院医保的科学性和有效性。深度开发数字化医院医保的潜能是充分发挥医保惠民功能的重要措施。

2.国家及医保部门对医保数字化建设的战略部署

2017年以来，国家及医保部门为强力推进医院医保信息化、数字化建设频发文件进行战略部署，至2022年5月全国统一的医保信息平台全面建成，平台在全国31个省份和新疆生产建设兵团全域上线，为13.6亿参保人提供医保服务，医保信息化标准化取得里程碑式突破。2023年医院医保支付方式管理子系统DRG/DIP功能模块使用实现重大突破，推动医保数字化建设大踏步前行。国家推行的DRG医保付费模式是基于我国现阶段患者特征和诊疗实践制定的一种新的住院付费规范，其作为"三医联动"的重要部署，对政府、医院、医生、患者都提出了新的挑战。国家及相关部门为保障医保的这一重大的医保数字化战略措施的推进，推出了一系列政策举措（见表1）。

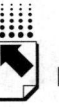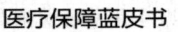

表1 国家及相关部门关于医保信息化、数字化建设的部分文件

序号	文件名	文件主要内容
1	《国务院办公厅关于进一步深化基本医疗保险支付方式改革的指导意见》（国办发〔2017〕55号）	要求强化医保对医疗行为的监管，将监管重点从医疗费用控制转向医疗费用和医疗质量双控制
2	《国家医疗保障局关于印发医疗保障标准化工作指导意见的通知》（医保发〔2019〕39号）	医保信息化建设按照"标准体系全国统一、国省两级建设部署"的原则，重点推进全国统一医保信息平台建设，形成全国医保信息化标准化"一盘棋"格局
3	《中共中央关于制定国民经济和社会发展第十四个五年规划和二〇三五年远景目标的建议》（2020年10月29日，第十九届中央委员会第五次全体会议通过）	加快医保数字化"扎实推进医保标准化、信息化建设，提升经办服务水平"。明确提出高起点推进医保数字化和标准化建设，加快建立全国统一、高效、兼容、便捷、安全的医疗保障信息系统。实现全国医疗保障信息互联互通，加强数据有序共享。规范数据管理和应用权限，依法保护参保人员基本信息和数据安全。推进医疗保障公共服务均等可及
4	国家医疗保障局《医疗保障稽核管理暂行办法（征求意见稿）》（2021年9月）	提高信息化应用水平，逐步完善具有智能审核、稽核监控、数据分析、统计汇总、疑点跟踪等功能的信息系统
5	《国家医疗保障局关于印发DRG/DIP支付方式改革三年行动计划的通知》（医保发〔2021〕48号）	这是在2019年国家医疗保障局颁发《关于印发疾病诊断相关分组（DRG）付费国家试点技术规范和分组方案的通知（医保办发〔2019〕36号）》实行三年试点取得初步成效基础上，为加快建立管用高效的医保支付机制，加快推进DRG/DIP支付方式改革全覆盖而进行的部署
6	《国家医疗保障局办公室关于做好支付方式管理子系统DRG/DIP功能模块使用衔接工作的通知》（医保办函〔2022〕19号）	再次强调要"狠抓统筹地区、医疗机构、病种分组、医保基金四个方面全面覆盖，推动DRG/DIP支付方式改革实现从局部向全面、从部分到全体、从粗放式向精细化纵深发展。"加快建立管用高效的医保支付机制
7	国家医疗保障局《医疗保障基金智能审核和监控知识库、规则库管理办法（试行）》医保发〔2022〕12号	该文件是医保基金智能审核和监控知识库、规则库建设的首个正式文件，标志着医保基金监管在数字化建设的道路上迈出了坚实的一步
8	《关于加强医疗保障基金使用常态化监管的实施意见》（国办发〔2023〕17号）	要求加快数字化建设中医保基金智能监控知识库、规则库建设和应用，推进智能监控常态化。依托全国统一的医保信息平台，加强对医保基金使用行为的实时动态跟踪，通过医疗保险数字化建设的推动实现事前提醒、事中审核、事后监管全过程智能监控，提升精准化、智能化水平

3. 湖南省及医保局的强力推进

湖南省政府高度重视医院医保的数字化建设，旨在提升医保大数据综合治理能力，依托"互联网+"建设智慧医保。湖南省医保局为积极落实国家发展战略要求加快推进医保数字化发展，出台了一系列文件和举措，全面贯彻落实国家对医疗保险数字化建设的部署和要求，推进医保服务优质、高效、便捷，采取有效措施推进医保数字化建设。省医保局建立了网络安全信息技术领导小组，设立了办公室，抽调人员专门组织推进医保数字化建设工作，至 2024 年 3 月，省医保局就推进医保数字化建设先后发布相关文件 68 个，仅就医保信息平台场景监控终端设备标准及接口规范就先后下发了 9 个文件。为全面提升医保信息化、标准化建设和运维能力，打造一支医疗保障信息化懂业务、懂技术的骨干队伍，2022 年 10 月湖南省医疗保障局举办了为期半年的医保数字化、标准化建设"以战代训"医保数字化人才培训班。

表 2　湖南省医保局关于医保信息化建设的部分文件

序号	文件名	文件主要内容
1	湖南省医疗保障局关于印发《关于全面推进 15 项医保信息编码标准贯标落地实施方案》的通知（湘医保函〔2020〕122 号）	为全面贯彻落实国家医保局信息化平台建设的数据标准等进行整体部署，对全省已有医保相关系统数据进行标准化转换。明确原则、目标以及实施步骤、各级医保部门、两定机构的责任与任务分工等。这是全省统一信息化平台的重要基础性工作，是系统与数据互联互通、共享共用的前提
2	湖南省医疗保障局关于印发《湖南省统一医疗保障信息平台核心经办业务上线实施方案》的通知（湘医保函〔2021〕45 号）	对全省统一医保信息平台的切换上线运行进行统一部署，标志着全省分散的多套医保信息平台正式开始逐步关停，全省统一的新的医保信息平台同步上线运行
3	湖南省医疗保障局关于印发《湖南省 DRG/DIP 支付方式改革三年行动计划实施方案》的通知（湘医保发〔2021〕75 号）	对国家医保局 DRG/DIP 支付方式改革三年行动计划在全省落地实施的具体部署与安排，加快推进支付方式改革在全省的全面覆盖

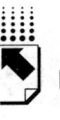

序号	文件名	文件主要内容
4	湖南省医疗保障局关于印发《湖南省医保信息平台应用及运维管理暂行办法》的通知（湘医保发〔2022〕34号）	为适应全新的统一医保信息平台逐步上线运行、信息化建设过程中的运行维护逐步向省级集中的需要，对全省平台应用、需求问题处理等进行统一规范，提高平台运行效率与稳定
5	关于印发《湖南省医疗保障数据安全管理暂行办法》的通知（湘医保发〔2022〕48号）	保障医保信息化数据总体安全可控，规范数据采集、传输与存储、使用与共享、清理与销毁等全流程的管理，确保医保大数据安全
6	湖南省医疗保障局《关于加快推进医保信息平台建设工作》的通知（湘医保发〔2022〕12号）	加快推进全省统一医保信息平台全域全业务应用，提高医保数据质量，全面深化医保公共服务应用，健全平台运维管理体系，加强平台安全防线，加强专业人员队伍培训
7	湖南省医疗保障局关于印发《湖南省医疗保障信息平台系统交互管理暂行办法》的通知（湘医保发〔2023〕5号）	规范全省统一医保信息平台的对接与数据共享行为，避免技术垄断、重复建设，规范统一接口服务
8	关于印发《湖南省医疗保障医保码就医购药全流程应用"走流程、找堵点"活动实施方案》的通知（2024年5月）	在全省范围内开展走流程、找堵点活动，动员各级医保部门、经办机构深入两定机构，全面排查医保码在老百姓实际应用过程中的堵点问题
9	湖南省医疗保障局关于印发《湖南省医疗保障市州医保数据应用专区管理暂行办法》的通知（湘医保发〔2024〕26号）	推动全省医保平台建设统一性与市州业务需求灵活性相结合，医保数据"走出去"与相关部门数据"引进来"相结合，更好赋能医保改革、管理和服务

（三）中南大学湘雅三医院概况

中南大学湘雅三医院（以下简称"湘雅三医院"），前身为湖南医科大学附属第三医院，建于1989年，坐落在中国历史文化名城长沙的湘江新区，是教育部直属全国重点大学——中南大学附属的大型综合性三级甲等医院，也是国家卫生健康委员会委管医院。医院传承百年"湘雅"医学精神，以国内一流大学为学科依托，牢牢坚持以人民健康为中心的发展思想，着力打造"以医疗服务为主体，人才培养、科学研究为侧翼，现代医院科学管理为尾翼"的"一体三翼"发展新格局，现已发展成为集医疗、教学、科研、预防、保健、康复于一体的国家三级甲等综合医院。

湘雅三医院是百年湘雅萌发的蓬勃新枝。经过35年的高质量发展，医院综合实力和整体竞争力稳步提升，在国家三级公立医院绩效考核中最佳排名38位，是国家妇产区域医疗中心的牵头创建单位、综合性区域医疗中心联合创建单位，拥有国家临床重点专科20个，国家级人才13人次，其中国家级领军人才3人、青年人才4人。医院现有3名院士为首席科学家，80余名知名专家为特聘教授及客座教授；22个学科进入全国百强，健康管理学科全国排名第6名。拥有移植医学、微创医学、健康管理三大医疗技术品牌，异种移植、脓毒症、脑科学、国产手术机器人的研究与运用处于国内领先水平。医院两次组队代表中南大学参加全国高等医学院校大学生临床技能竞赛均获特等奖。荣获国家级教学成果奖一等奖，荣获第九届全国大学生基础医学创新研究实验设计大赛金奖。科研方面，医院近三年获批国家级项目103项，省部级平台18个，院总科研经费4.39亿元，发表SCI论文1694篇，以独立第一和通讯作者单位在《Science》发表原创性论著1篇，荣获省部级奖7项，其中湖南省自然科学一等奖1项。

二　湘雅三医院医保的数字化建设

（一）湘雅附三医疗医保数字化建设推进的历程

定点医院医保的实施与管理涉及的内容和信息海量庞杂。医院医保管理内容可以分为四大类，即医疗保险管理制度、医保工作制度及管理措施、医保工作定期总结分析制度、医保工作信息反馈制度，主要内容为20大项（见表3）

表3　医院医保管理内容

1	医保管理制度	11	医保联席工作制度
2	医保办工作制度与职责	12	医疗保险病历与处方审核制度
3	基本医疗保险管理规定	13	医疗保险结算制度
4	基本医疗保险就医管理规定	14	医疗保险政策宣传及培训制度
5	计算机系统管理员职责	15	医保病人就诊流程
6	门诊刷卡工作人员职责	16	医保卫生材料审批管理制度
7	医保病人身份核对制度病历管理制度	17	财务管理制度
8	处方管理制度	18	医保工作定期总结分析制度
9	门诊特殊病管理制度	19	医疗信息反馈制度
10	医保特殊病门诊就医管理规定	20	医保工作定期总结分析制度

上述每个大项中包含着几十条、上百条的细则，内容繁多、信息海量，之前由于信息收集分析手段落后，给定点医院准确记录医疗过程和医保监管带来了巨大的困难。随着信息技术不断提升，信息技术在定点医院的医保监管中发挥了重要的作用。随着技术的进步，医保管理工作经历了初级电子化、信息化系统发展、数据整合、数字化建设四个发展阶段。

1. 初级电子化阶段（2002~2005年）

在信息化建设的初级电子化阶段，医院收集医疗大数据的渠道和方式比较单一，电子技术仅在挂号、电子病历等方面应用，医疗医保数据的收集和应用极为有限。

2. 信息化系统发展阶段（2005~2010年）

这个阶段，医院医保的信息化建设使电子病历全覆盖，实现了医疗、管理业务流程的全贯通和电子化，提升了医院与医保合作协作的效率，信息实现了互联互通。在信息化建设时期医院建立了信息化系统，但最初实行的是医疗信息门诊或临床医生站，主要功用是医生用来开处方或医嘱。

3. 数据整合阶段（2010~2015年）

这一时期，信息技术手段渗入了医疗医保的各个环节，改变了原有的医疗运行管理全程以人工化、纸质化为主的状况，医疗医保的运行走上了信息化的轨道。但是这一时期依然存在信息系统设置分散、数据模块单一、数据信息高碎片化、低标准化、与临床行为脱节等问题，缺少高效数据同步、大数据分析等数据支持，无法从系统上做到医保报销审核前置条件的自动分析和结果生成，审核人员无法及时从前台页面上看到异常提醒，数据关联共享信息更新不及时导致应保未保、违规享受待遇等问题时有发生。为了提高信息化水平，医院曾经购买了许多价格昂贵的设备，如高端服务器、交换机和海量存储设备等，还花大气力建成了门诊信息系统、住院信息系统，尽力加快医疗医保的信息化建设。但由于该阶段功能驱动技术的缺陷、医院对信息化技术认识水平的制约，以及缺少科学的总体规划和实施细则、各个系统不能有效地融合和集成等问题的存在，使医院内部的信息不能得到有效利用，信息系统的应用效果不理想。

2011 年，医院启动了人流、物流、财流三流合一的医院资源计划系统，大力推动管理流程的数字化建设。2012 年持续深入开展临床信息系统的建设，实现了医疗流程的数字化。2013 年以来先后启动临床医疗大数据、标准化完善等项目，完成了结构化电子病历系统建设和模板制作；实施了远程医疗平台升级工作，并与省级平台对接搭建区域信息平台，推动医院医保信息化建设再上新台阶。

4. 探索推进医疗医保数字化建设阶段（2015~ ）

2019 年医院按照省医保局"省级统建统管"模式启动的安排参与全省统一医保信息平台（一期）项目建设，DRG/DIP 医保付费平台建成并投入运行。

2021 年国家"十四五"规划和 2035 年远景目标纲要明确提出高起点推进医保数字化和标准化建设，加快建立全国统一、高效、兼容、便捷、安全的医疗保障信息系统的战略目标。国家战略给湘雅附三医疗医保加快数字化建设注入了极大的动力，医院抓住机遇进一步加快了医保数字化建设步伐。

通过上述改革和推进，有效解决了医院内部如门诊收费、发药、医生工作站、电子病历等流程类问题的局限，启动了数字化数据驱动功能，建立了大数据库，集聚了大量医疗数字化设备和穿戴式设备接入，可及时获取和汇总相关数据，使大量内部或外围系统的数据和资源快速汇聚到平台，相关人员可以根据医疗需要获取和汇总相关数据，快速进行临床分析、人工智能应用或科研分析工作，为医疗保险提供科学可靠的数据支撑，大大提高了医院医保的科学管理水平。

医院历时3年多配套制定了《中南大学湘雅三医院关于进一步加强医疗科室、医务人员、医疗行为信息化管理的实施办法（试行）》《中南大学湘雅三医院关于进一步加强医疗科室、医务人员、医疗行为责任追究办法（试行）》。建成了较为成熟的"医疗科室、医务人员、医疗行为"的"三医"数字化监管平台，为医保提供了有效的监管技术支撑，医院医保信息技术全面步入数字化建设阶段。

医院成为全国首批通过卫生健康委互联互通标准成熟度测评医院；2021~2022年成为全省唯一通过电子病历分级评价五级的医院；医院借电子病历无纸化建设契机，亮出了电子病历 AI 质控、数据智能监管和智能辅助诊疗"三板斧"。数据说话、内涵监管、智能推荐实现了数字化到智能化的全面提升。2021年底，全省各地原有97套医保系统全面停用，湘雅三医院顺利开启全省统一医保信息平台线上运行。

（二）湘雅三医院医保数字化建设的主要项目

湘雅三医院在推进医疗保障数字化建设方面，实施了包括医保患者服务体系数字化建设项目、医院门诊医保数字化建设、医保控费数字化管理以及 DRG 数字化医保付费信息平台在内的一系列主要项目。

具体来说，医保患者服务体系数字化建设项目涵盖了手机 App 医保服务模块、自助机医保服务模块、工伤病人人脸识别系统、医保病人预结算审核系统、医保注册智能服务、医保管理智能服务、医智能保结算方式服务、注册手续服务流程智能化、医保管理服务智能化和医保结算方式智能化等多个方面。医院门诊医保的数字化建设包括特殊门诊、口腔疾病特殊门诊、特殊门诊病人统计报表、工伤认定审核及门诊工伤退费补入程序、城乡医保重大疾病医疗救治管理模块、大病特药审核表、日间手术医保管理模块等。医保控费数字化管理项目则侧重于在院患者监控、控制方式、在院医保患者查看、出院医保患者查看、超额预警、控费分析的数字化管理以及费用统计的数字化等方面。DRG数字化医保付费信息平台具体内容如下。

根据国家和湖南省医保支付方式改革要求，2023年湘雅三医院全面推行住院医疗服务DRG付费管理。为确保DRG医保付费方式的功能正常发挥，医院医保采取了一系列对接DRG付费技术与政策相对接的管理机制、管理手段和技能跟进，确保了DRG付费模式的有效措施。

1.建设医院医保的DRG医保智能审核落地保障系统

根据DRG医保付费模式运行的要求，医院通过分析研究，根据本院实际建设确保DRG医保智能审核落地实施的保障系统，以保证DRG的良性运转。

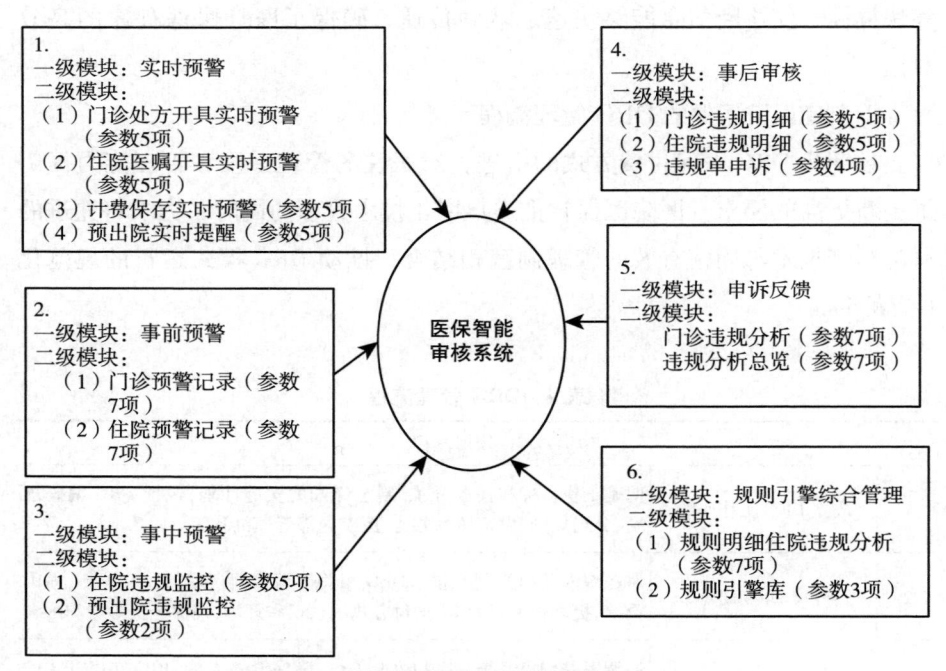

图1 医保智能审核系统

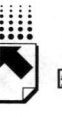

在建设医院医保智能审核体系和体系运行中，医院医保还着力解决两个问题：一是确保患者病历首页填报规范性，二是确保基本分组编码的快捷和准确性。DRG 分组主要以病案首页为依据，首页的数据质量直接关系到分组器的准确性和应用的信服力，病案质量决定病案首页数据编码，只有首页病历准确才能正确编码、正确纳入 DRG 组。2018 年 12 月，中国医院协会病案管理专业委员会联合艾登科技，对全国 100 家三级以上医院进行了院内首页数据质量与 DRG 分组预测评估，评估结果首页填写不规范问题病案占到全部病案的 57.83%，编码错误病案占全体病案的 32.76%。

针对病历首页问题，医院通过成立相关科室专家组把关，专家组初步分类后，测算资源消耗，对分组进行再次校正。需要的时候专家组专家对病历首页进行三次复查，确保病历首页填报的规范性和准确性。针对编码问题，医院在医护人员中通过选拔、培训组建了编码员队伍，提高了编码的准确性和快捷性，使诊断信息能够快速、准确传递，确保了医疗医保程序的高效对接。

2. 制定医院医保的 DRG 管理流程

数字化 DRG 医保付费方式的引进，对医院的管理手段和管理能力提出了更新更高的要求。医院医保在推进数字化技术管理的同时，力求将先进的科学管理技术与周密有效的管理制度相结合，推动 DRG 模式运行的规范化（见表 4）。

表 4 DRG 管理流程

DRG 管理流程		
1	成立 DRG 工作小组	明确工作目标和任务分工，制定详细的实施计划，包括 DRG 编码规则、分组规则、费用核算方法、医院内部管理机制等
2	开展 DRG 培训	对医院内部相关人员进行 DRG 相关知识培训，包括医生、护士、编码员等，提高他们对 DRG 支付方式的认识和理解，确保全员参与和配合
3	完善信息系统支持	协调医院信息系统升级和改造工作，确保能够支持 DRG 支付方式的实施和运行，包括病案管理系统、医保结算系统等

DRG 管理流程		
4	建立 DRG 管理机制	制定 DRG 管理办法,明确 DRG 支付方式下的医疗服务管理流程和责任分工,建立 DRG 管理的监督和评估机制
5	DRG 数据分析与报告	DRG 管理小组负责对医院的 DRG 数据进行分析和报告,对 DRG 绩效进行评估,监测 DRG 编码的变化趋势、DRG 收入情况等,DRG 相关的费用控制和效益评估等,根据评估结果提出改进建议,优化医院的 DRG 管理
6	建立 DRG 考评办法	科室考评实行百分制,每月在医讯上公布排名,并对排名前六的科室进行奖励,每年年终进行评先评优

3. 探索医院医保结算清单质控审核范围和路径

湘雅三医院医保在努力做好 DRG 付费现有领域管理的同时,探索将门诊、现未纳入 DRG 付费管理的特殊病种以及本市以外的患者的医保付费纳入 DRG 付费的技术路径(见表5)。

表5 医保结算清单质控审核范围和路径

医保结算清单质控审核		
1	院内医保结算清单质量管理	建立院内的医保结算清单质量管理制度,对医保结算清单管理内容、管理方式、各部门及涉及人员的工作职责进行具体明确,确保各部门及人员各司其职、分工合作,数据管理不出现盲区、盲点
2	医保结算规制嵌入医院信息系统	将医保结算清单填报规则嵌入医院信息系统,运用信息手段对违反规则的填报行为进行提醒、限制,以规范清单填报工作,如针对清单填报项目缺失、填报范围错误时不能上传的问题,通过关口前移加强数据质量管理
3	清单填报、审核人员的系统权限控制	对清单填报、审核部门、人员的系统权限进行控制,确保工作职责清晰,审核管理互补
4	医保结算清单四级质控模式	(1)临床科室一级质控:设立 DRG 联络员进行医保结算清单的质控,在医保结算清单首页,可以根据系统提示质控问题提醒进行审核;(2)病案室二级质控:病案室编码员编码,对首页主诊主手进行更正、查漏补缺;(3)临床科室三级质控:根据医疗资源消耗进行诊断手术的编辑调整;(4)再次确认结算清单的数据:DRG 清单质控专员进行最后审核,无误提交医保局

三 湘雅三医院医保数字化建设成效

（一）融入了省医保数字化五个统一平台

湘雅三医院医保数字化建设的积极推进，使医院顺利融入了省医保局建设的一套软件平台、一个硬件专区、一张医保网络、一套标准体系、一个医保数据库"五个统一"医保信息平台，即融入了在一套框架上建设核心经办、招采管理、基金财务、基金监管、大数据分析、公共服务六大类20个子系统，覆盖全省所有医保业务的软件平台；融入了省医保局租用省电子政务云机房搭建的全省医保核心业务区和公共服务区云平台；融入了全省医保网络依托专线和省政务外网"纵向到底、横向到边"，纵向连接国家、省级、市县区医保部门，并延伸到乡村、社区和参保单位，横向连接各级定点医药机构、省级政务部门和外部关联单位，全省医药机构只需一点接入，即可融入全国医保网络的平台；融入了基于国家标准，建设了包含业务、技术和总体三大类46项医保标准，步入了医保信息"普通话"系统的平台；融入了省级集中医保数据库，全省医保信息平台已覆盖6300余万人，对接6.8万个定点医药机构、36万个参保单位、1万多个药品生产配送企业，实时提供在线服务。医院融入省"五个统一"的医保信息平台，进一步扩张了医院服务医疗的空间，拓宽了医院满足患者追求优质诊疗服务需求的通道，进一步提升了医院的医疗服务质量和美誉度。

（二）消除信息孤岛提升了医疗医保服务质量

在实施信息化建设阶段，医院存在各类相关信息流通不畅、信息孤岛多等问题，在很大程度上影响了医院医保的良性运行。医院内部通过历时1年半的数字化建设，消除了"信息孤岛"18个；建设电子化各类模板408个、网联设备158台次；新制表单286张；预警提醒新增108个；数据标准化上亿条；结合质控规则和医保规则500余条；将新一代数字化信息智能技术与医疗行为、医保实施密切融合了起来，促进了医院医保的良性运行。同时，医保信息平台的整合消除了全省 97 套医保系统的"信息孤岛"，医院能够通过平台一点即可接入全省乃至全国医保信息平台，使本院的医疗医保服务融入了更加广阔的天地。

（三）立足"患者第一"推行全流程便捷扫码项目

医院响应国家促进患者服务行动计划政策要求，推动电子诊疗卡、医保码全面使用，实现省内多项首创的"互联网+服务"，是省内首家推行电子诊疗卡的医院、首家联通国家电子健康卡的医院、首家全流程便捷扫码的医院、首家实景导航的医院、首家住院结算预约的医院，形成了全流程便捷扫码项目的"一码平川"。线上支付率由原来的 37% 上升到 80%，窗口排队率下降了 40%，平均每位患者节约就诊时间 16 分钟，避免了病人为繁杂的手续来回奔波的劳苦。健康管理一键办卡、套餐、缴费三步并一步，健康管理服务一直名列全省第一。新冠疫情期间首家推出"互联网+发热"门诊，"互联网+复诊配药"服务，解决了发热患者和慢病患者急需的就诊问题，成为省内首批互联网医院。

（四）医保数字化平台推动了医院医保效益的提升

一是规范了诊疗行为，提高了诊疗效益。2022 年 6 月份以来，医院医保运用"三医"信息化监管平台分别开展药品合理使用监管、耗材合理使用监管，及时发现药品和耗材不合理使用的病历，医院立即下发整改通知、约谈不合理使用人员。通过强化三医监管平台进一步规范了医疗服务行为，2023 年 7～12 月，医院住院患者用药占比 23.83%，较上年同期降低 7.89%。同时，医院的服务效率进一步得到提升，医院的平均住院日为 6.13 天，较去年同期降低 0.62 天。

二是缓解了"看病贵"问题，提高了医院信誉。医院建立了重点病种和重点手术目录，通过运用"三医"监管平台开展不同治疗组在同一重点病种或重点手术的实施情况的监测和预警，并定期将重点病种和手术的医疗

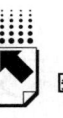

质量安全、医疗效率和效能指标反馈给相关临床科室,督促临床科室改善医疗服务,形成了监测、预警、评估、通报、处置的数字化闭环管理模式,在进一步提高医疗质量的同时降低了患者的疾病负担。2023 年 7~12 月,医院的病例组合指数(CMI)为 1.63,较上年同期提升了 0.13,而住院患者住院次均费用为 18564.94 元,较上年同期降低 11.71%,进一步缓解了群众看病贵问题。

三是医院医保运行质量全面提升。医保管理工作跨上了一个新台阶,从过去侧重落实医保政策,规范有关工作流程等方面的内容,通过数字化手段过渡为进一步积极探索医保管理的新途径。临床方面借助数字化手段将医保管理服务推送到眼前,将事后的处罚,变为事前、事中的提醒,为医护人员的工作提供全方位一体化的服务;对患者的服务实现了流程全电子化,在方便患者就医的同时,让患者即时了解自己的就医消费支出情况。透明的医疗消费让患者省钱放心,提高了医院的信誉度。

四是科学有效监管提升了医院绩效。通过运用数字化"三医"监管平台,医院能够更加精准地了解患者需求、医疗资源分布情况以及医院运营效益。这些数据为医院提供了重要参考,帮助医院做出科学决策,优化资源配置,提升医院服务水平。2023 年度医院在全国三级公立医院绩效考核中名列第 38 位。同时,"三医监管"平台还促进了医院医疗行风建设,通过大数据分析,通过全面监测医生和医疗服务的表现,促使医生更加慎重地对待医疗处理,从而确保医疗行为的规范性和合规性,进而提高医保基金使用效率、提高患者的满意度。在全国三级公立医院绩效考核中,医院的患者和医务人员双满意度排名位列全国前十。

(五)无纸化病历与智能 AI 质控结合提高了质量降低了成本

通过大数据和知识图谱结合实现智能 AI 质控,使医院成为省内首家开展电子病历无纸化的医院。电子代替纸质,精简表单表格,是医疗质控、数据细化、规范病历的一次革命,节约了 50% 临床整理病历时间,出院病历 3天提交率由原来的 35% 提高到了 95%,调阅病历的速度提升了 90%,颗粒化数据提升 30%，出院病历的按时提交率达到 99%，甲级病历符合率显著提高。在增效方面，病历整理、归档、校验、CA 签名无感完成，医护人员原来 1 个小时的工作现在系统 1 分钟内可以完成，降低了医护人员的劳动强度和实践支出，降低了患者的等候时间，降低了医保和患者的费用支出。电子病历不仅节约了打印纸张、纸质病案，使耗材成本显著降低，在病历保管成本、病历安全性方面，也不再需要花成本扩建病历储藏仓库，也不用再担心病案发霉、防潮、丢失、变质，更重要的是，为下一步健全全民健康档案、医疗数据共享共用打下了坚实的数据资料基础。

四 定点医院医保数字化建设的问题与建议

（一）加大力度培育医院医保数字化运行专业技术人才

DRG/DIP 是数字化的技术工具，其中 DRG 医保付费模式是我国在推行医保管理现代化中由 DRG 技术支撑的付费制度，这一制度的实施与完善需要有实施的制度规范和相应的技术人员队伍的保障。在数字化技术运用到各行各业的今天，人始终是信息系统良性运行的第一要素，数字化系统只是辅助工具。DRG 付费与信息技术人员和医保从业人员互辅互成、不可分离，如何培养与 DRG 付费制度相适应的医疗信息技术人员异常重要，目前尤其应注重以下两类专技人员队伍的培育和配备。

一是加快培育具有医疗医保知识的数字化运维技术人才队伍。数字化医疗医保运行系统的运行和维护需要有与之相匹配的高素质的既有数字化专业技术能力、又懂得医疗医保知识的复合型技术人才。目前大多定点医院不能完全确保科学准确的信息供给，医院医保数字化信息平台运维专业技术人才不匹配问题十分突出。建议医院积极引进高层次数字化技术管理人才，同时加大对其进行医疗医保知识培训，使之成为适应医疗医保需要的复合型数字化人才，培育自主可控的医疗医保数字化运营维护专业技术管理队伍。

二是加快培育与医院医保数字化运行相匹配的编码员队伍。医疗机构及

时、准确、全面传输 DRG 付费所需信息是医保支付工作开展的基础，随着 DRG 付费方式的大力推广，DRG 的编码工作的准确快捷十分重要。各级医院必须通过准确规范的疾病、手术分门别类编码，客观真实地反映医疗机构的服务能力、服务效率和安全指数，为医疗资源的分配、医保付费等方面提供可靠的依据。疾病编码的正确与否直接影响着医疗质量的评估和医疗资源的分配，影响医疗医保统计上报数据的准确性和可比性。目前医院普遍反映精通编码业务的优秀病案编码员稀缺，无法满足 DRG 支付制度改革的需要，不少地区出现了定点医院争抢优秀编码员的现象。建议国家加大编码专业技术人员培养和资格考级的力度，使编码专业技术人员的质量数量与 DRG 医保支付制度改革的需要相适应。

（二）大力度抓好知识库和规则库两库运行建设

知识库和规则库（以下简称"两库"）是医保智能审核和监控的基础。2022 年国家医保局印发了《医疗保障基金智能审核和监控知识库、规则库管理办法（试行）》（以下简称《管理办法》）和《医疗保障基金智能审核和监控知识库、规则库框架体系（1.0 版）》，标志着医保基金监管数字化在智能化、透明化、自动化的道路上迈出了坚实的一步。《管理办法》明确了"两库"的内涵、建设原则、建设依据、建设程序等。医院医保应该以"两库"为依托，通过数字化监管系统对医疗医药使用情形进行全流程监控，进一步健全医疗保障基金监管体系、提升监管效能、促进基金有效使用。但是目前不少定点医院对"两库"的重要性认识还不到位，在操作上存在许多不规范问题，致使"两库"在医保智能审核和监控中的基础性作用未能得到良好的发挥。

一是规范"两库"运营保证基金监管的权威性、严肃性。"两库"建设在医保基金智能监控中具有举足轻重的作用。"两库"涵盖上万条知识和上百条规则，是智能审核和监控工作的数字化核心技术支撑，其建设质量和管理应用关系到智能审核和监控应用成效。目前运行的"两库"，大多是医保部门和定点医院分别通过购买第三方服务的形式完成，并且多为一家第三方服务机构同时为一地的医保部门和定点医药机构提供审核服务，形成了第三方机构既服务于"裁判员"，又服务于"运动员"的状况。医院、医保的数据统计、精算、分析受制于第三方，不利于医保管理中业务问题的解决，影响了基金监管的权威性、严肃性、准确性。建议在尽快建立省级医保大数据中心的基础上开展"两库"审核，实现医保通过事前提醒、事中预警、事后审核数字化监管系统前移基金监管关口，自动拦截"明确违规"行为，提示违反合理使用类规则的"可疑"行为，确保定点医药机构通过"两库"加强内部管理，规范医药服务。

二是在维护"两库"的稳定性、严肃性的同时注重其科学性和特殊性。"两库"是医保智能审核和监控的基础。对于医保这样一个数据量大、逻辑运算复杂的数字化信息平台而言，系统需要尽量在相对平稳的技术指数中运行。我国医保正处于不断深化改革的过程之中，支付方式、险种制度、结算方式等方面的政策不断改革创新，数字化信息平台处于不断变动之中。同时，我国幅员辽阔，不同地域人群的身体状况、区域性疾病差异很大，建议国家医保局在尽量保持"两库"内容稳定性的基础上应形势的需要做必要的调整和完善；允许各级医保部门在遵循国家"两库"规定的同时，发挥地方数据专区作用，容许结合地方医保实际做一些本地化的"知识"和"规则"的补充和充实。

（三）确保数字化医保付费模式与其功能实现路径匹配

传统的医院医保管理体系主要参与者是医院医保办工作人员，主要工作内容是医保政策宣传、医保结算管理、医保拒付反馈。管理倾向于经验式管理模式，由于缺少科学技术，工作效果不理想。由数字化技术支撑的 DRG 等支付方式能够更好地反映医疗服务的复杂性和差异性，从而更加科学、合理地进行医疗费用分配。从目前的情况看，在实施 DRG 等支付方式、"两库"审核、监控的实践中，不少医院尚存在不适应、不规范的问题。据国家医疗保障局官网发布的《国家医疗保障局 2022 年度医保基金飞行检查情况公告》通报结果来看，抽查的 48 家定点医疗机构无一"全身而退"，均

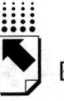

在相当大的程度上存在重复收费、超标准收费、分解项目收费等问题，还有部分医疗机构存在不遵循 DRG 付费模式标准高靠病组、低标准入院等其他违法违规问题。

DRG 等新型的医疗保险支付方式具有很大的潜力和优势。医保付费模式大大提高了医院医保治理能力，同时也对医院医保提出了新的要求和挑战。确保数字化医院医保付费模式与其功能实现路径匹配是值得注意的问题。

一是医保部门应注重对 DRG 等数字化医保付费模式运行效益进行研究，科学、合理地确定支付标准是医保数字化实施的关键，要不断完善和优化 DRG 的分组、定价、实施。同时应该看到，DRG 医保付费方式主要解决的是住院治疗患者治疗的付费问题，目前医保支付尚存不少薄弱环节，如门诊、复杂病例、需要跨学科治疗的疾病等问题尚未涉及，对这些问题应加大研究力度，对医疗医保运行过程中各个环节、各个项目使用的科学性、费用空间合理性加强研究，力求有所突破。

二是在省级医保部门建立大数据中心的基础上，构建本区域医保付费信息平台；DRG 付费要合理调整病组权重，制定本地化分组方案，优化医保基金支付结构。

三是定点医院要适应 DRG 等数字化医保付费新模式的要求，实现医疗与医保科学耦合的同时，进一步加强医院内部管理，提高病案信息的质量和标准化程度，加强医疗服务的监控和评估，确保 DRG 等数字化医保支付的实施效果。

参考资料

1. 丁杨军、钱钢：《基于大数据的医保审计优化路径研究》，《卫生经济研究》2023 年第 5 期。
2. 汤真清、汪铭涵、金春林、李芬：《医保大数据应用研究进展》，《中国医疗保险》2023 年第 8 期。

3. 曹庄、曹人元、孙焕征、任今今：《医保 DRG/DIP 付费视角下医院信息化建设现状与实践》，《中国数字医学》2023 年第 2 期。

4. 赵霞、李小华：《"十四五"期间医院信息化建设发展的若干思考》，《中国医院》2021 年第 1 期。

5. 袁向东主编《大数据 DRG 助力医院精准管理》，广东科技出版社，2021。

B.11
定点药店医保数字化发展报告

——以老百姓大药房为例

翟绍果 *

摘　要：　定点药店作为医药行业的重要组成部分和医保结算中的重要节点，承载着缓解医院就诊压力、提升医疗服务效率和为广大参保人员提供药品购买便利的重任。定点药店如何更好地把握机遇、迎接挑战和推进自身数字化转型，是亟须思考和研究的重要问题。本报告以大型连锁定点药店老百姓大药房为案例，从处方、进销存、支付、转诊四个方面探究定点药店数字化的运行模式，并对当前定点药店数字化发展进行了基本评估。老百姓大药房作为我国首个门店数破万的大型连锁定点药店仍存在医保信息化监管薄弱、医保数字化建设统筹层次不高、数字化基础建设不足等问题，不利于全面有效推进定点药店医保数字化转型。基于此，本报告提出优化顶层设计、强化跨部门协同保障能力、实行全流程闭环监管、夯实标准化建设等优化路径，从而助力实现医保服务智能化、医保决策数字化、医保管理高效化。

关键词：　医疗保障　医保数字化　定点药店　老百姓大药房

一　引言

定点药店是指与医疗保障行政部门签订服务协议，为参保人员提供药品

* 翟绍果，西北大学公共管理学院教授、博士生导师，主要研究领域为医疗保障。本报告写作过程中，西北大学公共管理学院讲师王昭茜、厉且参与了报告讨论，西北大学公共管理学院硕士生李兰馨、任琦蓉、王淳、胡素荷、贺妍、王晋涛协助进行数据收集和材料整理，谨致谢意。

服务的零售药店，是我国医保制度体系中的重要组成部分，扮演着医疗服务提供者、医保政策执行者、用药安全监督者和价格控制参与者等多重角色。随着互联网、云计算、5G、人工智能、物联网等技术发展，数字化在医疗场景中的价值日益显现，数字医保迎来蓬勃发展，给定点药店带来便捷化、高效率、高品质等方面的发展机遇。近年来，我国采取了一系列措施推进医保信息化建设、促进医保定点药店数字化转型、提升医保定点药店数字化管理能力和医保经办服务质量。截至 2024 年 2 月，我国 31 个省、自治区、直辖市的定点药店总数达 50.8 万①，基本实现了定点药店医保服务的普遍覆盖和可及性。同时，我国跨省联网定点药店的数量呈稳步上升趋势，以近三年为例，2021~2023 年我国跨省联网定点药店的数量分别为 8.27 万家②、22.62 万家③和 35.24 万家④，这一定程度上反映了在疾病发病率、疾病认知、支付能力、便捷性等多重因素作用下，人民群众医疗需求不断得到满足，也充分说明了我国定点药店医保数字化正在持续推进，未来还将实现更大的突破。

二　大型连锁定点药店医保数字化的运行模式与实践探索：以老百姓大药房为例

（一）定点药店医保数字化的运行模式

老百姓大药房于 2001 年在湖南长沙创立，至今已发展二十余载，现已成为中国药品零售行业头部企业，获得了中国药品零售企业综合竞争力百强

---

① 数据由国家医保服务平台数据测算而得。
② 《2021 年全国医疗保障事业发展统计公报》，国家医疗保障局网站，http：//www. nhsa. gov. cn/art/2022/6/8/art_7_8276. html？eqid = 98c46fbe00013747000000066427f354 &eqid = a9da409f00007c5e00000005646c68f3，2022 年 6 月 8 日。
③ 《2022 年度国家老龄事业发展公报》，中华人民共和国中央人民政府，https：//www. gov. cn/lianbo/bumen/202312/content_6920261. htm，2023 年 12 月 14 日。
④ 《全国医疗保障跨省异地就医直接结算公共服务信息发布（第五十九期）》，国家医疗保障局网站，http：//www. nhsa. gov. cn/art/2024/1/29/art_114_12032. html，2024 年 1 月 29 日。

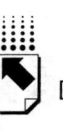

冠军、中国服务业 500 强企业、湖南省百强企业等荣誉称号。在地区覆盖方面，老百姓大药房的门店覆盖了湖南、江苏、安徽、甘肃等 20 个省份，在全国 150 多个地级市内拥有门店 13000 多家，是中国首家门店数破万的民营上市连锁药房。物流仓储方面，老百姓大药房在全国范围内建立了长沙、西安、天津、杭州、合肥等物流中心以及 20 个分拨配送中心，仓储面积共计超过 22 万平方米，形成了强大的物流配送网络。运营方面，目前老百姓大药房依托全国化、全球化采购，其经营商品品规达 2.7 万种，实现了药品品类全覆盖。此外，老百姓大药房坚持商业模式创新和数字化转型两大抓手，通过"直营+星火+加盟+联盟"四驾马车的立体深耕模式和"9+7"的聚焦拓展策略，积极布局 DTP 专业药房、中医馆连锁等业态。老百姓大药房旗下现拥有老百姓健康药房（加盟）、药简单（联盟）、名裕龙行（批发）、百杏堂名医馆、丰沃达物流等子公司，打造了完整的医药产业生态圈。根据老百姓大药房公布的相关财报，2022 年老百姓大药房营业收入首次突破 200 亿元，总资产达到约 214 亿元，纳税近 7 亿元，发展势头十分强劲。

老百姓大药房长期以来都在快速、坚定推动企业数字化转型，并从战略高度持续加大投入力度，积极构建企业数字化平台，坚持利用数字化与信息化技术双速驱动，赋能前、中、后台业务流程，将互联网技术与营运、营销、采购和物流等业务场景不断融合，持续强化"人、货、场"精细化管理，从而打造科技驱动的健康服务平台。作为成立时间久、服务网点多、覆盖范围广、业务生态全大型的连锁定点药店，同时也是国内最早开启数字化转型的连锁药房之一，其医保数字化的运行模式和运营成效对反映我国定点药店数字化的发展具有一定的借鉴意义。

1. 处方数字化

我国医药行业不断朝着数字化、网络化、智能化发展。随着医改政策进一步推动，处方外流趋势确定性提高，零售药店"专业类"药品市场空间有望显著增长，承接线上线下的处方外流，打通就诊卖药、支付环节，药房专业化作用日益凸显，处方数字化在零售药店的未来发展中变得更加重要。2023 年 2 月 15 日，国家医保局印发的《关于进一步做好定点零售药店纳入门诊统筹管理的通知》要求：加快医保电子处方中心落地应用，实现定点医疗机构电子处方顺畅流转到定点零售药店。该政策的实施，促成处方数字化转变，传统的纸质处方逐渐与医疗信息系统结合，快速便捷地流转于医院、药店、患者之间。

（1）打通处方外流"堵点"新方法

老百姓大药房致力于打造科技驱动的健康服务平台，着力打通处方药外流"堵点"，朝着处方药的零售化、专业化道路努力。

一是专业的处方药团队。老百姓大药房非常重视处方药的运营和患者管理，建立了行业内高水准的专业技术团队和服务团队。老百姓大药房持续充分利用专业团队优势，围绕患者做好服务，通过把所有病种进行标签化的方式，不仅做好了患者的全病种、全流程、全生命周期的管理，还可以根据工业的需求对特定群体进行定向、精准投放。

二是搭建了处方外流平台。老百姓大药房已有多家国家卫健委认可的处方外流平台，从医院到零售药店终端已经做到了 HIS 系统完全打通。很多企业的目标品种、新药上市都可以直接通过平台来对接。

三是专业的 DTP 服务。2016 年初，老百姓大药房就在全国药品零售行业中率先成立"新特药事业部"，以高定位、高标准、全国一盘棋的专业垂直管理策略，构建"DTP 专业药房标准化服务体系"，满足慢病重症患者最迫切、专业的药学服务需求。自主开发了新特药药事服务信息系统，分病种、分病程对患者进行全生命周期专业药事照护管理，远程呼叫中心设立400 个特药重症肿瘤药事服务专线，专业药师 24 小时在线解答咨询。

（2）探索处方数字化管理新模式

老百姓大药房在面对数字化的机遇与挑战时，积极运用电子信息系统新优势，探索采用二维码技术的医疗处方数字化管理系统。政府或企业通过组建"云计算"网络中心服务平台，实现二维码处方的信息化管理，对处方以二维码的形式进行生成、组织、存放和管理。二维码处方的相关使用者通过网络终端与管理中心进行网络通信，进行处方的真实性核查、处方内容核对、处方药销售和处方使用监管等各项相关活动。老百姓大药房与互联网医院合作，提供在线问诊和电子处方服务，实现药店与在线医疗服务的无缝对接。

医生针对病人的具体情况，通过申请二维码生成带有二维码的电子处方，一方面将其上传至二维码处方管理中心，另一方面将带有二维码的纸质处方交由病人。病人可以通过手机等智能网络设备扫描二维码获取处方的详细信息，在购药时将带有二维码的处方交由药品销售单位。病人还可以通过用户回执功能，将二维码处方使用过程中的问题上传给二维码管理中心。药品销售单位通过网络化终端扫描二维码，自动与管理中心通信，对处方的真实性和时效性进行核验，如果真实性、时效性没问题，根据处方内容将药品销售给病人，同时将销售药品的详细信息上传至管理中心进行管理。药品生成企业通过网络终端上传和查看药品相关的信息。政府医药监管部门是整个系统的组织与建设者，通过与管理中心交互获取二维码处方运行过程中的监管统计数据和报警信息，进而对医生、药品销售单位和药品生成单位进行相应的管理。

2. 进销存数字化

进销存数字化最早是由一般企业开始提倡并使用，旨在通过构建数字化的进销存管理系统对商品进行管理。20世纪80年代，由于电算化的普及和计算机管理的推广，不少企业对货品的出入库管理有强烈的需求，但当时信息化并不成熟，许多商家仍然采用传统人工管理模式。直到20世纪90年代以后，进销存系统开始普及，进销存管理系统也从单纯的货品数量管理扩展为货品的流程管理，对于每一批货品的来源、存放、去向都做详细的记录。如今，随着网络技术的不断发展，进销存管理系统发展更加成熟，所适用的领域也更加广泛。

对各定点药店来说，定点药店进销存数字化，可以对药店的药品以及耗材的采购、销售、库存以及财务状况做到全过程一体化、数字化管理，并留有清晰的记录。相比于传统的记账方式，数字化的进销存管理更加快捷高效、清晰可查、责任明确。老百姓大药房的进销存数字化建设，总的来说经历了以下几个阶段。

（1）报表自动化阶段

在数字化的初期，老百姓大药房内部共有 20 多套独立的系统，各个系统的数据库处于互不干涉的隔离状态，数据调取十分困难。老百姓大药房 2017 年建设了自主研发的大数据平台，把老百姓内部各系统的数据统一归集到大数据平台，彻底解决数据孤岛的问题。同时，在这一年中，把各业务线每天统计的日报、周报、月报等周期性报表全部转换为每天自动更新的 BI 报表。

（2）智能决策辅助阶段

2018 年开始，老百姓大药房的 BI 数字化建设开始进入智能决策辅助阶段。第一阶段的 BI 报表更多是基于业务的已有知识进行统计分析。然而，业务人员大多没有受过专业的数据分析和数据挖掘的训练，统计分析得出的结果未必是科学的结论。在具备大数据平台汇集海量数据的基础后，老百姓大药房随即展开各种科学数学模型的研发，以解决数据科学性不足的问题。在第二阶段，老百姓大药房的数据分析是由算法专家主导的数学模型与 BI 展示结合，在库存、物流、请货、员工行为监控方面起到了明显的作用。

（3）数据挖掘社交化阶段

2019 年下半年开始，老百姓大药房开始探索 FineReport 与 FineBI 两个工具的集成融合。标志着老百姓大药房进入数字化第三阶段——数据挖掘社交化阶段。在这一阶段，老百姓大药房数千名管理人员均可根据自身需求，快速建立专属的 BI 报表进行数据挖掘。另外，员工也可以自建 FineBI 报表，通过"分享"功能，把报表分享给其他员工阅读，互相交流学习。各业务线员工经验交流碰撞后，更容易迸发数据创新，从而可以进一步完善 BI 数字化体系。

3. 支付数字化

受到医疗卫生改革、信息技术发展、线上支付普及和健康意识的提升等多种因素的影响，我国"互联网+"医疗行业迅速增长。据《中国互联网络发展状况统计报告》，截至 2022 年 12 月，我国"互联网+"医疗用户规模达 3.63 亿。为推动"互联网+"医疗行业进一步发展，促进医疗服务的公

平可及，国家自 2019 年起陆续发布了相关文件，支持、指导和规范"互联网+"医疗的纳入医保支付。目前，我国的许多省份已经开展了"互联网+"医疗医保支付的试点工作，医保移动支付已经在各地广泛开展。在这一发展背景下，医保移动支付的推进对于加强在线医疗服务和药物购买的便捷性至关重要。

老百姓大药房大力推进"互联网+"医保支付门店的建设，与各地医保部门合作，为患者提供便捷的购药结算服务。就目前国内"互联网+"医药支付工作而言，主要形成三种实践模式。第一，政府主导模式。如山西定点药店线上购药可刷"个人账户"。山西医保局于 2023 年 11 月发布《关于开展"互联网+"医药服务医保支付（试行）工作的通知》，各统筹地区应将以本统筹地区定点医疗机构为依托、取得卫生健康部门开展互联网诊疗活动许可，且信息系统能与省级医保电子处方流转平台对接的互联网医院纳入医保服务范围，为参保人员提供职工门诊统筹和使用个人账户在线就医购药的医保结算服务。虽然目前这一政策仅限山西省内，且处方药限定在常见病和慢性病，却是网上医保购药迈出的关键一步。第二，政府与医疗医药机构参与的共同体模式。如合肥的医保医药服务平台。该平台由合肥市医保局搭建，基于国家最新标准的医保移动支付技术，对接安徽医保移动支付平台、国家医保电子凭证中台，同时与医药企业的进销存系统进行三方互通，实现医保线上结算。第三，政府与外卖电商平台合作模式。2021 年，全国首个外卖刷医保买药在浙江金华市落地。金华市开展药品"网订店送"服务，24 小时"网订店送"药房建设立足于"药品线上浏览、在线支付、线下配送"为支撑的 O2O 模式。当地参保人可以通过支付宝市民中心、饿了么、淘宝等下单，在这些平台上的试点药店线上购药，使用本人的医保电子凭证支付。

随着数字时代的到来，互联网医药平台得到了迅猛发展，消费者线上购药的意愿日益增强，线上已经成为医药健康产品不可或缺的销售渠道。如今，"外卖 O2O 购药医保支付"在金华、宿迁、上海等地逐渐落地，头部连锁药店无疑是这一线上模式的核心力量。老百姓大药房的半年财报显示，

2022 年上半年，线上渠道总营收近 9.8 亿元，同比增长 73%，是上半年民营上市连锁药店中线上业务增长最快的公司。报告期内，老百姓 O2O 外卖服务门店达 9768 家，占全部门店的 79.47%。然而，如何真正打通药店与顾客，规避信息泄露、保障用药安全，成为具有黏性的互联网用药新场景，仍是当下值得考虑的问题。

4. 转诊数字化

转诊数字化是指将传统的人工转诊过程通过信息技术手段进行数字化、电子化的改进和优化。定点药店转诊数字化是指将传统的纸质转诊单、病历等医疗文件转化为数字化的形式，通过互联网技术实现医疗信息的共享和交流，它涉及患者信息的录入、转诊医生的评估、转诊流程的跟踪和协调等环节，可以提高医疗服务的效率和质量。定点药店在医疗服务中地位特殊，是患者接触医疗系统的重要窗口。数字化转诊系统的引入让定点药店能够更好地与其他医疗机构对接，形成一个更加紧密、高效的医疗服务网络。

目前，我国在推进定点药店转诊数字化方面已经取得了一定的成果。一方面，政府相关部门积极引导和推动，制定了一系列政策和规范，鼓励和支持药店开展转诊数字化工作。另一方面，许多定点药店也意识到数字化转诊的重要性，主动采取措施进行改革。老百姓大药房是国内最早开启数字化转型的连锁药房之一，以商业模式创新和数字化科技赋能为两大抓手，通过积极构建企业数字化平台，全面实现柔性供应链管理，实现全渠道、全品类精准营销，为传统企业数字化转型提供了医药零售行业样板。

结束以药养医、推行分级诊疗是新医改的大方向，老百姓大药房率先与互联网医院平台微医进行合作，通过药店+在线问诊模式对处方药市场进行改革，打破原本由医院"把控"处方药市场的局面。该模式已在北京、浙江两地开始试点，医生可在线开具电子处方，再交由店内的执业药师配药并出售给消费者。若疾病较重需要就医，可通过微医在线预约挂号。北京老百姓大药房的药店+互联网医院的模式是业内首例，意味着药店发挥出"门诊"的作用，小病不用去医院，在药店就可以解决，符合国家的分级诊疗

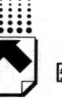

政策。通过与微医合作，老百姓大药房提高了专业服务，抢占了处方药的市场份额。对于微医而言，互联网医院拥有庞大的医生资源，专家团队数量超过7000组，专业分诊人员超过1.2万人。老百姓大药房丰富的药品种类配合微医的诊疗水平可有效解决消费者担忧。

老百姓大药房的转诊数字化转型案例为药品零售连锁企业提供了有益的借鉴。一方面，数字化转诊可以提高服务的效率和质量，满足消费者更高的服务需求。另一方面，数字化转诊也可以帮助医药企业更好地适应新的市场竞争环境，提升企业的核心竞争力。老百姓大药房应继续关注技术发展趋势，持续优化数字化服务体系，以满足更多患者的健康需求。同时，加强与其他医疗机构的合作与资源整合，共同推动医疗服务行业的数字化进程。

（二）定点药店医保数字化的实践探索

1. 数字化赋能药品精细管理

自2019年起，老百姓大药房就开始全面推行数字化转型战略，利用数字化与信息化技术双速驱动，优化业务布局与组织架构。

（1）数字化赋能采购

利用丰富的产业资源，打造全链条的"大健康产业"，加强数字化赋能，构建与整个供应链企业利益相关方共生共赢的产业生态圈。在完善产业链的基础上，依靠BI报表系统生成采购目录，精准识别门店的采购需求，防止门店断货缺货的情况发生。通过AI技术对门店的视频数据进行收集与分析，根据顾客行为生成分析报告，精准对接消费者的需求与偏好，实现商品结构的优化，进一步提高采购效率。

（2）数字化营销效率显著

通过管控营销活动的投入产出比，优化营销效率。集团总部建立智慧零售中心，对全国5800余家门店的销售场景与销售数据进行实时监控，随时掌握每个分公司及门店的日常运作状态，进行高效管理。同时，凭借自主研发的线上小程序与App，提供线上购药服务。上海作为全国外卖买药医保支付的首批试点城市，市民通过饿了么和美团等外卖平台，在已开通医保支付的药店下单，在选择医保支付后，对实名用户进行参保身份认证和移动支付授权，用户对医保预结算结果进行确认后，订单就可完成自费、医保混合支付。医保支付新形式使得市民购买乙酰氨基酚缓释片、布洛芬胶囊、抗病毒口服液等支持医保支付的常用药品更加便利，而外卖订单也进一步拓展了市场，提高了老百姓大药房的销售额。

（3）数字化物流智能高效

老百姓大药房针对物流中心建设、自动化物流技术引入、物流网络布局优化等方面进行了持续性探索和投入，进一步打通上下游供应链，通过门店请货、供应商库存管控、物流运输管理结算与物流信息系统、自动化设备无缝对接，逐步实现从自动化物流到智慧物流供应链的转变。物流配送体系主要包括仓库管理、订单管理、运输管理三个主要流程，通过采用先进的WMS 系统、WCS 系统、AS/RS 系统、DPS 系统、MCS 系统和 ERP 系统，在物流配送中心应用的物流技术及设备，包括自动化立体库、AGV 机器人、箱式输送线、电子标签、RF 等，不断建设数字化赋能的供应链、物流和仓储系统，推动物流体系可视化和智能化，打造适配连锁药房业务发展的智慧物流体系。库存对于零售连锁行业来说是把双刃剑，库存过大会造成资金积压或短缺，库存过小又会导致门店断货。在 BI 报表系统的协助下，实现了供应链、物流、仓储的深度融合，从而大幅优化了库存周转率——哪个店需要补货、补什么品种、补多少，系统都可以自动生成补货单。

（4）数字化管理与治理持续精进

利用数字化管理工具加强对进销存综合管理的效率，提升药店的经营水平。通过进销存的数字化系统来处理与药店活动相关的业务，一方面，可以动态掌握药店采购行为与供应链状况，销售、结算及盈利情况还有库存状况，从而帮助药店及时调整策略，加快资金回笼，提高销售利润率。另一方面，还可以跟踪销售业务员发货、销售及回款情况，从而全面考核业务员的销售业绩，销售指标完成情况，协助药店制定绩效考核目标。

2. 数字化赋能服务流程再造

老百姓大药房积极推进数字化转型，通过优化服务流程，实现处方调

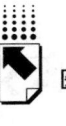

剂、支付结算、药品配送等环节的智能化管理。这一举措旨在提高服务效率、缩短患者等待时间，并不断提升患者的服务体验。

借助数字化系统，处方调剂过程可以实现自动化和智能化，避免了药师手工核对所出现的误差。同时利用数字化技术实现了电子处方管理系统，医生可以通过电子处方直接传输，减少了纸质处方的使用，降低了处方信息传输的时间成本，更加便利地为患者提供服务。此外，通过数字化转型，老百姓大药房实现了线上支付、移动支付等多种支付方式，并结合智能结算系统，使得支付结算变得更加便捷、快速。患者可以通过手机App或自助终端进行结算，节约了患者的时间，提高了支付结算的效率。老百姓大药房通过建设智能化的仓储系统和物流配送系统，实现了对药品配送过程的全程跟踪和智能调度。采用智能化的路线规划和配送调度算法，使得药品能够高效准时地送达指定的门店，保障患者的用药需求。同时，数字化转型还实现了患者用药信息的追溯管理，一旦出现问题，可以通过数字化系统快速定位责任方并进行问题解决，提高了用药安全性和可追溯性。

作为国内最早开启数字化转型的连锁药房之一，老百姓大药房以商业模式创新和数字化科技赋能为两大抓手，持续推动企业高质量增长。老百姓大药房依托数字化赋能，全面实现采购、销售、库存的一体化、智能化管理，为传统药店企业的数字化转型提供了医药零售行业样板。

三　定点药店医保数字化发展的基本评估

（一）定点药店医保数字化的实施成效

1.防范基金漏洞，促进医保管理协同高效

对于医保部门来说，数字化平台有助于提高医保基金的使用效率和监管能力。数字化系统可以使医保部门更加准确地追踪医疗服务的实施情况和药品的使用情况，从而减少医保欺诈和浪费。此外，数字化系统也能够提供更

准确的医保数据分析，有助于医保政策的优化和协同发展。

（1）推动医保基金精细化监管

定点药店医保数字化转型为医保基金的精准控制和管理提供了有效手段。通过数字化系统对医保资金流向和使用情况进行精准监管，医保部门可以实现对医疗费用的全程跟踪和监控。贵州黔西县于2020年在全市范围内率先建成医保定点药店全覆盖云监控系统，集监控、调度、督查、数据分析于一体，全天候、全视角监督医保药店刷卡销售情况，助力当地医保部门更加精确地掌握定点药店购药服务的实际情况，包括详细记录每一笔购药信息的具体金额和实际发生情况。这种精细化管理有助于防止医保基金的滥用和挥霍，确保医保基金的合理使用，进而提高医保基金的使用效率。自2020年5月该云监控平台运营一个月以来，黔西县医保部门核实处理违规医保定点零售药店6家，追回职工医保基金0.97万元。同时，数字化系统促进了药店之间的公平、良性竞争，严厉打击了不规范的医保刷卡操作行为。

这种全面、精准的数字化监管有助于发现和防范医保基金管理中可能存在的风险和漏洞，有效遏制医保基金的滥用。此外，定点药店医保数字化监管系统还能够提供丰富的数据支持，为医保部门提供详尽的购药情况和资金流向等详细信息，为医保基金的精细化管理和监管提供科学依据，有助于及时发现问题并进行针对性的改进和优化。

（2）助力区域内医保政策协同发展

习近平总书记在中央全面深化改革委员会第十四次会议上指出，要高度重视新一代信息技术在医药卫生领域的应用，重塑医药卫生管理和服务模式，优化资源配置，提升服务效率。医保数字化转型为不同区域间、模块间的医疗保障体系信息共享和数据互通提供了技术支持。通过数字化平台，医保机构、医疗机构、定点药店、参保人员可以实现信息的实时共享和交流，完善医疗保障制度间的衔接和协调，为医疗保障统一协同发展提供了有力支持。

通过数字化的平台，不同地区的医疗保障制度之间可以实现数据互通。

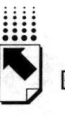

不少地区基于数字化平台开始逐步实现区域内医保政策一体化，如京津冀地区自 2022 年 10 月 1 日起，扩大异地就医定点医疗机构互认范围（区域内三级和二级定点医疗机构），津冀两地参保人员按规定办理转外就医手续转往互认的定点医疗机构就医的，其就医费用按参保地有关规定报销，不再提高个人自负比例①。通过区域医保政策一体化，可以实现不同地区之间医疗资源的整合和共享，破除制度壁垒，提高了医疗保障的覆盖范围和保障水平，为各地居民提供更加全面、更加优质的医疗保障服务。

2. 优化医疗资源使用，实现医疗服务更加精准

对于医疗机构来说，医保数字化可以促进信息共享和协作。医疗机构可以通过数字化系统和定点药店进行信息共享，从而提供更加个性化的医疗服务，提高医疗服务的协同性和连续性。同时，转诊数字化和互联网医院的兴起，也给传统的医疗机构带来机遇和挑战。

（1）便于医疗机构进行患者信息管理

采用电子健康记录系统是实现患者信息管理的关键，EHR 系统允许医药机构记录、存储、检索和更新患者的医疗信息，包括患者的个人信息、病史、药物记录、过敏信息、诊断结果等。此外，医保数字化的实施也有助于在医疗信息系统中实现患者数据的共享，便于医疗卫生机构提供连贯的医疗护理服务。医疗机构可以利用定点药店的联网数据来查看患者信息、病史、药物过敏反应等，更好地为患者提供个性化的治疗建议和处方，同时合理管理患者信息也有助于提高患者满意度和医疗护理质量。

（2）提高医疗机构服务效率

医保数字化转型升级有助于提升医疗机构的信息化水平，推进智慧医院建设，优化患者的就医购药服务体验，服务智能化、适老化程度显著提高。第一，医保数字化有助于医疗机构对患者进行用药指导和提醒。医药电子系统可以为患者提供用药指导和提醒，改善患者对药物治疗的遵从性，减少用

---

① 《10 月 1 日起，京津冀医保定点互认范围扩大》，河北省卫生健康委员会网站，http：//wsjkw. hebei. gov. cn/mtbd/391074. jhtml，2022 年 9 月 30 日。

药错误，提高用药的效果和安全性。第二，医保数字化有助于医疗机构在开具电子处方时进行药物交互作用检查。电子处方系统可以检查处方中的药物是否与患者已有的药物存在潜在的相互作用，同时也有助于对患者的药物治疗进行跟踪和记录，对患者的健康情况进行动态追踪。

（3）助力传统医疗机构转型升级

定点零售药店开通"双通道"购药结算试点，支持医保电子处方流转，缓解了群众就医不够便利的问题。老百姓大药房率先与互联网医院平台微医进行合作，通过药店+在线问诊模式对处方药市场进行改革，打破原本由医院"把控"处方药市场的局面，缓解了医疗机构的就诊压力。医保数字化带来的互联网医疗健康服务对传统医疗体系造成了一定的冲击和挑战，一方面，互联网医疗企业的诞生与传统医疗机构形成竞争关系；另一方面，互联网医疗企业的发展加快了传统医疗机构转变观念、转型升级的步伐。

3. 优化药店管理方式，促进全方位信息交互

（1）提升服务效率

医保数字化依托其多渠道、多场景、广覆盖等优势，显著提升了药店的服务效率和质量，实现了医保结算的自动化和快速化。传统的医保结算流程耗时耗力，而数字化系统的引入，能为多环节提供多元化解决方案，使得药店能够实时处理医保信息，减少了患者的等待时间。同时，通过数字化技术，定点医药机构协议管理更加规范，系统可以自动化处理处方信息，深入发掘并满足患者潜在需求，补齐传统医保结算的短板，减少了人工处理的时间和错误，提高了结算的速度和准确性。这种快速、准确的服务模式，不仅赢得了患者的满意，也树立了药店高效服务的形象。

（2）优化药品管理

结合大数据与人工智能等科技手段对定点药店进销存数据进行分析，对定点药店本身来说有助于管理者的经营决策。数字化系统具有线上线下一体化运营的特点，使得药店能够更加精确地管理药品。通过收集和分析大量的数据，药店可以了解顾客的购药习惯和需求，进而调整药品结构和库存，实现精准营销。利用数字化技术能够实时监控药品库存情况，及时提醒药店补

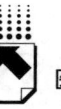

货或调整库存，避免药品短缺或积压的情况。同时，通过数据分析，药店可以更准确地了解药品销售情况，优化采购策略，降低库存成本。这种精细化的药品管理方式，提升了从药企、药店到终端用户全链条的药品流通效率，也为患者提供了更加稳定、可靠的药品供应。

（3）加强与医保部门的信息交互

通过整体的医保数字化建设，现在老百姓大药房可以通过数字化系统管理药品，提高企业的运营效率，更好地与医保部门进行信息交互与数据共享。利用数字化系统可以实时、准确地上传患者的医保结算信息，与医保部门进行数据共享。不仅方便了患者的医保报销，也使医保部门能更准确地掌握医保资金的使用情况，从而实现对医保基金使用的实时监控和管理，防止医保基金的滥用和欺诈行为，保障了医保基金的安全和合理使用，并为政策制定提供数据支持。同时，药店也能及时获取医保政策的更新信息，调整自身服务策略，更好地服务患者。

（4）优化顾客体验

医保数字化的实施可以使定点药店更好地了解顾客的需求和购买行为，为顾客提供个性化的服务和推荐，优化顾客的购药体验。例如，通过数字化技术，根据顾客的购药记录推荐适合他们的药品，或者提醒他们按时复诊、续方等。系统可以自动记录顾客的购药历史，为顾客推荐适合他们的药品，并提供用药建议。此外，顾客可以通过医保电子凭证等数字化手段方便地进行购药和报销，避免了烦琐的纸质文件和排队等待的过程，提高了顾客的满意度和便利性。这种个性化的服务使得顾客的购药体验更加优化。

4. 便利参保人服务获取，提高参保人的医保获得感

医保数字化为参保方（参保单位和参保人）提供了全方位、全过程的便利。在案例中，作为全国连锁、具有强大社会影响力的医保定点药店，老百姓大药房在医保数字化的实施与推进方面取得了显著成效，不仅提高了自身服务效率和管理水平，也极大地惠及了广大参保人群。对参保人而言，老百姓大药房凭借其医保支付数字化建设，为参保人提供便捷、高效、优质的服务。

（1）医药服务简单快捷，门店体验大幅优化

首先，在处方数字化方面，老百姓大药房组建了专业的处方团队与高效的处方外流平台，加上 DTP 服务、HIS 系统与二维码处方推广使用，传统的纸质处方正逐步向电子处方过渡。使得参保人既享受到了全天候、快捷、专业化的处方服务，又实现了处方一定程度上的灵活流转、跨地区使用，便于参保人随时随地就医取药。与此同时，高度的进销存数字化，使得各门店能够精准识别顾客不同时期的药品需求，便于推荐合适药物，提高用药效率；管理常备药品库存，及时补充缺货药品，避免断货情况发生，从而保障参保人尤其急性病患者及时购药；规范优化员工行为，使得参保人在线下门店的综合体验有了大幅提升。

其次，支付方面的数字化对参保人的影响也十分突出。凭借互联网医药平台、外卖电商平台、线上 App、微信小程序等，老百姓大药房广泛推出线上购药服务、电子医保卡移动支付系统，越来越多的参保人接受了线上购药的形式，使很多参保人省去了原先线下排队购药的麻烦与不便，也使广大特殊患者享受到了送药上门的便利。

最后，还应看到，老百姓大药房在转诊数字化方面的努力满足了参保人更进一步的健康需求。通过将传统的纸质转诊单、病历等医疗文件转化为数字化的形式，对患者的信息、转诊医生的评估、转诊流程的跟踪和协调等环节进行全面的数字化改革与优化，促进了医疗服务提质增效；方便患者就近就医，大大减少患者在不同地区医疗机构之间反复奔波的时间和精力。

（2）助力参保人健康信息保存分析，实现高水平健康管理

老百姓大药房通过处方数字化以及进销存数字化的加持，使得参保人的电子处方、病情病种、购药记录等信息均得到了长期留存，为参保人及时查阅并管理自己任一时期的疾病、处方、用药等相关信息记录提供了便利条件。在此基础上，参保人或者专业医师就有条件对个人的健康情况进行分析，掌握更加精确的健康信息，一旦疾病发生就可以做出更优的用药决策；平时也能够更加清晰地了解自身的健康状况，构建个性化健康图谱，找到提高自身健康资本的可行路径。这样一来，就可以为广大参保人做好自己的健

康管理提供支持，实现医疗机构和医保数据的互联互通，打通患者全流程就医环节，通过一个平台实现医院挂号到缴费取药甚至康复治疗的服务全覆盖，为患者建立掌上健康档案，提供生命周期健康管理方案。

（3）信息互联互通，克服异地就医取药障碍

老百姓大药房在数字化建设过程中，坚持商业模式创新和数字化科技赋能两大抓手，积极推进处方、支付、进销存、转诊的数字化工作，成为医保定点药店数字化有益探索范本。也正是数字化的全面推广，参保人的处方信息、购药信息、医保支付信息等得到了妥善保存，并且可以在全国范围内的老百姓大药房这一连锁药店中得到充分的互联互通，实现信息共享。总之，数字化在帮助老百姓大药房全面提高服务的效率和质量，更好地赢得市场竞争的同时，很好地促进了不同地区参保人医药信息与医保信息的互联互通。于是，参保人的异地就医取药、线上医药服务、医保异地报销等行为都得到了强有力的支持，不同地区的医药资源也得到了一定程度的互补，逐渐抹平了地区之间医药资源的不平等。老百姓大药房在医保数字化方面改革做出的探索，对参保人有积极作用，也成为其他医保定点药店数字化的典范。未来，随着定点药店医保数字化的进一步完善，将更好地实现参保人医保信息、医药信息的地区与机构共享，解决由于参保人频繁跨地区流动所造成的种种就医问题；参保人也能够在整个生命周期中享受到更高质量、更快捷可及、更个性化的医药服务。

（二）定点药店医保数字化面临的问题

1. 医保数字化转型政策支持不足

医保数字化相关的政策法规不健全，政策助力定点药店数字化转型的力度不足。在处方流转环节，政策衔接不紧密导致电子处方存在"流出难"的问题。尽管国家层面上，政策为患者开放了药品外购的选择性，但由于政府对医疗机构投入的不足以及药品价格加成政策的作用，大多数医疗机构在以药养医的实践中总会通过各种理由阻止处方外流的，尤其是对于必须凭借处方才能购买的处方药。根据处方管理的相关要求，一些定点医疗机构只有在院内药品"无库存"的情况下，处方才有可能流出外配，这也阻碍了定

点药店处方数字化转型的进程；在数字化转诊环节，政策法规的不健全导致可能存在法律风险和合规性问题，例如，数据保护、隐私泄露、医疗事故等。这会导致定点药店和医疗机构在推进数字化转诊时缺乏明确的指导原则和规范要求，同时会对患者的权益保护造成影响。

2. 医保信息化监督管控薄弱，数据安全风险和药品质量风险增长

（1）缺乏信息安全建设和监管，存在信息安全与隐私泄露风险

定点药店医保数字化发展处于起步阶段，针对线上医保医药支付的隐私保护问题并无专门的法律保障，仅存在较为分散的有关规定，在数据安全性上尚未形成严格周全的监管措施。在处方数字化环节，电子处方会涉及大量参保者的隐私信息，包括个人的病历、诊断、治疗情况以及财务状况和交易记录等，与纸质处方传输、储存方式不同，电子处方的信息通过数字化的形式进行传输，这个过程中电子处方更容易被复制，泄露的医疗信息可能被用于非法牟利、恶意操纵医疗市场等，对患者的身体健康和治疗产生严重影响，也会对整个医疗信任体系造成严重威胁。在转诊数字化环节，转诊过程中也会涉及大量敏感的个人健康信息，一旦这些信息遭到泄露或不当使用，可能会对患者的隐私权造成严重侵犯，同时也可能对药店的声誉和利益造成损害。一些定点药店缺乏必要的信息安全措施，从而增加了数字化转诊的风险。目前尚缺少成熟的专门监管部门或执法队伍，急需各级医保部门通过创新医保信息化监管的方式，提升医保信息化监管效能。

（2）网络医保报销、医药流通环节监督力度不足

"互联网+医疗"尚未兴起的时候，购买处方药时必须带着有医师盖章的处方笺才能在药房取药。"互联网+医疗"兴起后，实体药店借助"远程问诊"实现了慢性病、常见病复诊并开具处方。线上医保药品购买服务中存在监管不到位的情况。处方开具流程的监督存在难点，商家为顺利销售处方药，往往会签约一家具有相关资质的互联网医院，在"远程问诊"环节走形式，必要时打破"互联网首诊"的限制，开出不规范的"电子处方"，违规销售处方药；监管部门对网络医保药品销售的监管力度不足，在网络上购买药品时，患者往往难以获取到足够的药品信息和药品质量的真实情况，

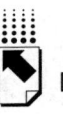

商家与患者之间的信息不对称，导致部分商家可能存在夸大药品的功效，或者隐瞒药品不良信息的行为，患者容易受到误导，选择质量不合格的药品，加剧了药品质量与安全问题的风险。

3. 医保数字化建设统筹层次不高，部门间信息共享与合作难达成

我国不同地区之间、城乡之间经济发展不平衡、不充分，医疗资源配置不均，各地医保信息化发展极不平衡，进展快的地区已落地应用国家信息平台，进度慢的地区至今尚未报备项目方案，给全国层面的定点药店医保数字化统筹发展以及医保的全国统筹造成了障碍，使得各地定点药店在医保数字化发展方面也存在不平衡、不充分现象。从总体上看，东部与南部的定点药店医保数字化建设领先于西部与北部；城市地区的定点药店医保数字化建设强于农村地区。虽然各地区医保定点药店的医保数字化建设大多遵循药店端子系统、医保端子系统和医院端子系统的总体思路，但是各个地区定点药店医保数字化建设在细节方面差距很大，部分地区的定点药店数字化程度还较低，医保数字化建设工作还停留在构建最基本的医保数字化系统、培训药店员工使用医保数字化系统方面，尤其是在转诊数字化的过程中，不同药店和医疗机构之间的转诊流程可能存在差异，如果采用不同的转诊标准和流程，转诊信息无法实现有效共享和交换，导致转诊信息不完整、不准确、不及时，影响转诊的准确性和效率，影响患者的及时诊断和治疗，也增加了医疗机构之间的沟通和协调成本。医保数字化缺乏统一的标准，各个环节都会降低效率，不同地区之间也难以达成信息共享与合作，就会阻碍异地就医医保报销以及医保全国统筹的步伐。跨部门间数据共享基础本身有所欠缺，导致跨部门数据共享和业务协同相对滞后，大量数据未能用来支撑全网办事定点药店的医保数字化，从采购到运营，再到门店，每一个部门的信息系统呈现离散化，缺乏一致性，部门之间容易形成"信息孤岛"，部门间仍存在信息共享难、协同力度不够等问题。

4. 定点药店数字化基础薄弱，数据利用率低

（1）定点药店数字化基础薄弱

多数定点药店数字化仅是库存管理、会员管理、医保系统等后端系统简

单的建设，终端运营决策支持仍需提升。当前，定点药店面对众多参与对象、庞大资金量以及海量结算数据，过去的人海战术、手工审核、人工监管已不能适应新形势需要，但定点药店数字化基础仍相对薄弱。一方面，体现在定点药店的数字化基础设施不够完善，缺乏必要的信息系统、数据库等技术设备，导致无法有效地进行处方信息、转诊信息、支付信息、进销存信息的数字化管理，转诊效率低下，甚至出现漏诊、误诊等问题，给患者的健康造成影响，无法满足医保数字化转型的需求。另一方面，人员配备不合理，缺乏专业人才，在医保数字化的进程中，医师除了掌握基本的专业知识外，计算机操作能力、社交沟通能力也影响着医保数字化的发展。当前医生和药师相关人员培训不够，对电子处方流转、医保支付、数字化转诊相关流程不熟悉，难以满足患者的就医需求；当前医保定点零售药店的人才数量不足、人才素质不均、人才结构不合理，导致有的连锁药店多家门店共用同一个药师，难以满足患者审方需求。

（2）数据利用效率较低，数据信息挖掘力度弱

定点药店的进销存数字化建设推进之后，存储了大量的药品进销存相关数据信息。但是，目前大多数药店对于这些数据只重拥有而不重开发，数据的利用效率不足。面对全新的信息平台架构和业务编码，对管理和操作人员的专业化要求也相应提高，现有的信息化人才在数量和专业化水平上都有待提升。对于国民健康来说，可以依靠数据分析与人工智能构建不同地区居民的健康状况图谱，有效防范化解各地居民面临的健康风险，进一步提高全体国民的健康素养。

四 推进定点药店数字化转型的路径建议

（一）加强政策支持，夯实定点药店数字化转型的基础

定点药店数字化管理是一个庞大而复杂的系统工程，需要准确把握医疗保障各方面之间、医疗保障领域和相关领域之间改革的联系，推动政府、医

疗机构、医药企业各方面共同努力才能实现业务与流程线上化迁移和数字化管理。完善顶层设计，建立健全定点药店医疗保障数字化支付的政策法规，明确处方数字化、转诊数字化、进销存数字化、支付数字化的操作规范和要求，夯实定点药店数字化转型的基础，为规范定点药店医保数字化支付行为指明政策方向。政策方面，已明确规定医院处方信息应与零售药店进行互通，并要求符合规定的处方药费用实现在线医保结算。政府机构应持续夯实医疗保障法治基础，从法律层面上建立与数字化相关的信息安全管理制度，规范处方信息、支付信息和流转信息的存储和传输。这将约束医疗机构、定点药店等参与主体遵守相关规定，并加强对医保数据泄露、滥用、身份盗窃、非法牟利等行为的处罚力度。

医保部门在推进定点药店数字化转型过程中要充分发挥主导作用，加强医保数字化的政策法规建设，从政策层面对药店被纳入门诊统筹范围、处方数字化、经销存数字化和转诊数字化等数字化支付全流程进行规范和引导。并且重新审视电子处方管理的相关要求，结合实际适当放松定点医疗机构处方流转的条件，减轻处方"流出难"的问题。同时做好支付管理、处方管理、监督管理等政策的衔接，提升医疗健康保险偿付的智能化水平，保障患者的权益，持续推动"互联网+医保"发挥重要作用。

尝试以老百姓大药房等零售药店龙头企业发展现状为依据，综合考虑各地区的实际情况，以政策推动医保定点药店建立标准化的转诊流程、推动进销存数字化建设，增强跨地区之间、不同药店和医疗机构之间的信息共享和信息透明。最后，作为定点药店，应当时刻关注政策变化，为药店医师及相关人员做好政策解读等培训工作，多元化设计以增加定点药店吸引力，加强医疗卫生行业从业人员遵守相关法律法规和诊疗技术规范，紧跟国家政策导向，为我国医保数字化转型做出贡献。

（二）夯实数字化建设，提升定点药店支付数字化能力

2020年国家医保局出台的《关于积极推进"互联网+"医疗服务医保支付工作的指导意见》明确指出，要探索定点医疗机构外购处方信息与定

点零售药店互联互通，有条件的统筹地区可以依托全国统一医保信息平台，加快推进外购处方流转相关功能模块应用，便于"互联网+"医疗服务复诊处方流转。① 医保部门要健全医保监督管理体系，包括对医疗机构、医保经办机构、药品零售商的全方位监督管理，也包括对电子处方流转、进销存数字化、支付数字化、转诊数字化的全流程监督管理。在支付数字化阶段，医保部门可以运用"互联网+"完善医保定点管理，鼓励定点零售药店安装使用统一的医保结算管理系统，通过信息化手段建立医保支付的流程控制和风险预警系统，对定点药店医保支付数字化行为进行动态监督和实时监控，及时发现和阻止违规行为，规范定点药店数字化支付行为。同时，推进医保数字信用体系建设，构建医保信用云综合平台，实现医保信用监管数据可对比、过程可追溯、问题可监测，对个人违规违法的医保支付行为进行信用记录，强化失信行为的预警、记录、公示和联合惩戒，鼓励辖区群众自觉参与到医保数字化支付监督员的队伍中，对不合理、不合规、不合法的药店医保支付行为进行监督，实现"横到边、纵到底、全覆盖、无死角"的网格化监督管理。联通医保信用平台和其他行业信用信息平台，将医保行业信用与社会面总体信用互通互融，信用评价结果纳入信息共享平台。通过云端共享，形成不同部门间信息互通、结果互认、力量叠加的多场景运用，形成信用评价等级结果联合奖惩。②

新政策的迅速实施和新技术的快速发展，使得数字化支付成为定点药店转型的必然步骤。为了确保医保资金的正确使用，定点药店需要在智能化数字化系统上具备更强的承接能力，并不断提升支付数字化能力。因此，定点药店应加强医保领域的新型基础设施建设，逐步提高线上数据质量，进一步完善数据标准。数字化管理的探索，为我国医保数字化管理的完善做出贡

---

① 《国家医疗保障局关于积极推进"互联网+"医疗服务医保支付工作的指导意见》，中国政府网，https：//www.gov.cn/zhengce/zhengceku/2020-11/03/content_ 5556883.htm，2020年10月24日。

② 《"信用引领、云上智治"—定点零售药店信用数字化监管绍兴模式》，信用浙江，https：//credit.zj.gov.cn/art/2022/6/22/art_ 1229659632_ 2435.html，2022年6月22日。

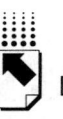
献。首先，老百姓大药房可以依托当前医保数字化转型的布局，利用公司在全国范围内统一高标准建设的双通道门店、DTP门店和门诊慢特病门店等资源，以及行业内较高的执业药师配置率优势，加强系统功能的优化和升级，不断完善健康服务平台。将该平台打造成连接卫生健康、医保、商保和医院等多方的健康服务平台，接纳更多外部处方，推动医保电子处方相关信息的数字化建设，消除医保电子处方在多向流转和跨区域流转过程中的障碍。其次，加强与高校和科研机构的合作，重视医保数字化专业人才的培养和引进。在招聘过程中优先录取具备数字化支付相关背景和经验的专业人才，并在日常工作中加强药店医师和相关人员在医保数字化各环节操作技能的培训。此外，定点药店的数字化建设需要与相关国家、部门和行业标准相衔接，以确保信息系统的标准化。促进跨部门信息交换接口的标准化，保障各部门之间的信息交换和共享顺利进行；促进共享信息的标准化，确保交换共享内容的有效性和可识别性；促进个体信息的联通，实现医保信息与自然人信息的共享，包括死亡人口数据库和医保信息的联动，以及个人体检信息和医保信息的联动等。利用大数据分析消费者行为，开展精准营销，并创新服务模式，例如，提供健康管理和慢病管理等增值服务。积极参与医保支付流程的优化工作，通过数字化手段简化报销流程，减少患者等待时间，提升服务效率。

（三）强化监督力度，规范定点药店支付数字化行为

应用数字化技术优化监督管理，提高诊疗质量和医疗安全。建立集中统一高效的数据安全风险评估和信息共享监测预警机制，监管前移，建立医保网格化管理工作机制，引入第三方力量，确保事前提醒有效。在处方数字化阶段，基于医保大数据中心建设政府监管下的医保处方流转平台，将符合国家卫健委认可的处方外流平台纳入监控，建立统一标准的处方库和完整的监管体系，实行全流程闭环监管，确保处方来源真实、可靠、可追溯，严守数字化医疗的安全底线。其次，可以探索"智慧医保+云上智治"的监管模式，打通诊疗行为到售药的全流程监管。建设定点医药机构实名监控系统和

定点零售药店云监控系统，实现对药店的全方位、可追溯的数字监管，扩展数字化服务覆盖范围。对多人集中结算、单人多次结算、青壮年病人结算比例偏高等异常数据开展实时监控。完善定点零售药店监管规则，建立筛查模型，及时发现并核查疑点，增强事中控制。与当地医保部门保持密切沟通，确保药店的数字化服务符合医保规定，顺利接入医保支付系统。建立健全药品质量管理体系，确保药品质量和安全，提高消费者信任度。定点药店需定期开展专项检查，推动实现数字医保数据共享，服务的事前、事中、事后管理应用，提升监管水平。在医保数字化转型过程中，电子处方流转和线上医保购买服务涉及大量参保者个人隐私信息，存在隐私泄露和数据安全风险，需对工作人员加强数字信息安全意识培训，确保其严格遵守保护患者隐私的规章制度，强化数字安全保障。

（四）创新数据开放应用，提升定点药店数字治理效能

医保部门需实施精准化管理，提升医保数据管理的规范化、标准化和精细化水平。重点在于精准发现问题，细化管理至药品、耗材及人力资源分配，严格控制和遵循指南规范。通过加密技术、权限控制和安全审计加强对医保支付平台及数据的保护，防止未授权访问和使用。在确保数据安全的基础上，拓展"互联网+"医保支付数据开放应用，提高数据利用率。可以面向定点药店管理者开放数据应用，运用进销存数据、支付数据等，结合大数据与人工智能等科技手段对数据进行分析，促进定点药店可持续发展。面向参保人展开个性化服务，依靠就医数据分析与人工智能构建不同地区、不同群体居民的健康状况图谱，参保人可以据此获得健康促进、健康管理方案，能够有效防范化解、降低居民面临的健康风险，增强居民的主动健康意识，进一步提高国民的健康素养。面向医保经办机构、医疗机构聚焦数据质控需求、数据质控分析、数据质控提升，强化医疗数据管理安全指标体系和评价机制建设，推进共享数据信息，有助于实现医保的精准定位，结合医保数据有针对性地对医疗需求旺盛、医疗资源缺乏的地区进行相关医疗资源的倾斜，实现医保提质增效的目标。

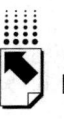

数字化转型的重点在于提升定点药店自身的能力、机能和更新速度，而不仅仅是工具的升级和迭代。定点药店可以借助"互联网+"的力量，赋予医保治理能力，完善医保数据资源体系管理。通过网络安全设备、入侵检测系统等技术手段，实时监测和防护，加强与高端智库和专业机构的合作，持续深入推进数据开放应用方式的创新。同时，强化智能数据管理手段，对医保数据的产生、传输、存储、使用和共享实施全生命周期安全管理。定点药店应加强医保支付网络安全保护，落实网络安全技术措施，确保医保信息系统的安全稳定运行。

B.12
第三方力量参与医保数字化建设报告

——以国新健康为例

孙立群*

摘　要： 在数据日益成为驱动经济社会发展的新型生产要素的背景下，医疗保障数字化转型对于实现医疗保障治理现代化具有重要意义。以国新健康为代表的第三方社会力量逐渐成为实现医疗保障数字化转型发展不可或缺的重要力量。国新健康作为一家医疗健康大数据服务提供商，通过大数据的汇集、治理、应用，在医保、医疗、医药、健康服务等领域提供医保基金综合管理、医院运营管理与医疗质量监管、药械监管、健康保障创新等服务，为维护医保基金安全、健全医保支付机制、完善多层次医保体系建设和"三医"协同发展治理等发挥了积极作用。但是，当前实践中仍面临问题与挑战，诸如医保数据开放程度不够、医保数据的场景化应用不充分、"三医"数据协同机制不健全、社会力量参与医保数字化建设的协同机制不完善、医保数据安全保障体系不够完善的问题需要进一步探讨。面向未来，应当营造医保数据开发利用的良好政策环境，加强医保数据应用场景创新性，建立健全跨部门数据协调机制，明确社会力量参与服务的工作机制，建立健全医保数据安全保障体系。

关键词： 医疗保障　医保数字化建设　第三方力量　国新健康

---

* 孙立群，国新健康研究院院长，主要研究领域为医疗保障和公共政策。

一 引言

医疗保障是减轻人民群众就医负担、增进民生福祉的重大制度安排，是国家治理体系的重要内容，对于提高人民生活品质起着至关重要的作用。在医保改革和治理进程中，国家医保局一直将医保标准化信息化建设、医保数据的开发利用等作为深化医疗保障制度改革的重要举措，充分运用大数据等先进手段，不断保障和改善民生，增强人民群众的获得感和幸福感。同时，健康中国战略规划明确提出到2030年"健康领域治理体系和治理能力基本实现现代化"的总体目标，并将共建共享作为建设健康中国的基本路径，提出要调动社会力量的积极性和创造性，形成多层次、多元化的社会共治格局。

随着数据成为新型生产要素，医保数字化转型对实现医疗保障治理现代化显得尤为重要。第三方社会力量因具备专业的服务团队、丰富的实践经验、灵活的服务机制和创新的数据技术等优势，逐渐成为实现医保数字化转型发展不可或缺的重要力量。目前来看，第三方社会力量参与医保数字化建设的格局已基本形成，服务的深度和广度不断拓展，尤其是在医保监管和支付等核心领域拥有良好的创新发展空间。

国新健康保障服务集团股份有限公司（以下简称"国新健康"）是中国国新控股有限责任公司控股的央企上市公司，积极践行"让人人享有公平公正的健康保障服务"的央企责任，作为"三医"领域内业务体系成熟的数据驱动型公司，是国内参与医保管理服务最早、持续时间最长的第三方专业化服务商，在业务覆盖、专业能力、数据技术等方面始终处于市场领先。多年来，国新健康积极参与服务医保数字化建设，在创新管理思路、优化管理工具和服务方式等方面开展了一系列探索实践，为维护医保基金安全、健全医保支付机制、完善多层次医保体系建设和"三医"协同发展治理等发挥了积极作用。本报告旨在全面总结国新健康助力医保数字化转型的探索实践，对实践过程中存在的困难和挑战进行梳理分析并提出对策建议。

二 国新健康参与医疗保障数字化建设实践的整体情况

（一）实践背景

我国医疗保障制度在完成组建国家医保局、推动城乡居民基本医保制度合并等多项重大改革任务后，陆续出台医保制度建设的顶层设计《中共中央 国务院关于深化医疗保障制度改革的意见》及《"十四五"全民医疗保障规划》，对医保制度建设当前及未来一段时间内的发展目标、方向做出了明确规定。同时，医保数据应用赋能深入推进，国家医保局先后开展医保数据"两结合三赋能"、医保大数据反欺诈试点等工作，推动医保大数据在医保改革管理和服务中的应用，发挥先进技术手段的赋能作用，大数据技术企业成为医保数字化建设的重要一方，在深化医保制度改革、促进多层次医保制度体系完善以及医疗卫生服务效率与质量提升、医保基金合理有效使用等多个方面充分发挥其市场活力，积极参与医保改革。

（二）整体业务情况

国新健康作为一家医疗健康大数据服务提供商，以"三医协同、创新驱动、数字生态"为引领，通过大数据的汇集、治理、应用，在医保、医疗、医药、健康服务等领域提供医保基金综合管理、医院运营管理与医疗质量监管、药械监管、健康保障创新等服务，致力于打造一流的医疗健康保障服务公司。在数字医保方面，国新健康建立了以医保精准支付第三方服务、大数据智能监控服务和医保信息化服务为主要内容的数字医保业务体系，拥有行业内唯一具备"DRG+DIP+APG"即住院到门诊支付方式改革综合服务能力，充分利用大数据、信息化技术，为各级医保部门提供专业化、规范化服务，切实保障医保基金安全运行。在数字医疗方面，为卫健部门提供大数据综合监管服务，同时为医院提供数据驱动的医院精益管理服务等。数字医药方面，国新健康为药监部门提供药械监管追溯服务、药物警戒服务，为药

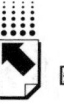

企提供药企临床试验、数字化营销服务等。在数字健康保障创新服务方面，积极探索"三医"联动的新业态，重点探索药企数字化服务、商保理赔直达、数字化慢病管理、职工健康管理等服务。在医保领域重点开展以下服务。

1. 医保基金综合监管服务

国家医保局始终将医保基金监管、维护基金安全作为首要任务，加强顶层制度设计，通过飞行检查、专项整治和数据赋能监管等方式，不断提升基金监管能力和水平。国新健康顺应国家医保基金监管要求，利用大数据、智能化手段创新开展了一系列服务。

一是构建医保大数据实时动态智能监管体系，提升监管效能。2010 年，国新健康在国内率先成功研发了医保基金智能审核平台，并陆续在多地落地应用。多年来，以长期积累形成的医保智能审核和监控知识库、规则库为支撑，全面高效实现了对医保基金使用的事前提醒、事中审核和事后监控，审核引擎速度达到毫秒级。同时，不断创新监管手段，积极引入大数据、人工智能等新技术，在传统逐单审核的基础上构建大数据反欺诈风险防控体系，实现全方位覆盖"点、线、面"的立体化监管，利用基于行为分析的风险模型对医疗行为进行"趋势、集中、偏离、载荷和案例相似度"的量化分析，提升医保反欺诈监管的服务能力，并有效适应"互联网+医疗"等新服务模式发展需要，为保证医保基金合规、规范使用发挥了积极作用。据不完全统计，国新健康 10 余年来先后为各统筹地区医保部门提供专业化、智能化的医保基金监管服务，实际审核查处违规使用医保基金超过 150 亿元。

二是形成"支付+监管"组合机制，发挥协同效应。在多元复合式医保支付方式改革快速推进下，结合基金安全运行的需要，国新健康注重探索创新、专业赋能，首次提出支付和监管相融合的组合拳业务思路，在建设医保基金支付系统的同时，同步配套覆盖基金支付全过程的智能监控系统，实现了医保支付和监管协同治理一体化，形成正向叠加效应。特别是针对医保支付方式改革后医疗服务行为出现的新情况、新特点，推出 DRG/DIP 大数据智能监控服务，通过人工智能算法、自然语言处理技术、大数据分析等先进手段，对基金支付全过程、各环节监控有力到位，有效打击高套低套、分解住院、虚假住院等欺诈骗保行为。目前该类服务已在徐州、金华、东营等近20个地区落地应用，取得良好效果。"全国医保支付结算（DRG）大数据监管服务系统""全国医保按病种分值结算支付（DIP）大数据监管服务系统"分别入选2020年和2021年工信部大数据产业发展试点示范项目。

三是根据医保治理工作部署，积极开展第三方服务。从2018年起持续为国家医保局打击欺诈骗保飞行检查工作提供第三方服务，并结合飞检的工作特点和实践经验，发挥大数据分析能力，研发了飞检鹰眼大数据稽查系统，总结出飞检"十二步"工作法。2019～2021年连续三年承接全国医保基金监管两定机构检查项目，充分利用医学、统计学和大数据分析等方法分析两定机构异地就医结算存在的问题线索，为医保基金监管工作提供决策参考。

2. 支付方式综合管理服务

深化医保支付方式改革是党中央、国务院重要决策部署。国家医疗保障局，将总额预算管理下的按疾病诊断相关分组（DRG）付费和按病种分值付费（DIP）机制作为支付方式改革的主要抓手，通过DRG和DIP国家付费试点建设逐步推进应用实践。国新健康作为国内领先的支付方式改革第三方服务企业，创新打造了住院+门诊一体化的闭环支付服务模式，并积极发挥DRG/DIP作为医院病组管理工具的优势价值，赋能医院精益管理服务，推动医保医疗协同发展。

一是构建住院+门诊医保精准支付闭环服务体系。国新健康自2016年率先落地DRG区域医保支付，首创DRG点数法付费模式成功落地金华后，全面推进DRG/DIP付费服务，目前，服务已覆盖超过100多个地区。在此基础上，国新健康紧随国家门诊共济保障改革方向和步伐，在国内首创门诊按人头包干结合APG（门诊病例分组）付费，并于2020年在金华率先落地，国新健康也就此打造了从住院到门诊全覆盖的闭环式支付方式解决方案。APG支付方式改革已纳入浙江支付方式改革三年行动计划，目前该支付方式已在浙江全省推广实施，并陆续在大连、东营、杭州、温州等地落地，为

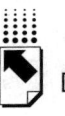
下一步国家推进门诊支付方式改革提供了先行经验。在国家医保局首届智慧医保解决方案大赛中，国新健康根据改革经验形成的"医保门诊精细化多层复合支付服务方案"荣获全国三等奖。

二是创新打造 DRG/DIP/APG+医院精益管理服务体系。在医保支付方式改革和公立医院高质量发展等政策的指导下，国新健康为医院构建了一整套服务于医院收益、成本、服务、质量等多维度均衡发展的智慧精益管理体系，以院内 DRG/DIP/APG 病组的精益化管理推动全院精益管理目标的实现，在提升医院病案数据质量、规范医疗过程管理、落实院内病种管理等方面取得显著成效，在此基础上建立以医院全成本核算为核心，预算管理和绩效管理配套补充的医院运营管理体系，促进医院精细化管理，提升医疗服务价值。目前服务已覆盖包括南京鼓楼医院、浙江省人民医院、山东齐鲁医院、山东千佛山医院、唐都医院、西京医院、广东妇幼保健院等龙头医院在内的 600 多家医院。其中，病案质控双首页版本服务浙江省人民医院荣获中国医院管理奖金奖，APG 智能管理系统服务金华中心医院获得中国医院管理奖银奖。

3. 健康保障创新服务

国新健康在"三医"数字化服务基础上，充分发挥数据要素赋能作用，结合支持促进商业医疗保险发展、完善多层次医疗保障体系建设任务要求，积极拓展健康保障创新服务，打造了商业保险产品创新、快速理赔、审核风控等商保服务产品群，助力构建完善的多层次医疗保障服务体系。

一是提供商业健康险理赔直达数据服务。国新健康利用自身在医保监管领域的数据技术能力，开发了包括身份验证、产品规则、风控规则、理算规则在内的商业健康险理赔直达应用模型。已购买商业健康险的参保人在医院就诊后，可以利用模型智能分析识别并自动触发理赔申请，与参保人所属商保公司进行个人信息匹配，商保公司获取参保人所需理赔信息到系统中进行理赔处理，实现应赔尽赔。同时，商保公司可在参保人出险后，第一时间安排服务专员提前介入，为参保人提供相关专业服务。

二是探索医保个人数据授权查询使用服务。医保个人数据授权查询使用是通过个人授权将医保数据延伸至商保应用的典型场景，在数据治理及产品孵化方面具有较高的实践和探索价值，国新健康已形成了数据治理—授权管理—应用场景—监管服务的闭环服务体系。在数据治理方面，按照医保相关要求，完成查询场景下的数据分级分类治理；在数据授权方面，完成参保人授权认证、第三方准入认证、授权查询认证三个授权要素，并通过综合监管系统的延伸对数据使用方进行查询使用路径及频次等行为监管；在应用场景方面，基于授权及数据可用不见，已实现商业健康险核保核赔（健康筛查）、快速理赔、商业保险门诊及住院报告处理等应用场景。

三　具体案例

（一）医保基金大数据监管服务

1. 徐州：实现"点面结合"的 DRG 大数据靶向监管

为高质量推进徐州市 DRG 付费方式改革，进一步规范医疗机构诊疗行为，防范化解医保基金运行风险，在 2020 年开展 DRG 付费试点的同时，徐州市医保局引入国新健康作为第三方力量协助构建 DRG 大数据监管体系，建设 DRG 大数据监管平台，并于 2022 年 4 月正式上线运行。国新健康按照徐州市医保局要求，采取"点面结合"的方式开展基金监管，"点"主要通过审核规则对医保结算单据进行逐条审核，共设置 35 类规则，按照"合规性规则""反套高规则""反套低规则"等三个维度进行分类，通过谈判、试运行等方式逐条明确规则内涵，列入智能监控范围，触发即按程序处理。"面"主要通过监测指标对一定区间范围内以及区域总体支付情况进行监测分析，共设置 28 个监测指标，按照"费用发生情况""医疗服务质量""入组情况""病组病例异常变化"等 4 个维度，运用大数据分析技术，逐月、逐季度、逐年对 DRG 付费的病案、病组、人次、费用等进行综合分析、深度挖掘，对医疗机构的病案质量、医疗服务质量和效率等进行横向和纵向的综合研判和分析比较，将指标异常的医疗机构列入重点监控名单，组织专家

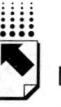

和有关人员实施专项稽核。自 2022 年 4 月正式运行以来，共发现病案、入组问题 9000 余条，疑点问题占比从超过 15% 逐步降至 1% 左右，扣除结算点数 40 余万点，涉及基金 3700 余万元。徐州市 DRG 大数据监管平台借助人工智能、大数据分析技术，采取"点面"结合的监管模式，通过核查方向和问题苗头的靶向寻找，以线上审核和线下筛查引导，审核确认大量典型的编码高套、缩减服务等违规行为，有效遏制 DRG 支付带来的新型违规问题，达到规范医疗服务行为、保证医疗服务质量、促进基金高效运行的目的。

2. 杭州：实现医保基金使用全环节、全链条智能监管

早在 2011 年，杭州市医保管理部门开始积极探索通过计算机辅助审核提高工作效率，2012 年引入国新健康开发医保基金智能审核平台，于 2013 年 2 月正式上线。国新健康以医保监管知识库、规则库"两库"为支撑，科学制定智能监管规则，并推动规则本地化应用，正式上线的审核规则共 37 大类，其中违规规则涉及 38 个细则，可疑规则涉及 47 个细则，同时涉及审核知识信息 1459414 条、药品信息 25028 条、诊疗项目信息 14361 条、材料目录信息 1467 条。在事后审核的基础上，杭州市医保局率先将监管延伸至医疗机构事前和事中基金使用环节，使杭州市成为全国首个实现医保基金"事前、事中、事后"逐单智能审核、全程监管的医保基金统筹区，基金监管效果明显。如 2020 年度该市医保基金支出规模约 400 亿元，单据总数量 17600 万张，智能审核可疑单据数量 1490 万张，实际扣款金额 1.40 亿元。

3. 国家医保局：异地就医结算数据分析服务

2019~2021 年，国新健康连续 3 年承担全国医保基金监管两定机构检查项目，充分利用国家医保局已有的异地就医结算数据资源，开展数据质控、审核及大数据分析应用，助力国家医保局加强跨省异地就医医保基金监管，严防欺诈骗保行为。2021 年，国新健康对 32 个省份 1.74 万家定点医疗机构、1.48 万家定点零售药店结算数据和明细进行统计分析，梳理全国跨省异地就医重点疾病、药品、耗材及医保基金的使用情况，并形成月度分析报告，2021 年共筛查出疑点机构 745 家，涉及疑点总费用 69.26 亿元。

（二）支付方式综合管理服务

1. 金华：率先实现住院+门诊支付方式闭环管理

为推动医保和医院精细化管理，有效控制医疗费用不合理增长，金华市于 2015 年底启动医保支付方式改革，并引入国新健康作为第三方服务机构。2016 年，国新健康助力金华市创新落地医保"DRG 病组点数法"付费方式改革，是国内率先将 DRG 应用于区域医保支付结算的地区。金华市作为 DRG 付费国家试点城市和改革示范点，改革措施得到国家医保局和社会各界的认可，取得了良好成效。但在改革过程中也发现当住院费用实施 DRG 支付后，部分医疗机构为规避风险，将一部分住院服务不合理地转移到门诊提供，导致门诊服务量和费用大幅增长。为此，金华市医保局和国新健康共同探索推进门诊支付方式改革，助力金华市率先采用"总额预算下的门诊按人头包干结合 APG 点数法"创新模式，利用历史数据测算和指标构建，开发门诊病组分组和费用测算模型，配套支付结算和健康绩效奖励机制，推动实施等级医院门诊按 APG 病组支付，抑制过度医疗；基层家庭医生签约居民按人头加权预算支付，与等级医院协作推进全专融合和医防融合，引导推动慢病管理和健康管理。金华市成为全国首个"住院+门诊"支付方式改革闭环的统筹区，国新健康作为金华医保支付方式改革的长期服务方，也成为全国首个成功落地住院到门诊支付方式改革服务闭环解决方案的医保第三方服务力量。

在住院支付方式改革方面，金华市"DRG 病组点数法"基金结算方式已进入平稳运行阶段，2022 年住院 DRG 病组费用下降或持平的达 865 个，占比达 86%；例均住院费用为 9399 元，较全省平均低 10% 左右；累计为群众减负 7.56 亿元，节约医保基金 10.21 亿元。在门诊支付方式改革方面，基金支出增长率由改革前的 25% 左右下降至 10% 以内，70% 以上医疗机构享受了结余留用的激励政策，参保人次均费用下降 6.54%，基层家庭医生签约率增长 2.46%，基层费用占比增加 2.85%。金华门诊支付改革服务已在理论、实践、评价等方面形成较为完善的体系，能够灵活适应参保人在等级医院或基层门诊就诊，发挥绩效评价和结余留用的激励机制，呈现医保管理机构、医疗机构和参保人"多方共赢"的良好效果。目前该支付方式已在浙江全省推广实施。

2. 南京：实现医保医疗高质量协同的精准支付管理

在国家医保支付方式改革政策的不断推进下，医疗机构需要积极应对新时期公立医院高质量发展和医保支付方式改革的要求，形成医院运营管理的新模式。国新健康紧扣医保支付方式改革目标，助力南京市实现医保医疗DRG支付协同管理。

在医保支付管理方面，国新健康承担南京市DRG付费改革服务工作，覆盖南京市98家二级以上定点医疗机构（精神病医院暂除外）。全市DRG付费整体运行平稳有序，2022年1~5月，住院费用同比下降13.39%，统筹（大病救助）基金同比下降15.46%，基金支付管理成效初步显现；参保患者次均费用同比下降9.73%，次均费用负担同比减少461.43元/次，患者负担明显下降。

在医疗支付管理方面，国新健康与南京多家医院合作，提供以DRG病组管理为切入点的医院精益管理服务。以南京市鼓楼医院为例，为协助医院适应医保支付方式改革，推动医院管理转型升级，提升精细化运营管理水平，国新健康2021年起与该院开展合作，提供以DRG病组管理为抓手的运营管理解决方案并上线智能化管理系统，聚焦基金支付的事前、事中、事后三个环节，实施基金在院内运行流程监管，即"事前"开展病案数据质控，从数据源头提升管理水平；"事中"对整个医疗行为过程进行管理（包括诊间审核、DRG/DIP病组管理）；"事后"开展医院全成本核算和综合运营分析服务。与服务实施前对比，2023年鼓楼医院CMI值由1.47上升到1.54，医院病案质量、医疗服务收入占比、费用结余等指标均有所升高，费用消耗指数由1.03下降到0.94，时间消耗指数由0.86下降到0.72，平均住院日、次均住院费用、药耗占比、检查检验占比等均有所降低。

（三）健康保障创新服务

1. 杭州：实现老年人意外险理赔直达

为帮助老年人享受更快捷、更便利的意外险理赔服务，让老年人共享数字化改革发展成果，国新健康助力杭州市相关部门打造跨协同应用场景，搭建了杭州市老年人意外险直赔服务平台，为受意外伤害的老年人提供免办理赔手续的"无感"服务。该平台于 2021 年 7 月上线，当年为该市老年人赔付意外险 2692 万元，综合赔付率为 52%，极大方便了参保群众，提升群众获得感、满足感。同时，2022 年 12 月该平台针对学生群体，增加惠民型保障产品"学平险"的理赔提醒服务，与保险公司合作试点运行，上线两个月即完成 12284 人次、4247 人保险理赔提醒服务，理赔效率得到很大的提高。

2. 江西：创新探索医保个人信息授权使用服务

2021 年底，国家医保局启动关于参保人员个人信息授权查询和使用试点工作，选择江西省萍乡市等 12 个城市作为试点地区。为探索建立规范的个人医保信息授权查询和使用的制度机制，国新健康成为江西省医保个人信息授权查询使用试点改革第三方服务机构，国新健康承担的授权查询和使用医保个人信息业务在萍乡上线，在全国试点工作中期调度中率先完成落地应用，并在全国试点工作评选中获得第一名，得到国家医保局的高度认可。通过个人授权将医保数据延伸至商保应用，为人民群众在投保理赔等方面提供了更优质、更快捷的服务，真正实现了"数据多跑路、群众少跑腿"。

四　面临的问题、挑战及对策建议

（一）面临的问题与挑战

1. 医保数据开放程度不够

激活数据要素价值最大化的基础是高质量的数据来源，现阶段由于医保数据相关制度机制尚不完善、数据标准化程度不高等原因，导致医保数据总

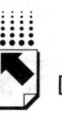

体开放度不够，主要有以下几个方面的问题。一是医保数据开放共享制度体系不完善。因医保数据涉及大量敏感信息，对于医保数据安全性和隐私性的要求较高，如何实现授权运营、开放共享，并在数据流通过程中保障数据安全等方面，相应的政策要求和工作机制尚不明确，这会导致医保部门将医保数据开放共享给相关部门或第三方机构的程度十分有限，海量的医保数据资源没有得到充分挖掘和利用，医保数据供给和市场需求不匹配。二是医保数据治理不充分。全国统一的医保信息平台为医保数字化转型奠定了良好基础，但也存在医保数据来源多样、数据标准尚未完全统一、数据底层归集不全、数据质量参差不齐等问题，导致信息平台囤积了大量的医保的"脏数据"，进而限制了相关数据的取数、统计、分析和展示等应用工作的开展。

2. 医保数据的场景化应用不充分

"数据要素×"三年行动计划、"两结合三赋能"等相关政策的颁布，为医疗健康数据的应用指明了方向。但由于我国对于数据要素的开发利用还处在初期的探索发展阶段，医保数据创新应用场景挖掘不足、成效不明显。目前，医保数据主要集中应用在参保、支付、结算、监管等相关数据统计分析等传统场景，以及商业保险快速理赔、参保群众个人信息查询等创新场景，场景延伸比较单一，场景拓展有限，在多层次医保体系建设和"三医"协同发展和治理等方面的应用场景仍有创新和赋能空间。

3. "三医"数据协同机制不健全

医保、医疗、医药之间是相互联系和相互促进的，"三医"数据的联动是实现三医协同发展和治理的重要手段，直接关系到医保基金的使用效能、医疗服务质量、药械精准研发和使用等方面的发展。但目前"三医"协同机制仍不健全，各领域使用的平台系统不同，虽开发了数据接口，但数据互联互通仍存在较大压力，跨机构的医保信息和数据孤岛问题仍然突出，数据应用存在碎片化问题，"三医"的数据壁垒仍较难打破，从而导致医保、卫健、药监等部门的数据无法实现有效融合应用。

4. 社会力量参与医保数字化建设的协同机制不完善

在推动医保数字化建设过程中，政府部门鼓励社会力量积极参与医保数据的开发利用，但对于如何引导和促进第三方机构参与医保数字化转型仍缺乏具体的操作指引和协同机制。一方面，政府部门对于如何开放利用医保数据尚在探索阶段，因此尚未形成有效协同配合机制，对第三方机构参与数字化建设的要求不够具体、明确，企业主体等其他社会力量参与医保数字化转型时很难找到立足点并发挥其专业化作用。另一方面，第三方机构在开展市场业务过程中，积累了大量的医疗健康数据，由于缺乏相关的数据流通和安全保障机制，无法将政府部门和企业本身的数据实现融合、贯通和市场化的开发应用。

5. 医保数据安全保障体系不够完善

医保数据事关患者生命安全、个人信息安全、社会公共利益和国家安全，在推动医保数据的融合共享、开放应用的过程中，医保数据安全保障体系建设尚不完善，社会力量参与医保数据开发应用的安全保障措施不足，未形成有效工作合力，使得数据安全治理面临越来越多的挑战。此外，在数据集成、数据分析、数据管理过程中缺乏相应的安全评估系统和监督使用机制，难以对医保大数据的使用环节进行统一规范，一定程度上增加了数据安全隐患。

（二）对策建议

1. 营造医保数据开发利用的良好政策环境

一是加大医保数据开放共享力度。制度建设方面需要尽快明确医保数据权属关系，建立完善医保数据目录，加强医保数据分类分级管理，为医保数据开放共享打牢基础。同时，在保障参与方合法权益的前提下，鼓励市场主体充分发挥社会力量，解决医保数据开发利用过程中开放质量不佳、供需匹配不足、应用挖掘不够等问题。二是建立健全医保数据治理体系。加强医保数据标准化、规范化治理，提高数据质量，明确数据治理规则并适时公开，为第三方机构紧跟国家改革步伐，夯实企业内部的数据基础，盘活企业沉淀已久数据的业务价值指明方向。

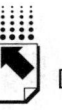

2. 加强医保数据应用场景创新性

一方面，基于原有的医保数据应用场景，针对高效使用数据、大数据模型开发应用、降低数据供需方的信息差等问题，加大研究力度，推动数据流通和使用，实现数据价值最大化；另一方面，探索并构建新的医保数据应用场景，鼓励第三方机构利用自身业务优势挖掘创新型医保数据应用场景，并建立应用场景需求评估体系，鼓励通过试点方式加强创新应用场景的落地推广，深入推进数据赋能医保管理服务。

3. 建立健全跨部门数据协调机制

一是建立健全跨部门、跨区域、跨行业的医保数据协调机制，在保障数据安全的前提下，打破数据壁垒，加强数据上下贯通、左右融合，利用多维度高质量数据推动招采治理、支付改革、基金监管、多层次保障等医保主体业务。二是加强医保数据系统性应用，研究医保领域涉及的各个环节产生的数据关联性，推动"三医"联动一体化监管、全生命周期健康管理、区域医共体建设等"三医"协同管理服务场景。三是积极推进数据互联互通进程，逐步建立起"三医"联动的信息平台，鼓励第三方机构建设、运营和开发利用平台数据，创新医保信息化、精细化管理，协助打通医保、医疗、医药数据联通壁垒，用以支撑强化"三医"联动效能。

4. 明确社会力量参与服务的工作机制

一是出台相关政策，为企业等社会力量参与医保数据开发利用的工作路径和方式指明方向，鼓励第三方机构探索参与的多种模式。二是探索公共数据和企业数据的互通融合，进而加强医保数据场景的有效落地和拓展，营造良好的数据应用生态环境。

5. 建立健全医保数据安全保障体系

一方面，政府部门和数据服务机构要持续加强自身数据安全制度体系建设，积极引入隐私计算、区块链技术为医保数字化转型提供基本保证。另一方面，鼓励社会力量为医保数据安全提供可靠的产品和解决方案，保障数据流通在合法、合规的前提下安全有序运行，更好地推进医保数字化建设。

五　结语

　　企业主体作为第三方社会力量参与医保数字化改革，其特有的市场化视角、业务实践经验、技术保障能力等，可以协助医保部门利用数据技术手段提升医保综合管理的效率和质量，推动医保改革政策的有效落地，保障医保基金的安全运行，提升医保基金的使用绩效，充分挖掘数据要素的价值。

　　目前我国可利用、可开发、有价值的公共数据主要集中在政府部门，同时，第三方机构在开展市场业务过程中也积累了大量的数据，这些数据的价值都有待挖掘。未来，一方面，企业可以利用跨领域的业务经验，打通数据壁垒，促进医保、医疗、医药协同发展和治理；另一方面，可以加强政企数据融合，碰撞出更多数据开发利用的可能性，创新更多应用场景，服务于医疗保障事业的高质量发展。

皮书

智库成果出版与传播平台

❖ 皮书定义 ❖

皮书是对中国与世界发展状况和热点问题进行年度监测，以专业的角度、专家的视野和实证研究方法，针对某一领域或区域现状与发展态势展开分析和预测，具备前沿性、原创性、实证性、连续性、时效性等特点的公开出版物，由一系列权威研究报告组成。

❖ 皮书作者 ❖

皮书系列报告作者以国内外一流研究机构、知名高校等重点智库的研究人员为主，多为相关领域一流专家学者，他们的观点代表了当下学界对中国与世界的现实和未来最高水平的解读与分析。

❖ 皮书荣誉 ❖

皮书作为中国社会科学院基础理论研究与应用对策研究融合发展的代表性成果，不仅是哲学社会科学工作者服务中国特色社会主义现代化建设的重要成果，更是助力中国特色新型智库建设、构建中国特色哲学社会科学"三大体系"的重要平台。皮书系列先后被列入"十二五""十三五""十四五"时期国家重点出版物出版专项规划项目；自2013年起，重点皮书被列入中国社会科学院国家哲学社会科学创新工程项目。

权威报告·连续出版·独家资源

皮书数据库
ANNUAL REPORT(YEARBOOK) DATABASE

分析解读当下中国发展变迁的高端智库平台

所获荣誉

- 2022年，入选技术赋能"新闻+"推荐案例
- 2020年，入选全国新闻出版深度融合发展创新案例
- 2019年，入选国家新闻出版署数字出版精品遴选推荐计划
- 2016年，入选"十三五"国家重点电子出版物出版规划骨干工程
- 2013年，荣获"中国出版政府奖·网络出版物奖"提名奖

皮书数据库

"社科数托邦"
微信公众号

成为用户

登录网址www.pishu.com.cn访问皮书数据库网站或下载皮书数据库APP，通过手机号码验证或邮箱验证即可成为皮书数据库用户。

用户福利

- 已注册用户购书后可免费获赠100元皮书数据库充值卡。刮开充值卡涂层获取充值密码，登录并进入"会员中心"—"在线充值"—"充值卡充值"，充值成功即可购买和查看数据库内容。
- 用户福利最终解释权归社会科学文献出版社所有。

数据库服务热线：010-59367265
数据库服务QQ：2475522410
数据库服务邮箱：database@ssap.cn
图书销售热线：010-59367070/7028
图书服务QQ：1265056568
图书服务邮箱：duzhe@ssap.cn

社会科学文献出版社 皮书系列
SOCIAL SCIENCES ACADEMIC PRESS (CHINA)
卡号：458215562899
密码：

S 基本子库
SUB DATABASE

中国社会发展数据库（下设 12 个专题子库）

紧扣人口、政治、外交、法律、教育、医疗卫生、资源环境等 12 个社会发展领域的前沿和热点，全面整合专业著作、智库报告、学术资讯、调研数据等类型资源，帮助用户追踪中国社会发展动态、研究社会发展战略与政策、了解社会热点问题、分析社会发展趋势。

中国经济发展数据库（下设 12 专题子库）

内容涵盖宏观经济、产业经济、工业经济、农业经济、财政金融、房地产经济、城市经济、商业贸易等 12 个重点经济领域，为把握经济运行态势、洞察经济发展规律、研判经济发展趋势、进行经济调控决策提供参考和依据。

中国行业发展数据库（下设 17 个专题子库）

以中国国民经济行业分类为依据，覆盖金融业、旅游业、交通运输业、能源矿产业、制造业等 100 多个行业，跟踪分析国民经济相关行业市场运行状况和政策导向，汇集行业发展前沿资讯，为投资、从业及各种经济决策提供理论支撑和实践指导。

中国区域发展数据库（下设 4 个专题子库）

对中国特定区域内的经济、社会、文化等领域现状与发展情况进行深度分析和预测，涉及省级行政区、城市群、城市、农村等不同维度，研究层级至县及县以下行政区，为学者研究地方经济社会宏观态势、经验模式、发展案例提供支撑，为地方政府决策提供参考。

中国文化传媒数据库（下设 18 个专题子库）

内容覆盖文化产业、新闻传播、电影娱乐、文学艺术、群众文化、图书情报等 18 个重点研究领域，聚焦文化传媒领域发展前沿、热点话题、行业实践，服务用户的教学科研、文化投资、企业规划等需要。

世界经济与国际关系数据库（下设 6 个专题子库）

整合世界经济、国际政治、世界文化与科技、全球性问题、国际组织与国际法、区域研究 6 大领域研究成果，对世界经济形势、国际形势进行连续性深度分析，对年度热点问题进行专题解读，为研判全球发展趋势提供事实和数据支持。

法律声明

　　"皮书系列"（含蓝皮书、绿皮书、黄皮书）之品牌由社会科学文献出版社最早使用并持续至今，现已被中国图书行业所熟知。"皮书系列"的相关商标已在国家商标管理部门商标局注册，包括但不限于LOGO（　）、皮书、Pishu、经济蓝皮书、社会蓝皮书等。"皮书系列"图书的注册商标专用权及封面设计、版式设计的著作权均为社会科学文献出版社所有。未经社会科学文献出版社书面授权许可，任何使用与"皮书系列"图书注册商标、封面设计、版式设计相同或者近似的文字、图形或其组合的行为均系侵权行为。

　　经作者授权，本书的专有出版权及信息网络传播权等为社会科学文献出版社享有。未经社会科学文献出版社书面授权许可，任何就本书内容的复制、发行或以数字形式进行网络传播的行为均系侵权行为。

　　社会科学文献出版社将通过法律途径追究上述侵权行为的法律责任，维护自身合法权益。

　　欢迎社会各界人士对侵犯社会科学文献出版社上述权利的侵权行为进行举报。电话：010-59367121，电子邮箱：fawubu@ssap.cn。

社会科学文献出版社